哈萨克族医学概论

编著　努巴河提·斯马胡勒
　　　巴合达吾列提·阿力太

编委　努尔太·土曼拜
　　　王　仁
　　　海拉提·哈力毛拉
　　　娜地牙·牙生
　　　古丽沙尼·再然
　　　欧沙黑·艾米尔

中医古籍出版社

图书在版编目(CIP)数据

哈萨克族医学概论/努巴河提·斯马胡勒，巴合达吾列提·阿力太编著.-北京：中医古籍出版社，2009.12

ISBN 978-7-80174-797-6

Ⅰ.①哈… Ⅱ.①努… ②巴… Ⅲ.①哈萨克族-民族医学-概论 Ⅳ.①R293.6

中国版本图书馆CIP数据核字(2009)第239642号

哈萨克族医学概论

努巴河提·斯马胡勒　巴合达吾列提·阿力太　编著

责任编辑　伊广谦

出版发行　中医古籍出版社

社　　址　北京东直门内南小街16号(100700)

印　　刷　北京义飞福利印刷厂

开　　本　787mm×1092mm　1/16

印　　张　17.5　插页 1

字　　数　353千字

版　　次　2010年1月第1版　2010年1月第1次印刷

印　　数　0001～5500册

书　　号　ISBN 978-7-80174-797-6

定　　价　46.00元

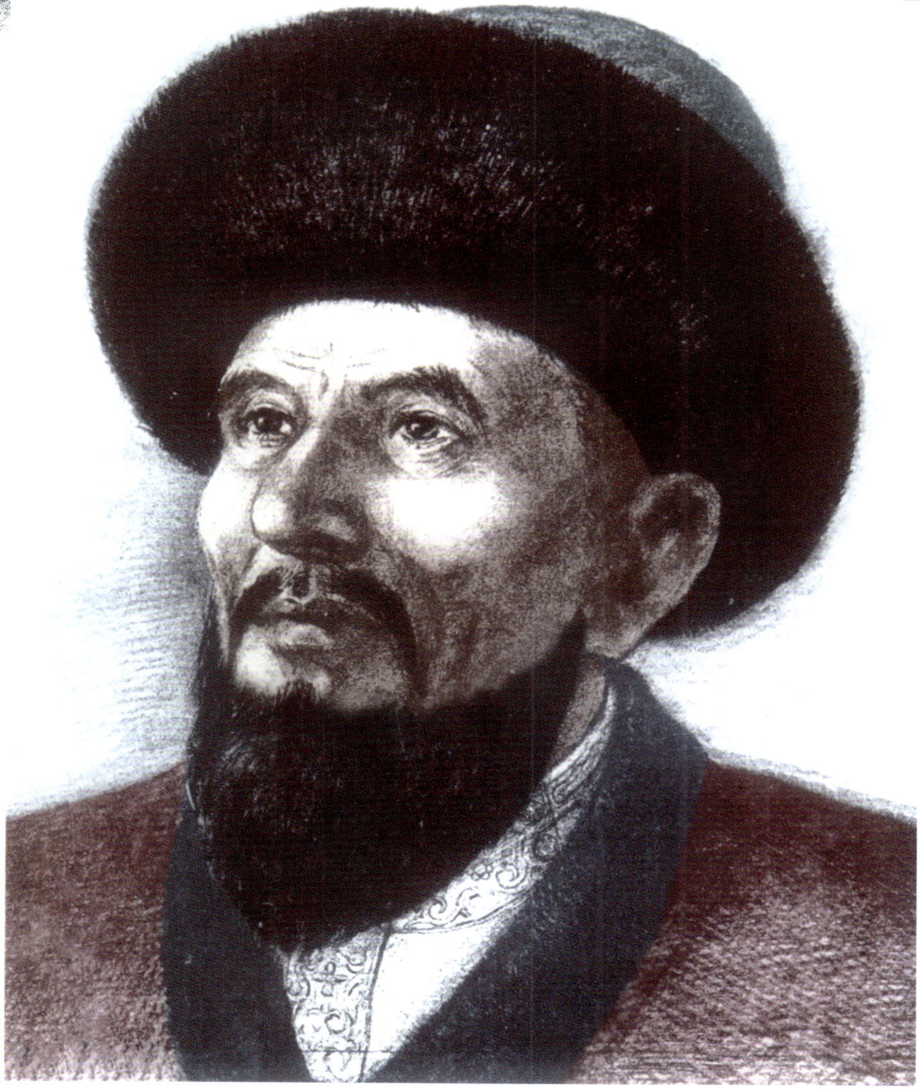

著名的哈萨克族医学家

乌太波依达克·特列吾哈布勒

阿勒泰地区哈萨克族医学概论

编委会

主　任　沙布尔·阿提江

副主任　库兰·赛甫汗

木合亚提·加尔木哈买提

成　员　马尔兰·贾合斯汗

哈德别克·哈汉

买卫杰

拜山别克·托合涛别克

阿依恒·阿斯力汗

木斯林·苏克尔拜

恩特马克·群泰

巴合提别克·额合提巴尔

康卫东

张志华

哈布勒·达列力汗

阿尔根别克·艾尼瓦尔

吾肯·波达依

顾问员名单（按哈萨克族字母顺序排列）

阿斯亚·拜山伯

阿布德里达别克·阿合西太

阿扎提·依祖拉

博拉提·加合甫

别克苏鲁坦·卡塞

叶尔肯·努尔旦别克

叶尔达吾列提·斯拉木别克

肯杰汗·阿德力别克

卡德尔江·巴衣木汗

库拉西汗·阿德力别克

哈勒哈西·沙恩汗

贾迪·达那依

马尔江·玛迪提汗

木胡塞英·马胡力别克

尼扎·尼亚孜别克

夏热甫汗·阿布德里达

陈格斯·达列力汗

阿吾里汗·哈力

阿山·阿布

阿任·萨尔江

巴台·孜尼哈布力

叶尔江·达哈尔

叶尔布勒·朱马德

卡力曼·卓力德拜

卡比多拉·阔布克拜

库尔曼艾力·朱尔克拜

卡凯什·哈依尔江

哈比·朱班尼西

加莎热特·杰力勒

马纳提别克·哈力

木拉提·苏利坦沙热甫

赛力克·哈布肯

夏德曼·阿合买提

题　词

哈萨克族医学是祖国传统医学的重要组成部分，要做好抢救保护和挖掘整理工作，通过继承和发展，把哈萨克族医学事业不断推上新台阶，更好地为各族人民服务。

中共阿勒泰地区地委书记 張汉東

2009.7.2

题 词

قازاق شيپاگەرلىگى ەلىمىزدىڭ ٴداستۇرلى شيپاگەرلىگىنىڭ ماڭىزدى ٴبىر بولەگى. قازاق شيپاگەرلىگىن قۇتقارۋ، قورعاۋ جانە اشۋ قىزمەتىن ويداعىداي يگەرىپ، قازاق شيپاگەرلىگى ٴىسىن ۇزدىكسىز تىڭ ساتىعا كوتەرىپ، ەلىمىزدىڭ ٴداستۇرلى شيپاگەرلىگىنىڭ گۇلدەنىپ وركەندەۋى ٴۇشىن ٴتىپتى دە زور ۇلەس قوسايىق!

哈萨克族医学是祖国传统医学的重要组成部分。要做好抢救、保护和挖掘，把哈萨克族医学事业不断推上新台阶，为祖国传统医学的繁荣和发展做出更大贡献！

中共阿勒泰地区地委副书记、行署专员

6月5日

努巴河提·斯马胡勒简历

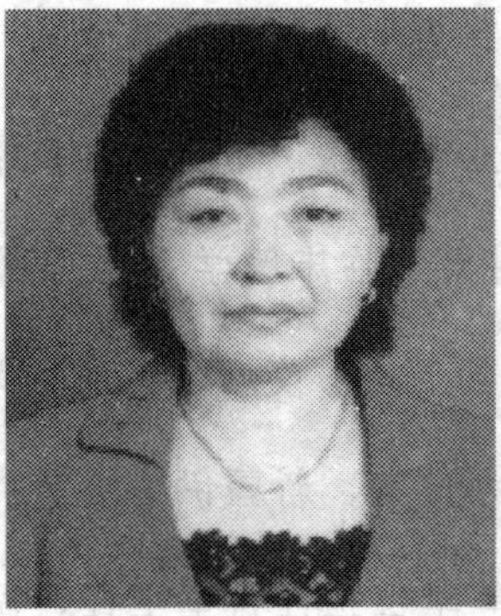

努巴河提·斯马胡勒，女，哈萨克族，1962年4月出生于新疆哈巴河县。1985年7月毕业于新疆中医学院中医系。1985～1990年，新疆哈巴河县人民医院中医科工作。1991～2003年新疆阿勒泰地区哈萨克族医医院，曾任门诊部主任、副院长等职。副主任医师。中华医学会会员，新疆伊犁哈萨克自治州哈医医学会会员、理事，中国民族医药学会会员，新疆阿勒泰地区哈医药研究委员会委员。在20多年从事中医药和哈萨克族医药的临床诊疗工作中，特别在对哈萨克族医学理论体系的研究以及民间药方的收集、发掘、整理中，积累了丰富的临床经验。在研究中发现，哈萨克族医学在其本民族的文化背景、哲学基础、实践环境、发展历程等方面有别于其他传统民族的角度、思路、方法和独特构建的学术体系框架。先后发表关于哈萨克族医学研究方面的论文20余篇。其中“关于哈萨克族医药学中的六元学说与人体的生理病理的学术特色”，获世界传统医学圣塔莫尼卡科技进步四等奖，“关于哈萨克族医药学中门诊病历书写规范初探”、“略论哈萨克族医药学中的整体观念”、“关于哈萨克族医药学中对吉勒胡孜病的诊断与治疗”等论文获优秀论文奖和科技进步优秀论文奖。1999年11月获世界传统卫生组织的圣塔莫尼卡奖中的“明星人才杰出中青年医学奖”。主编了《哈萨克医药诊治研究与临床应用》(2003年由新疆科技出版社出版，是哈萨克族医药学理论体系的首次整理编写和以汉文出版)。多次参加国内和省内民族医药学术交流大会。

巴合达吾列提·阿力太简历

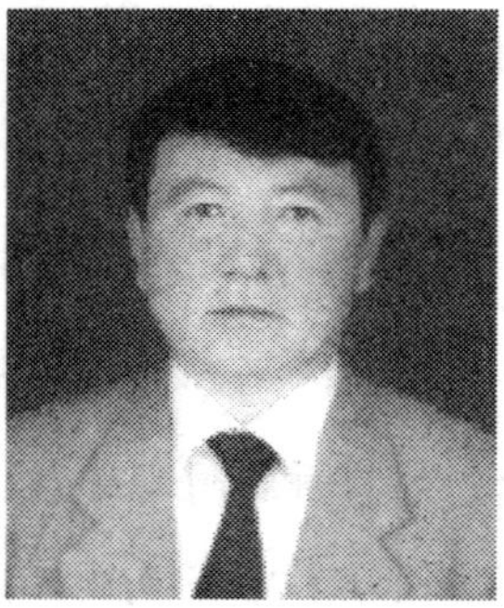

巴合达吾列提·阿力太，1964 年出生，男，哈萨克族，新疆富蕴县人，中共党员。1987 年毕业于新疆伊宁卫生学校临床检验专业，2003 年毕业于新疆医科大学临床医学系(在职本科生)。1987 年至今，先后在新疆富蕴县卫生防疫站、县预防保健中心、县卫生局、县合作医疗管理办公室，新疆伊犁哈萨克自治州阿勒泰地区哈萨克医药研究所等单位担任科室主任、副主任、副局长、主任、副所长等职务。虽然他是一名公务员身份的行政干部，但在 20 多年的工作中一直从事国家卫生政策研究、业务研究、哈萨克族医学理论研究，特别是对哈萨克族医学巨著《奇帕格尔巴彦》的研究成绩比较突出。先后发表 30 多篇论文，其中 4 篇论文获得伊犁哈萨克自治州哈萨克医学会一等、二等、三等奖。他编写的《<医药志>解析》(哈文)一书，于 2003 年在新疆科技出版社出版，并荣获第十四届中国西部地区优秀科技图书二等奖。他编写的《新型农牧区合作医疗手册》一书，正在新疆人民出版社编辑出版中。

序

我国的西北边陲，古称西域，从古至今是中西文化交流的通道和舞台。华夏文化和西亚文化、农耕文化和草原文化在这里激荡起伏、替旧孕新，至 14 世纪蒙元帝国时期达到高潮。15 世纪以后，哈萨克汗国的出现和哈萨克民族的形成，使那里多姿多采的历史舞台增添了新的风采。

哈萨克的祖先可追溯到公元前 2 世纪的乌孙。1456 年原蒙古大汗国之一的钦察汗国分裂，其中东迁到楚河、塔拉斯河流域的一支建立了哈萨克汗国，其居民形成了哈萨克民族。（参见杨圣敏主编《中国民族志》，中央民族大学出版社 2003 年版，第 165 页）目前全世界有哈萨克族 1900 万人，其中中国境内 150 万人。哈萨克传统文化的多元性和丰富性，使哈萨克传统医学带有鲜明的地域特色和民族特色。

《哈萨克医学概论》是根据乌太波依达克·特列吾哈布勒（1388-？）所著的《奇帕格尔利克巴彦》一书梳理而成的民族医学读本。它不仅是哈萨克医学的基本理论和诊疗体系的全面表述，而且对古代东西方医药文化的交汇、比较、扬弃、转承都揭示了重要的轨迹。书中从哈萨克民族的哲学观和自然观出发，系统阐述了反映自然万物和人体生命的“六元”学说，即天元、地元、明元、暗元、寒元、热元。这“六元”学说奠定了哈萨克医学的理论基础，贯穿于哈萨克医学的诊疗思想的始终。

在乌太波依达克生活的那个时代，古希腊希波克拉底的医学在西亚生根开花。法拉比和伊本·西拿（又译伊本·森纳）使西亚医学取得了惊人的成就，形成了那个时代世界医学的一个高峰。当时的人体解剖和生理观察为现代医学的发展开辟了蹊径。乌太波依达克在战乱中作了大量的尸体解剖和生理学实验，通过对外显十二器官和内藏十二脏腑的观察，描绘了人体各器官的结构并表述了它们的功能，认识到心、脑器官的主宰作用以及腺体、淋巴与各脏器的协调功能，在微观领域推进了医学科学的发展，并把传统医学与当代医学的发展衔接了起来。正是在这里，我们看到了中华文明和古希腊文化会心的微笑。

显然，哈萨克医学是哈萨克民族对人体生命的认知和实践，它有别于中医学和其它民族医学，成为中国传统医学的重要组成部分。《哈萨克医学概论》一书祖源于古典著作《奇帕格尔利克巴彦》。该书于20世纪90年代由新疆阿勒泰地区布尔津县乌太波依达克的后代努尔泰·土曼拜耶夫保存并献出。原书结构恢宏，内容丰富，涉及哲学、宗教、历史、天文、物理、化学、数学、法律、民俗、医学等内容，是一部百科全书式的大部著作，可惜在“文革”中被红卫兵烧毁了四分之三。如今，在新疆阿勒泰地区行署的领导下，努巴河提·斯马胡勒和巴合达吾列提·阿力太两位长期从事哈萨克医学研究的专家根据《奇帕格尔利克巴彦》的残卷，参考了其它一些相关著作和近人的研究成果，编译整理成《哈萨克医学概论》一书，是对哈萨克传统文化和祖国民族医学的一大贡献。《奇帕格尔利克巴彦》的汉译（书名《哈萨克医药志》）和《哈萨克医学概论》的出版，值得我们衷心庆贺！

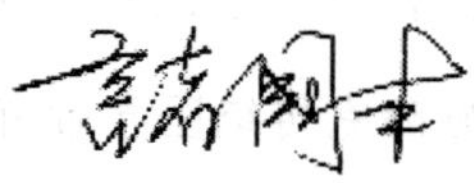

2009年11月于北京

（作者为中国民族医药学会会长，原国家中医药管理局副局长）

前　言

哈萨克民族有悠久历史和灿烂文化，创造出了独具特色的哈萨克民族文化。哈萨克医药学便是哈萨克族文化的重要组成部分。阿勒泰地区是哈萨克民族民间文化保留比较完整的地区之一，自1985年阿勒泰地区成立了世界上唯一的哈萨克族医医院之后，哈萨克民族传统医药学和民间医学在此进行了研发和临床应用，而20世纪90年代阿勒泰地区布尔津县努尔泰·土曼拜保存的秘传医学巨著《奇帕格尔利克巴彦》的发现、整理研究和出版，也为抢救、研发和利用哈萨克族医药提供了重要依据。

阿勒泰地区为了认真贯彻落实党的十七大报告中提出的扶持民族医药事业发展的要求和国务院《少数民族事业“十一五”规划》、国家中医药管理局等11个部委局联合制定发布的《关于切实加强民族医药事业发展的指导意见》的文件精神，地委、行署主要领导及分管领导组织相关专家学者先后多次进行调研，并与有关专家学者以及哈医医院新旧领导座谈，召开专题会议，同时了解兄弟民族在发展民族医药方面的经验。经过调研发现，哈萨克医药学是具有鲜明民族特色和系统理论基础的医药理论体系，但由于多种原因，哈萨克医药学虽然在民间广为传播，但是没有系统地挖掘、研究和开发，医药学方面的经验、处方等没有加以搜集和整理；写于5个世纪之前的《奇帕格尔利克巴彦》虽然是一部包罗万象的医药学巨著，但对这部巨著的研究至今还停留在初步阶段，没有进行统一和系统的研究；哈萨克医药学至今还没有教科书等。认为，编写《哈萨克医学概论》，整理哈萨克医药学常用药物志，编写和翻译哈萨克医药学方面的各类教科书，是目前抢救、研究、开发和利用哈萨克医药学迫切需要完成的首要任务。之后经地委、行署主要领导研究决定，于2008年2月成立了地区哈医研究所，解决了人员专编、专项经费和办公场所。

与此同时，成立了地区行署主要领导沙布尔·阿提江任组长，地委、行署分管领导任副组长，地区卫生局、发改委、财政局等部门领导为成员的哈萨克医药学理论研究领导小组和专家组，正式启动了哈萨克族医药学的研发工作。

通过一年多的艰辛工作，研发工作已取得了初步成果。如在哈萨克医药学专家王仁的带领下，《哈萨克医药志》第一册汉文版和哈文版由新疆科技出版社出版，已于2009年元月与读者见面，第二、第三、第四册编写工作已结束；《哈萨克族医解剖学》初稿也已完成。

这本《哈萨克族医学概论》，是由长期从事哈萨克医药学研究的著名哈萨克医药学专家、《奇帕格尔利克巴彦》研究者努巴河提·斯马胡勒和长期研究《奇帕格尔利克巴彦》的学者巴合达吾列提·阿力太两位同志担任主编编写的。在编写过程中，《奇帕格尔利克巴彦》的作者乌太波依达克·特廖哈波力的传人努尔泰·土曼拜对《奇帕格尔利克巴彦》

中的古文解说，专家王仁在确定汉语名词方面，给予了帮助；娜地牙·牙森和古丽沙尼·再然负责计算机输入和相关材料的整理；欧萨黑·阿买尔夫绘制了书中人体解剖图。编写过程中，始终遵循以哈萨克民族传统医药学重要经典著作《奇帕格尔利克巴彦》为依据的原则，同时借鉴近代长期从事和研究哈萨克族医药学的相关专家们的观点。在专家和学者们的共同努力下，《哈萨克医学概论》即将用汉哈两种文字出版。

本书的内容分为哈尼合塔勒格（基础理论）、那日合塔勒格（诊断学）、达日木道勒克（临床医学）三部，图谱铁篾（总论）、基科铁篾（各论）、昂哈日木达玛（诊断）、那合达玛（鉴别诊断学）、达日木扎瓦特（药物学）、阿依合特热格（治疗学）六篇，共 21 章节组成。

为了便于各族研究人员能够比较全面地了解哈萨克族医学概论知识，此书用汉哈两种文字编写。将哈萨克族医学基础理论部分分为 13 章，哈萨克族医药学中关于疾病预防、诊断、治疗、药物使用原则方面的基础理论知识分为 5 章，作简要的介绍。同时，在第一章中对哈萨克族的历史、文化也作了简要介绍。书后附录了《奇帕格尔利克巴彦》一书中的哈萨克医药学名词术语，其中含名词术语的现代哈语释义、汉字注音、汉意、国际音标。

本书在编写过程中，阿勒泰地区行署副专员木合亚提·加尔木哈买提、行署副秘书长巴合提别克·额合提巴尔、地区卫生局党组书记张治华、局长拜山别克·托合套别克、地区哈医研究所所长海拉提·哈力莫拉等领导及时协调解决了所遇到的问题。

在出版前夕，我们还召开一次研讨会，邀请自治区、自治州、兄弟地州及阿勒泰地区县市的部分专家学者，听取了他们的意见和建议。木拉提·苏里堂、夏德曼·阿赫买提、阿扎提·依左拉等专家为哈萨克医药学名词术语统一书写、汉语注音、国际音标注音方面给予了帮助。

在本书出版之际，我们对以上领导和专家学者们给予的帮助和支持表示感谢。

《哈萨克医学概论》以汉哈两种文字出版，将填补哈萨克医药学领域没有专业理论书籍的历史空白。此书将统一以往在研究哈萨克医药学理论研究上存在的分歧。同时，为兄弟民族研究哈萨克医药学开创了道路，为我国民族医药的发展做出贡献。

由于此书是哈萨克医学概论方面编写的第一部书籍，在编写上经验不足、水平有限及时间紧等原因，难免会出现这样那样的缺憾。因此，希望广大读者和相关专家为我们下一次修订提供宝贵意见和建议。

阿勒泰地区《哈萨克族医学概论》编写领导小组

伊犁哈萨克自治州阿勒泰地区哈萨克医药研究所

2009 年 4 月

编著编译说明

一、《哈萨克族医学概论》是用汉哈两种语言对照编著，比较完整、系统地叙述哈萨克族医学的理论体系和简明叙述哈萨克医药学中的诊断、鉴别诊断学、药物学和治疗学的理论基础的一部具有重要地位的参考工具书。其汉文版以供热爱传统医学特别是哈萨克族医学的汉族同行和有一定汉语水平的其他少数民族医药研究人员、专家、学者的查阅与参考。

二、哈萨克族医药学是祖国医学中的重要成员之一，是哈萨克族人民同疾病作斗争的经验和智慧的结晶，历史悠久，内容丰富。它以其本民族的文化背景、哲学基础、实践环境、发展历史，有别于其他传统医药学的思路和方法。比如哈萨克族医药学在构建学术体系的框架上，形成的理论表现与确定的基本概念上，思维方式上，研究角度及方法上，临床治疗原则上，自始至终发挥着其独特作用。它在发现人类生命活动的部分规律中，并在医疗实践的运用中，有其独特的价值和卓越的贡献，同时还有深厚的历史意义和现实意义。它不仅有着系统的理论体系，而且具有临床经验丰富，验方、单方以及传统方剂较多，药物性能强，配伍制剂方便，且疗效显著等特点。

三、2008 年 3 月阿勒泰地区地委行署为了继承和发扬哈萨克族的这一科学文化历史文化遗产，增强民族团结，繁荣民族文化，加强民族文化交流，促进民族地区经济和社会发展，让全国各兄弟民族进一步了解和掌握哈萨克医药学的理论基础与防病治病的独特方法， 组织长期研究哈萨克族医药学的专家与学者成立了用汉哈种文字编写《哈萨克族医学概论》的工作小组。努巴河提·斯马胡勒担任第一编著和翻译成汉文的工作；巴合达吾列提·阿力太同志担任对哈文古籍的讲解和翻译成现代哈文的工作；娜迪亚·牙生、古丽散·再热同志担任整理、对照汉哈文内容与打字等工作。

四、《哈萨克族医学概论》根据已出版哈萨克族医学的经典著作《奇帕格尔利克巴彦》的观点与框架，融入后世医哈医学家的观点和研究结果，参考了 1996～1998 年阿勒泰地区哈萨克族医院组织努巴河提、卡丽曼、肯加汗、卡比都拉、哈勒哈什、王仁等人整理翻译的初稿和努巴河提与王仁等人编著的《哈萨克医药诊治研究与临床应用》(2003 年 12 月由新疆科技出版社出版)，在表述以上各原文主要内容和精神实质为原则的基础上，进行了大胆的修改、纠正、补充和扩写。由于哈萨克文与汉文是属于两种不同的语系，无论在语言的结构、语序和语法等方面都有着很大的差异，因而在编译过程中尽量不拘泥于原文或原词的表面意义和结构（直译)，而是采取了同一内容不同的表达形式，即以不同的表达形式体现同一内容的方法。特别是为了便于非哈萨克族人员的理解和阅读，尽量进行了意译。

五、《奇帕格尔利克巴彦》是 15 世纪乌太波衣达克·特廖哈波力撰写，本世纪 90 年代初由其传人阿勒泰地区布尔津县努尔泰·土曼拜耶夫献出的祖传 500 年的珍贵典籍。该书虽然四分之三在“文革”中被红卫兵烧毁，但仍然是现存古代哈萨克族医学书籍中较全面的一部。它不仅是一部医学巨著，又是一部哈萨克历史上唯一的科学巨著，也是一部文化名著。它以医药为中心，介绍了丰富的医学理论和知识，此外还包含有丰富的哲学、宗教、心理、历史、民俗、天文、物理、化学、数学、法律等方面的内容。书中把这些因素巧妙地融入医药学，并且十分吻合而自然。1994 年我国出版了哈文版（16 开，共 504 页。关于作者和该书的内容，在书中哈医医药发展史部分有较详细的介绍）。这次我们只是对其中与医学有关的部分进行整理编写，其他学科的内容有待于各科专家学者进一步从不同角度、不同层面进行研究与探讨。

六、《哈萨克族医学概论》由 3 部 6 篇 17 章多个节段组成，包括哈萨克族简史、哈萨克族医学简史、哈萨克族医药学的理论基础、哈萨克族医学中诊断与鉴别诊断的基础内容和药物学与治疗学的基础理论。以突出哈萨克族医学理论的基本特征为主，如哈萨克族医学中具有独特特观点的“阿勒特突固尔（六元）学说”、“热阿依（气候）学说”、“阿勒玛斯木（转换、轮回、循环）学说”、“胡瓦提（气、功能、能量）学说” 、“苏勒（体液）学说”、“木谢列尔（脏器）学说”等学说。

七、我们在编写《哈萨克族医学概论》一书的过程中，以《奇帕格尔利克巴彦》书写的三峰六坡（三部六篇）的格式为标准，内容为基础（为核心），不懈求索其医道真谛，经过了以下十个阶梯：1.反复阅读有关材料的具体内容；2.反复思考、深入理解原文涵义；3.汉语直译；4.保留原意译成汉语；5.内容上整理精简筛选出与医学有关的精华部分，对残缺部分在与继承及保存人努尔泰商讨和研究之后，并经过他的允许进行补充和衔接；6.用汉语以《奇帕格尔利克巴彦》书写框架（三峰六坡）为标准，参见其他教课书的编写格式进行编写，如名词解释、内容分类、内容介绍、医学中的运用等。对绝大多数专用名词术语采用较为公认的意译。其中对哈萨克族医学中的专用术语，意译难以表达原文含义的，作了注音和音译，并标有国际音标，基本上保留了原有旧名称，如阿勒特突固尔学说（六元学说）等；7.再把它翻译成现代易懂的哈文；8.重新对照汉哈稿子的内容；9.汉哈两文语法、语句的进一步修改；10.最后定稿出版。在编著完《哈萨克族医学概论》汉哈两文的定稿之后，由地委行署组织了医学、语言、历史等方面的专家进行了研讨。历史部分请教了新疆社会科学院历史研究所的研究员夏德曼·阿赫买提审阅。

八、《哈萨克族医学概论》的出版，将统一多年以来哈萨克族医学理论体系分散的局面，将为哈医基础理论归入同一渠道奠定牢固的基础，并将成为今后建立诊断标准、规范诊疗程序、病历书写制度等临床治疗工作规范化，完善规章制度的基础。

九、《哈萨克族医学概论》的问世，并不是说哈医基础理论从无到有，而是以《奇帕格尔利克巴彦》这一无价之宝为奠基石，把难懂的古文、分散的内容进行了收集、整理和翻译。由于缺乏经验，难度又大，没有可借鉴的有关汉语资料，而给编著和翻译工作带来了一定的困难，虽然经过了几番校订审核，难免仍有格式不一、内容重复、甚至错误和不对之处，有待广大读者批评指正。因为继续纠正、补充、扩写其内容是所有哈萨克族人的义务与责任，只有这样才能使哈医药从本民族的圈子里走出，面向全国，甚至走向世界。

努巴河提·斯马胡勒

2009.4.25

目　录

第一部　哈尼合塔勒格（基础部分）

第三部　达日木达勒格（darəmdalʁə，药学与治疗）

第一部　哈尼合塔勒格

（基础部分）

第一篇　吐甫铁灭（总论部分）

第一章　哈萨克族简介

第一节　哈萨克族的分布与组成

哈萨克族是我国历史悠久的游牧民族之一。现全世界哈萨克族人口约 1500 多万人。哈萨克族是哈萨克斯坦共和国的主体民族，也是当今分布在中国、俄罗斯联邦、乌孜别克斯坦、吉尔吉斯斯坦、土库曼斯坦等原苏联共和国和蒙古国、伊朗、土耳其等 42 个国家的跨国民族。

哈萨克族是我国人口在 100 万以上的 18 个民族之一。据 2005 年人口普查统计，我国哈萨克族人口有 150 多万人，其中 99.57%分布于新疆维吾尔自治区，0.43%分布在我国的其他 30 多个省市自治区。中国的哈萨克族绝大多数聚居于新疆维吾尔自治区伊犁哈萨克自治州的伊犁地区、阿勒泰地区、塔城地区、博尔塔拉蒙古自治州、昌吉回族自治州的木垒哈萨克自治县和其他县市，乌鲁木齐市米东新市区、达坂城区和乌鲁木齐县的农牧区，以及新疆维吾尔自治区东部哈密地区的巴里坤哈萨克自治县、甘肃省阿克赛哈萨克自治县、青海省海西蒙古族藏族自治县等。

《史记》《汉书》《后汉书》《周书》、《北史》、《隋书》、《唐书》、《新唐书》、《辽史》、《金史》、《元史》、《明史》、《清史稿》等被称为 26 史的正史，以及《资治通鉴》《册府元龟》《清实录》等史籍中记载的乌孙、匈奴、大月氏、康居、阿兰、塞种、柔然、突厥、铁勒、契丹、乃蛮、克烈、札拉亦尔、弘吉剌惕、汪古、篾儿乞、土马特、哈特斤、巴尔拉斯等古代民族和部落均为哈萨克族的族源。

在哈萨克汗国（约 1456～1847）的阿合那扎尔汗（约 1510～1580）时期，将哈萨克人分为大玉兹、中玉兹、小玉兹等玉兹部落联盟。陶克汗（出生年代不详～1718）时期各玉兹发展强大，明确指定了地方与中央之间的统治关系。其中组成大玉兹乌孙部落联盟的主要部落，有沙里乌孙、康里、扎拉亦尔、阿勒班、苏宛、杜拉特、夏普拉西提、斯尔格里、依斯提、乌夏克提等；组成中玉兹阿尔根部落联盟的主要部落，有阿尔根、乃曼、克烈、瓦克、弘吉剌惕、克普恰克等；组成小玉兹阿尔钦部落联盟的主要部落，有巴衣乌勒（阿尔钦、阿达依、切尔克什、塔那、加帕斯、恰克提、阿拉切、阿力泌等部落归入）、艾里木乌勒（由木克依、开特、铁尔特喀拉、喀拉沙尔勒、喀拉克斯克等部落归入）、哲德乌勒（七个部落：特勒乌、塔本、塔玛、克尔德热、克列依特、加卡勒拜、克台得力等）。除了以上三个玉兹系谱之外，不归属于三个玉兹的哈萨克族部落，有托烈、霍家、苏那克、阔列耿、托列格特、喀拉沙、胡拉玛等。

我国的哈萨克族，属于中玉兹6个部落和大玉兹中的阿勒班、苏宛部落。

突兰人种被分为阿勒泰分支（代表是哈卡斯人）、天山分支（代表是柯尔克孜人）、哈萨克斯坦分支（代表是哈萨克人）。这些分支种族相互间的特征区别是突兰人种的主要特点之一，其中阿勒泰分支（哈卡斯人）生理、性格特征与蒙古族系相似；与之相反，哈萨克斯坦分支生理、性格特征与西方相似；而天山分支的生理性格特征介于这两分支之间。

哈萨克族奉信伊斯兰教。在历史发展过程中，哈萨克族先后信奉了萨满教、袄教、佛教、景教、伊斯兰教。对这些宗教的信仰，显出了哈萨克族独有的特色，并对各宗教的发展作出了贡献。如康居部自汉代起就信奉了佛教，曾产生了不少著名的高僧，如唐代的康法藏是中国佛教华严宗的创始人，被称为贤首国师。伊斯兰教传入后，为了适应哈萨克人游牧分散的特点，又形成了特有的亚塞维派，在内容和形式上都适合了哈萨克族历史及社会习俗的需要，而不同于维吾尔、回各族的伊斯兰教。

哈萨克族语系基本上与卡拉卡勒帕克、柯尔克孜、塔塔尔、克里米亚鞑靼、卡拉恰依、巴勒卡尔等相似，语言属阿尔泰语系突厥语族克普恰克语支。

哈萨克族在几千年的历史发展中，与其他突厥人民一起，运用了各种文字印记。在哈萨克斯坦的叶斯科市周围发现的有2500年历史的叶尼赛文字，是用旧突厥文从右向左读写的，如“aɣa saŋa očuq! bez čök! boqun ičrä (r?) azuq …i”，这充分证明了分布于哈萨克族地域的塞种部落的语系是属旧突厥语系，而叶尼赛文字的继续沿用的法律依据是突厥语文字，这一文字在5～11世纪也称额-叶尼斯叶依-塔拉斯文字。

组成哈萨克族的种族与部落，在使用过突厥时代的这一共同文字《如那文字》的同时，也使用了旧维吾尔文字。8世纪开始陆续使用了阿拉伯语，阿合买提·巴依突尔逊把阿拉伯文以“基于阿拉伯字母的哈萨克文”的名称改变并运用。现在中国的哈萨克族一直在使用这一文字。哈萨克斯坦在1929～1940年间，而中国的哈萨克族在1960～1982年间，也使用了阿拉伯文字。1940年以后，哈萨克斯坦使用斯拉夫字母。

第二节　哈萨克族的风情文化

哈萨克族是一个能歌善舞的民族，有许多虽有原创者，但现已变成了哈萨克族民间的文化遗产，甚至在其他民族的民间广泛流传，吸引广大民众的优美的舞蹈、运动和歌曲，以及众多神奇的童话、故事、谜语、谚语、诗歌、长诗等，数不胜数。如我国解放后在首都北京举行的各民族的文艺会演中，哈萨克族舞蹈《阿依古丽克》其独特的风格，曾激发了毛泽东主席的诗意；江泽民总书记非常喜欢，并在2002年马年到来之际在飞机上高唱的哈萨克族民歌《玛丽娅》；引起音乐家王洛宾关注，广为传唱的民间歌曲《在那遥远的地方》《玛依拉》等，都有很高的审美价值。而哈萨克族的民间乐器冬不拉弹出的曲子更是吸引人，在每个哈萨克族人的心目中占有不朽的地位，可使人快乐无穷，也可使人悲伤万分，甚至可使受惊的马镇静。如8世纪的惑饵乎特的冬不拉曲子至今还在民间流传。此外还有《萨里哈与萨曼》《阿尔卡勒克英雄》《阔孜情郎与巴彦美人》（《Қозы Көрпеш-Баян сұлу》）等数不胜数的诗歌、长诗。

哈萨克族是一个勇敢、勤劳、智慧，有着悠久历史的民族，在千百年漫长的岁月里，在生存、发展并与自然灾害斗争中，创造了语言、文字和灿烂的民族文化艺术、科学技术，有发达的畜牧业及丰富的畜牧业生产经验。主要养殖马、牛、骆驼、羊等牲畜，因此生活饮食以肉、乳、乳制品为主，并加食面食、小米等，忌食没有宰杀放血的牲畜肉，嗜饮砖茶。哈萨克族的经济除畜牧业之外，还有狩猎、农业种植以及手工和商业作为必要的经济补充。自古以来，哈萨克族热情好客，对最尊贵的亲人、客人都宰2岁马驹，以马肠子、马肚、脖颈肉等美味可口的肉类款待。哈萨克族长期采用“逐水草而游牧”的生产和生活方式，其牧场有春秋牧场、冬牧场和夏牧场三种。一般在春、夏、秋季住在可以拆卸的毡房，而冬季则多住在冬牧场的土房或木房之中。将居住的毡房外及屋内，用毛线编织成各种独特的手工艺图案，装饰得美观大方。农区多住于砖瓦平房，并且聚为村落、部落。随着时代的发展，移居城内居住楼房的哈萨克人的数目日益增多。

在服饰方面，首饰、皮帽、皮腰带、皮靴子等为哈萨克族服饰的主要部分，以牲畜的皮毛及棉布料制成男女、年龄、季节有别的服饰样式，并以多种图案进行绣花、点缀，极为美观，具有本民族特色。

哈萨克族的手工业工匠中有不少人擅长雕刻，在木制器皿、家具、乐器、猎枪、马具、兽骨上雕刻出各种精美的花纹、图案，并用金、银、铜、宝石在首饰、马具上镶嵌，构制出各种镶嵌艺术品。

哈萨克族有其传统的节日礼俗；如纳吾热孜节即阳历3月21日，肉孜节（伊斯兰教开斋节）、古尔邦节（乃伊斯兰教的宰牲节），要宰羊作为祭献。婚礼、丧葬都有极富民族特色的一系列仪式。哈萨克族以尊重老人、爱戴父母、爱护儿童及妇女为最首要的传统美德，并具有善良、开朗、纯朴、直爽、勇敢、诚恳的性格特征。同时也是个能歌善舞的民族，哈萨克族的歌舞动作豪放、节奏欢快、舞步轻捷、旋律明快，体现了哈萨克族草原的广袤气势和宽广的胸怀。哈萨克族人民十分喜爱文娱体育活动，如赛马、姑娘追、叼羊、摔跤、登山等体育活动，及阿肯对唱、弹唱、咏唱，弹冬布拉、跳舞等文娱活动。

由于哈萨克族信仰伊斯兰教，在长期的游牧生活方式和宗教信仰的影响下，哈萨克族形成了许多良好的生活习俗与禁忌风俗。如不许吃未经宰杀的动物之肉，而且是男人宰杀牲畜，女人不能宰杀；要求每一个人不能骄傲自大，要谦虚行事，为人诚实，不能与众分离；任何时候即使是危及生命的紧要关头也不能撒谎；要远离贿赂；最主要的是与家人和睦相处，不能无故抛弃和失去家人、宅物、财产、饮食及家畜；不能为小事憋气而失去知心朋友；多做善事，抛弃恶习；提倡与外部环境（自然、生存环境和社会）搞好关系，和谐相处。主要是指对春天萌发的植物，春天要繁殖的动物，开春时到来的候鸟，春天出生的幼鸟及幼小动物、虫物，对群蛇、聚集的蚂蚁、蜘蛛、麻雀、独长之树、狼群、受伤的猎兽，春天将要融化的冰，有癣（疮）的头，自己生活的场所、火灾现场，发怒之人，饿极的小偷，不知情的孤独之地、潮湿之地、沼泽之地，剩饭、餐布、“饮食之父”的盐，无主的牲畜，有争议的物品，无故的敌人，别人的住宅，不明原因的死尸等，在不伤害、不欺负、不践踏的前提下，要持爱护、珍惜、防备的态度，并远离和时刻警惕它们，由此来爱护大自然和自己的生命，防患于未然的禁忌事项。

哈萨克族的丧葬习俗是先用清水沐浴尸体，再用白布缠身，然后进行土葬。

第三节　哈萨克族的主要居住区域与自然状况

我国哈萨克族的主要居住区——伊犁哈萨克自治州，四周由著名的天山、阿尔泰山和塔尔巴哈台山所环绕，中间是准噶尔盆地和伊犁盆地。山顶上终年积雪，雪线下覆盖着茂密的原始森林，山麓有绿草茵茵的天然牧场。冰山雪峰融汇成大小河流，纵横奔流，灌溉着广阔肥沃的良田。伊犁盆地有特克斯河、喀什河和巩乃斯河等河流汇集而成伊犁河横贯而过。准噶喝尔盆地边缘有额尔齐斯河、额敏河、玛纳斯河和乌伦古河等河流。主要湖泊有乌伦古湖、喀纳斯湖和赛里木湖等。还有大大小小的渠道、小溪、泉眼分布，自然环境十分优美。此外，像巴里坤哈萨克自治县、木垒哈萨克自治县、阿克塞哈萨克自治县也都有着大小不等的河流湖泊和水草丰美的草原。哈萨克族聚居的北疆地区地域辽阔，各地气候差异较大，冬夏两季分别在摄氏零下20度到零上20度之间，常年平均为摄氏5度，雨雪比较适中，适宜畜牧业生产。盆地周围的群山之间，是良好的夏牧场，河流两岸和山谷丘陵地带是适宜的冬牧场。绝大多数哈萨克人在这里从事畜牧业，所饲养的伊犁马久负盛名。伊犁细毛羊、阿勒泰羊和塔尔巴哈台巴什拜羊，是我国著名的优良品种。阿尔泰山的金矿、克拉玛依的石油闻名全国。天山、阿尔泰山的森林资源十分丰富。天山的云杉，阿尔泰山的红松、落叶松和白桦树都是优质木材。伊犁河、额尔齐斯河等河流和乌伦古湖等湖泊的水资源也很丰富。伊犁河的鲤鱼、额尔齐斯河和乌伦古河的鲟鱼、红鱼、黑鱼等远近闻名。此外，哈萨克族居住地区还有许多珍贵的野生动物和药材。

我国哈萨克族聚居区——新疆维吾尔自治区北部即北疆广大地区，自然环境十分优美，有峰峦重叠、古木参天的崇山峻岭；有沟渠纵横、土壤肥沃的盆地绿洲；有水草丰茂、广袤美丽的草原平川；有瑰丽如画、独具风姿的湖泊河流。阿勒泰、塔城和伊犁以及北疆其他地区自古以来就是哈萨克等民族人民繁衍生息的故乡。气势雄伟、蜿蜒不绝的天山、阿尔泰山和塔尔巴哈台山山顶终年白雪皑皑，雪线以下覆盖着茂密的原始森林，北麓有水草丰茂、一望无际的优良天然牧场，对发展畜牧业极为有利。

北疆地区南有闻名于世的天山山脉及其支脉婆罗科努山，北有绵亘中国和哈萨克斯坦、中蒙边境的阿尔泰山。在雄伟的天山和阿尔泰山之间是呈三角形的准噶尔盆地。准噶尔盆地西部自南向北依次排列着斋依尔山、巴尔里克山、乌尔噶沙尔山和塔尔巴哈台山。在这些气势雄伟、蜿蜒不绝的群山里，蕴藏着丰富的矿产资源，还有茂密的原始森林。在深山密林中，栖息着很多野生动物。

雄伟的东部天山北支——博格达峰，巍然屹立在乌鲁木齐的东面。世界闻名的旅游景点——天池就在它的怀抱。每年的春夏旅游旺季国内外无数游客慕名前来旅游观赏。

在位于西天山山脉，伊犁哈萨克族自治州所辖伊犁地区和博尔塔拉蒙古自治州交界处，有高山环绕的美丽的塞里木湖。塞里木湖周围地区历来是哈萨克族、蒙古族牧民的夏牧场和冬窝子。近年来，塞里木湖周围地区成了远近闻名的旅游区和热闹的集市。

在阿勒泰地区的福海县西北，又被称为天然牧场的乌伦古湖，湖内盛产鱼类。

伊犁哈萨克自治州境内的伊犁河，由喀什河、巩乃斯河、特克斯河三大支流汇合而成，流经伊宁县、伊宁市、察布查尔锡伯自治县和霍城县境，注入哈萨克斯坦境内的巴尔喀什湖。额尔齐斯河发源于阿尔泰山南麓，由克兰河、布尔津河、哈巴河等支流汇合而成，向西流入哈萨克斯坦后，与鄂毕河汇合，注入北冰洋。鄂敏河发源于乌尔噶沙尔山和塔尔巴哈台山之间，由东向西经额敏县、塔城市境，至巴克图以南流入哈萨克斯坦境内的阿拉湖。乌伦古湖发源于阿尔泰山东南麓，由青格里河和布尔根河汇合而成，自北向南而后转向西北，注入乌伦古湖。

阿勒泰地区布尔津县境内有美丽的喀纳斯湖，海拔 1370 米，是有名的高山湖泊。美丽的喀纳斯湖不仅鱼类丰富，而且周围地区植物繁多，其中包括各种珍贵草药。

天山、阿尔泰山和塔尔巴哈台山有大片大片的红松、云杉、落叶松、杨树、榆树、柳树、白桦树等森林资源。在伊犁哈萨克自治州境内的天山山脚有大片野生果林巴坦杏林、核桃林、杏林以及满山遍野的草莓。

在北疆地区的深山密林里，还有马鹿、貂熊、盘羊、野山羊、黄羊、水貂等。

北疆地区四季差异很大，准噶尔盆地冬季严寒，夏季酷热；阿勒泰则属高寒地区，冬季漫长而寒冷。而伊犁地区气候比较温和，雨量充足，土地肥沃，因而宜农宜牧，盛产水果，素有“塞外江南”的美称。

位于新疆维吾尔自治区北部的巴里坤哈萨克自治县，其自然环境特别适合发展牧业。该县东面是伊吾县，南沿天山山脉与哈密市为邻，西与木垒哈萨克自治县相接，北部为中蒙交界的地方。全县东西长约 2746 千米，南北宽约 1806 千米，总面积约 38440 平方千米。巴里坤盆地是东天山北麓的高草原盆地，平均海拔 1650 米以上。盆地内低山、丘陵纵横起伏。盆地西北部为巴里坤湖，古称蒲类海，意即“虎海”，湖面海拔 585 米。湖东西宽约 12 千米，南北长约 20 千米，水深约 1～25 米。水为咸水，人畜不能饮用，也不能养鱼。

巴里坤哈萨克自治县四周环山，外围戈壁。山区草原属于寒带气候，冬长夏短，谷地气候去最低曾降至-43℃。戈壁滩属大陆性气候，最高气温曾达到42℃以上。

木垒哈萨克自治县，位于新疆维吾尔自治区东北部，准噶尔盆地东南隅。雄伟壮观的东部天山北支——博格达峰横亘于自治县南部，由东向西延伸，峰峦起伏，壮观异常。山顶终年积雪，雪线以下森林茂密，山麓绿草茵茵，山间夏秋牧草丛生，像五彩缤纷的锦绣。博格达峰在木垒哈萨克自治县还有许多支脉，如大石头山、照壁山、平顶山、东城山、水磨沟山、英格堡山，以及著名的托塔山。北疆地区特别适合于牧业和农业，然而也有诸如准噶尔盆地内的库班、托戈特干旱地区。

在牧业方面，伊犁马、阿勒泰大尾羊、塔城地区裕民县的巴什拜羊是很有名的。两千多年前，汉武帝曾称赞伊犁马为天马、西极马。

在林业方面，广大辽阔的北疆地区，森林是重要资源之一，有红松、白桦树、榆树、山杨等珍贵树种。

北疆地区的河流和湖泊水产资源十分丰富，盛产鲤鱼、鲟鱼、红鱼、白鲑等。在水草丰茂的山脚，如牛黄、雪莲、贝母、大芸、甘草、龙胆草、五灵脂和党参等。

北疆地区，特别是伊犁哈萨克自治州所辖伊犁、塔城和阿勒泰地区矿藏十分丰富。在这三个地区都有煤矿，还有金、银、铜、铁、锡、铅、铀、钨、锂、镍、铌、硫磺、云母、水晶及其他有色金属和稀有金属。伊犁地区新源县铁矿质量优良，某些地区铁矿含铁量达60%。

阿勒泰地区矿藏资源十分丰富，尤其以盛产黄金、宝石著称。“阿勒泰”一词意为黄金，在汉文古籍中多称它为“金山”。新中国成立前，阿尔泰山“金客云集”。新中国成立以后，阿勒泰地区采金业得到迅速发展。阿勒泰还盛产珍贵的猫眼石、海蓝宝石和丁香玉石等。猫眼石、海蓝宝石晶莹透明，璀璨夺目，晶体中呈现一道猫眼似的细光带，俗称“活光”，是宝石中的上品。丁香玉石，色如紫丁香，质地细腻，是玉雕的好材料。此外，还有青河石，其色翠透明；有额尔齐斯石，为白色半透明自然晶体。

由于哈萨克族大多生存、生活在以上的区域与地理环境中，因此形成了独特的生活习惯与方式，从中认识和收集了大量的纯天然的矿物、动物及植物，并通过长期的实践和观察，逐渐运用到了人类医学中，为人类的繁荣与昌盛做出了重大的贡献。

第二章　哈萨克医药学理论体系的形成和发展

中国是一个多民族的国家，自古以来各民族在与疾病作斗争的进程中，积累了丰富的医疗卫生经验。由于地域环境气候因素、生活方式及风俗习惯的不同，形成了不同特色的民族医学。正是这种传统医学为各民族的繁衍昌盛和身体健康起着重要的预防、保健与治疗作用。

哈萨克民族是一个有悠久历史、丰富文化和宝贵遗产的勤劳勇敢的游牧民族，有自己的语言和文字。在多年的马背游牧生活中，与我国其他民族建立了生活的友谊，在文教卫生知识方面相互交流，相互学习，相互渗透，相互充实，从而共同发展，共同生存，繁荣昌盛。哈萨克族医药也是在此过程中，通过生产斗争、科学实践逐渐地积累和发展起来的预防、诊断、治疗、研究各种疾病的经验医学科学，并继续发展壮大，是哈萨克族人民悠久而宝贵的遗产和祖国医学宝库的主要组成部分之一。在创造历史的过程中，祖先们从人类社会形成以来，为了生存与自然作斗争的过程中，观察探索，认识了自然，并利用和适应了自然，正是基于此，对社会现象及自然科学逐步地得到了理解和认识，并不断的补充和更新着新鲜的、先进的文化知识，这正是符合客观规律的必然性。

几千年以来，我们的先贤奉信天、地、日、月、水、火等，并对它们之间存在的相互对立统一和相互间的联结关系进行剖析和解释，仔细观察它们之间内在和外在的微妙或巨大变化和转化，从而逐渐认识了构成它们的最基本的根源，并以自然界客观变化规律为导师，从而为人类本身的先天禀赋与后天资源寻觅答案。

公元前 7～2 世纪，哈萨克祖先——塞种人的文化早已发达，他们大多从事牧业、农业、渔业及狩猎谋生，并开采铜、铁、金矿进行利用，同时与邻近的文化先进发达的兄弟民族相互来往，关系十分密切。据史料记载，著名古希腊医学家希波克拉底（公元前 460～337）460 年出生于科斯（KOS）岛，家世行医，父亲和祖父是著名的医学家。他 7 岁开始与其父在黑海沿岸西北部塞种人部落中居住生活，首次从该部落的生活实践中吸取了他们朴素的唯物思想，并把他应用于医学观点之中，把有关医学方面的部分，整理、翻译成阿拉伯文，以《希波克拉底文集》印刷出版。该书由多篇医学论文汇编而成，从而形成了当时中亚医学思想的理论基础。其中他运用的医学观点的基础是运用水、空气、火、土四大物质的特性，解释和分析人类及万物的生长盛衰规律，即四大物质学说部分，大都是受塞种人部落文化的影响。

希波克拉底在《医学箴言录》一书中，广泛收集、整理、综合了塞种人及中亚人民的民间医学思想及实践经验。

希波克拉底在哈萨克族祖先塞种人当中以“吾鲁可曼卡克木”之称，其治疗传说及医疗嘱语至今广为流传。哈萨克族民间医生在治疗疾病时祷告：“这不是我的手，是吾鲁可曼卡克木之手”；“这不是我的喷刺疗法，而是吾鲁可曼卡克木的喷刺疗法”等等，充分体现哈萨克族民间仍十分崇拜和信赖它的医术。

公元9～10世纪葛逻禄汗国时期哈萨克文化和阿拉伯伊斯兰文化的杰出哲学家、文学家、音乐家、学者法拉比（870～950年），是中世纪中亚西亚人民杰出的学者，医学史上划时代的里程碑，被称为“第二导师”。他在笔记中写道：“我出生于法拉比城（即讹打刺城，又译成奥特拉尔 Otrar），我的部落是康居-钦察。”康居-钦察是组成哈萨克族的主要部落之一，所以法拉比应该是哈萨克族人。由于当时的阿拉伯人称此奥特拉尔（Otrar）城为“法拉贝城”，而当时的人取名时习惯性的在姓名之后附加出生地的名称，故取名为艾卜·纳尔·法拉贝。

法拉贝以唯物主义的观点认识研究自然，其哲学思想建立在世界、自然基础一致性的基础上，他以物质属性和存在作为基础，揭示自然界中物质之间的关系，同时造就了自己的医学理论知识，是伟大的科学家、哲学家、天文学家和医学家。他编写了众多有关医学方面的书籍，如《论自然物的热、寒、湿、干性》等十几部著作，不但对回鹘医学、阿拉伯医学等的发展起了重要的作用，而且对后世的伊本·纳森在医学上的深造产生了巨大影响。

伊本·西拿（980～1037）出生于今乌兹别克斯坦的布哈拉市。他对医学科学的贡献是巨大的，他给人类遗留了近四百种论著。其中占有核心地位的名著是《医典》，该巨著对各种疾病的病因、病理、诊断、治疗途径，进行了全面的深入浅出的阐述。该书对阿拉伯医学、中亚地区的医学产生了巨大影响并为西方医学奠定了理论基础，也推动了当时哈萨克族医学理论和药学的发展。

中世纪（公元1009～1070）巴拉萨衮人尤素甫，是优秀的诗人、伟大的思想家、医学家。他所著的《福乐智慧》一书，闻名于世。该书是以突厥文书写，反映了现代突厥语系种族中世纪的社会、历史、政治、科学文化、教育程度、医学知识、谚话等等方面，还阐述了人生、老、病、死等人体内外平衡的关系，治疗的原则、方药等。是极其宝贵的著作。

马赫木德·喀什噶尔里（1005～1080），出生于我国的喀什市，所著的《突厥语大辞典》中，描述了突厥语系的共同历史，其中记载了临床各科疾病及甚多的医学谚语。

以上两位是为突厥系族如乌孜别克族、哈萨克族、维吾尔族、柯尔克孜族等民族的文化做出过重大贡献的学者，他们著作中的谚语，至今在哈萨克族民间广为流传，同时对哈萨克医药学的发展产生了深远的影响。

乌太波衣达克·特列吾哈布勒（1388～卒年不详），大玉兹乌孙部落联盟阿勒班部落人，是著名的哈萨克族哲学家、医学家、思想家。他家世代从医，他从小随父学医，巡游四处，一生致力于医学研究，忘记成婚育子。他亲自做药物实验，多次中毒。还通过无数次的动物实验、尸体解剖，阐明了人体的生理、病理、解剖名称，心脑的生理功能及相互间的关系，发现了接种牛痘可以预防天花等。另一方面收集、整理、分析、研究家世与父亲及生活在中亚一带的邻近的、亲近的具有血缘关系的兄弟氏族观点，不断充实自己的医学观点和知识，成为著名的哲学家、医学家。

1466 年，78 岁高龄的圣医乌太波衣达克以高超的医术和超人的智慧被当朝的哈萨克王艾孜加尼别克所器重，并向他提出了有关医学方面最基础最核心的问题，如：人体由什么组成？其最终归属是什么？什么叫疾病？疾病是怎样产生的？怎样才能解除疾病的痛苦而康复？不治之症有哪些？没有自觉症状但导致残疾或畸形的疾病有哪些？等等一系列问题。乌太波衣达克对大汗所提出的问题毫不停留的作了确切、明了的阐述、赢得了大汗的信任，大汗把他奉为至宝，称赞道："真不愧为圣医，我命令你从今天开始在朝廷居住，撰写关于医学知识方面的书，书写完毕，上交朝廷保存。"

大汗艾孜加尼别克以圣医的嘱咐立即下令：哈萨克民族从今开始，近亲 7 代禁止成亲，禁止放荡不羁，禁止没有夫妻关系的人随处接吻乱淫。并且制定了违令者的处罚条例。

圣医受令后，将一生所收集的零星散乱的和留在记忆中的素材进行了精心筛选，披沙拣金，博收群经，将高超的医技与深奥的医学理论结合在一起，梳理编排，条分缕析，终于于 1473 年 85 岁高龄时以渊博的知识、高深的造诣、独运的匠心，撰写完了以三峰六坡为核心，包括吐尔拉吾（序言）和铁可铁力格(医药志)部分的将认识自然界和人类的产生、发展、生存规律从另一个独特角度来论述的多个章节的医学巨著《奇帕格尔利克巴彦》《论哈医药知识》）的初稿。三峰即三部：1. 特孜叶灭加尔俄勒格哈尼河塔勒格（总论与基础各论部分）；2. 阔孜叶灭加尔俄勒格那尔俄河塔俄格（诊断与鉴别诊断部分）；3. 吐孜叶灭加尔俄勒格达热木达勒格（药物与治疗部分），六坡即六篇：1. 吐甫铁灭（总论）；2. 吉克铁灭（基础各论部分）；3. 昂哈力木达玛（诊断部分）；4. 那合塔玛（鉴别诊断部分）；5. 达热木扎热瓦特（药物部分）；6. 阿依合特热格（治疗部分）。

这一巨著是乌太波依达克在研究 15 世纪中亚医学发展时，对公元前 7～2 世纪中塞种人希波克拉底（公元前 460～337）时代奉信的水、空气、火、土四大物质；公元 9～11 世纪间法拉比（870～950 年）时期、玉素甫哈斯哈吉甫（公元 1009～1070）时代奉信的火、气、水、土四大物质；伊本·西拿（980～1037）时代奉信的天、地、日、月、水、火，以及他们用这些物质来阐述自然界与人类滋生、发展、旺盛、衰退的自然规律的哲学唯物观点等进行了细致的研究，发现它们解释和阐述自然及人类的生、长、盛、衰规律的属性特征时，运用的都是实质性物质的属性，因而在解释自然及人类之间的许多物质和事物的性质与属性特征以及变化规律（已知的和未知的）等问题时，很难进行深入的说明和剖析，存在一定的局限性。因此与当时自己奉信的天、地、日、月、水、火六大物质相结合，从另一个角度来研究、解释和阐述自然及人类的生、长、盛、衰规律的属性特征时，逐步发现和摸索出了自然界与人类是由肯斯提克突固尔（天元）、土日阿克突固尔（地元）、苏吾克突固尔（寒元）、俄斯特克突固尔（热元）、加日克突固尔（明元）、哈让格突固尔（暗元）为主的六大源渊构成的观点，从而形成了具有哈萨克族朴素唯物观的医学学术思想特色的、从另一个角度即以天地为一切事物的渊源，寒热为一切事物的性质，明暗为一切事物的变化规律来阐述自然界与人类发生、发展、旺盛、衰退的自然规律的独特学说——阿勒特突固尔（六元）学说。也就是以天地为本，寒热之性，明暗变化的新的唯物哲学观。

《奇帕格尔利克巴彦》不仅包括了全面的独特的哈萨克医药基础理论知识。如：基础理论、生理学、病理学、心理学、免疫学、护理学、预防医学、诊断学、鉴别诊断学、治疗学（治疗原则，治疗方法，治疗技巧）、药物学（药物的识别、采集、处理、贮藏、加工、炮制、分类、性味、用途）、方剂学等，还包括了历史、哲学、天文学、地理学、美学等方面的知识。

该巨著在认识自然、适应自然、利用自然的过程中，将万物及人类的滋生、发育、发展、灭亡等客观的必然规律与自然现象紧密地联系在一起，以朴素的唯物主义的观点，进行科学的辩证分析和阐述。认为人类生命的起源、发育、发展过程，必定要有一个特定的所属和赖于立足生存的最基本而又伟大的物质核心，并预测剖析了组成这些物质的本源和依赖源，仔细观察了它们之间对立统一及相互间的和谐关系，对其内外因素的变化、深渊的奥秘进行辩解。最终将万物及人类赖以生存的最基本的本源归属于阿勒特突固尔（六大元源）即：天元、地元、明元、暗元、寒元、热元。从而奠定了不同于其他民族医药体系的具有哈萨克族医药学特色的基础理论体系——阿勒特突固尔[Altï tuɣïr]（六元）学说，其中天元与地元是代表具体实质性的物质渊源，明元与暗元是代表事物（或人体）内外的变化，寒元与热元是代表事物（或人体）的属性及性质。并运用阿勒特突固尔[Altï tuɣïr]（六元）学说来解释人体的生理现象、病理变化。认识在疾病的诊断、鉴别诊断、预防、治疗、护理、养生等方面均与自然界中的气候变化、季节变迁、时辰转换、十二属相所属、居住地域环境、社会环境等等之间存在的相互协调、相互关联（联络）、相互衔接、相互尊崇、相互转化（依存）的和谐同步的密切关系，体现了“天地人相应”的生态整体观念。充分说明了人体内、外环境的统一性，从而演绎出了哈萨克族医学中的胡瓦提（气、功能、能量）学说、木谢列尔（脏器器官）学说、吾孜叶克-科孜叶克（阴阳）学说、托热拉斯罕肯斯提克（脉络空间）学说、苏勒（体液）学说、阿勒玛斯木（转化、循环、轮回）学说、热阿依（气候）学说、斯尔哈提斯别甫克叶尔（病因）学说等等联系人与自然的学说。

并且认为阿勒特突固尔（六元）[Altï tuɣïr]是构成人体俄斯得克（温热）、苏吾克（寒凉）、柯普肯（干燥）、穗克勒得克（稀湿）、哈塔英合勒克（紧硬）、波桑合勒克（松软）、渗俄里木（吸收）、施尕里木（排泄）、沃瑶勒克（醒动）、腾舒（静眠）的十种物质生理平衡状态的对立统一的本源，是创造生命、延续生命、促进生命、运动生命的基础。

该书中有近500种人体解剖名称，并将脏器器官以解剖部位、功能等特点归纳为内藏的十二脏腑和外显的十二器官共24个具有哈萨克族医特色的脏器分类。

在药物学方面书中记载了 728 种植物类药材，318 种动物类药材，62 种矿物类药材，合计 1106 种药物的属性功能，及 4577 张处方。详细地记载了药物识别、采集、贮藏的方法，加工炮制及药性、性味、用途和方剂学的内容，并运用哈萨克族医药学理论将药物的生长特性、药性、药味、作用与季节变迁、气候变化、时辰转换、地域及生长环境联系起来，把药性归纳为寒、热、温、凉、大热、大寒六种，药味归纳为甘、辛、酸、苦、咸、平六种，并把所有药物的性味分别归属于人体的脏腑与器官、阿勒特突固尔[Altï tuɤïr]（六元）、吾孜叶克科孜叶克（阴阳）之中。最可贵的是它在阐明这些问题的时候与中医学最初一样，均贯穿着古代朴素的唯物辩证法思想。该书是哈萨克医药理论之鼻祖。

此后的哈萨克医药学者，在漫长的历史发展过程中之所以一直发挥着哈萨克医药学的独特性，就是由于具有如阿勒特突固尔[Altï tuɤïr]（六元）学说、胡瓦提（气、功能、能量）学说、木谢列尔（脏器器官）学说、吾孜叶克-科孜叶克（阴阳）学说、托热拉斯罕肯斯提克（脉络空间）学说、苏勒（体液）学说、阿勒玛斯木（转化、循环、轮回）学说、热阿依（气候）学说、斯尔哈提斯别甫克叶尔（病因）学说等等独特理论体系在起着指导临床理论与实践的作用，并且在收集、整理、编写医药学内容时都以以上的系统理论为指导，并不断地发展、充实着哈萨克医药学的内容。

第三章 哈萨克医学理论基础的指导思想

第一节 哈萨克族医学中的哲学基础

哈萨克族医学中的阿勒特突固尔（六元）学说主要是以古代朴素的哲学思想阐述自然界（宇宙）变化规律与人类生、长、盛、衰的规律之间的关系的独特的思维方法。

阿勒特突固尔（六元）学说是哈萨克族祖先以朴素唯物观在探求宇宙的渊源和解释宇宙变化的一种世界观和方法论。阿勒特突固尔（六元）学说认为宇宙万物的共同渊源是肯斯提克突固尔（天元）、土日阿克突固尔（地元）、加日克突固尔（明元）、哈让格突固尔（暗元）、苏吾克突固尔（寒元）、俄斯特克突固尔（热元）为核心的的六元。其中天元与地元是代表一切事物与人体先天禀赋和后天摄生中具体的实质性的物质渊源，明元与暗元是代表事物（或人体）内外的变化，寒元与热元是代表事物（或人体）的属性及性质等。

哈萨克族医学认为自然界中阿勒特突固尔（六元）自身的运动与变化是处于互相协调、互相配合、互相衔接、相互尊崇、相互转化的五种和谐同步状态，并赋予人类先天的六大之本（先天禀赋）和赖以生存的后天六大之本（后天资源）以及以俄斯得克（温热）、苏吾克（寒凉）、柯普肯（干燥）、穗克勒得克（稀湿）、哈塔英合勒克（紧硬）、波桑合勒克（松软）、渗俄里木（吸收）、施尕里木（排泄）、沃瑶勒克（醒动）、腾舒（静眠）为核心的十种物质的生理平衡状态，也就是说，它们是组成有机人体的基础。并认为人体内部与外环境之间也处于互相协调、互相配合、互相衔接、相互尊崇、相互转化的五种和谐状态，从而建立了哈萨克族医学中从另一个角度认识和解释自然界与人类生、长、盛、衰自然规律的独特的医学哲学观和整体和谐观。

第二节 哈萨克医学中的哲学唯物与和谐整体观

一、平衡和谐的自然与人类身心素质

哈萨克族祖先在朴素的唯物论和辩证思想的指导下，经过长期对宇宙的观察认识到了自然界（宇宙）间的任何变化规律与现象，都应处于相互协调、相互衔接、相互关联（联络）、相互尊崇、相互转化、相互补充、相互依赖的和谐状态，逆之宇宙则消亡的客观规律，例如春夏秋冬的变迁、昼夜的替换等都是从整体上讲，是处于相互保持平衡的和谐同步状态的。同时也认识到人与自然界之间、人与人之间、每个人的自身也都处于一个相互协调、相互尊崇、相互衔接（联络）、相互转化、相互补充、相互依赖的和谐同步状态的情况下，才能保

持平衡与稳定，宇宙与人类才能共存的客观规律。也就是说，当人处于和谐的生理状态、和谐的心理状态、和谐的与自然界（宇宙）和社会相处的状态时，才能算是一个正常而又健康的机体。这就是哈萨克族医学中独特的天人相应的和谐生态医学观和和谐生命观，从而形成了以天地为本、寒热之性、明暗变化以及以人为本、因时制宜的独特的辩证的生态治疗观，并由此来纠正人体温热、寒凉、干燥、稀湿、紧硬、松软、吸收、排泄、醒动、静眠十种物质的生理失衡状态的理论，这从一个方面揭示和体现了哈萨克族医学从多种生命现象对人体生命变化中的规律进行多方面了解的辩证唯物观。哈萨克族医学中的这一独特观点是首次运用其它民族的文字（汉文）进行了整理与翻译，因此，我们认为，它将可能为人们认识人类、研究人类提供新的观点和理论根源，和对现代医学与未来医学可能都有重要的启迪作用。

哈萨克族医学中这一理论的独特性所在，就是把人类复杂的心身状态，归纳为温热、寒凉、干燥、稀湿、紧硬、松软、吸收、排泄、醒动、静眠十种状态，从而由这十种状态明确了解到人类的身体结构、生理、病理与心身状态，以及疾病状态是怎么引起的等等人体正常与异常状态。这也是哈萨克族医学有别于其它民族医学理论的，具有朴素唯物观的传统的思想方法等方面最主要的体现。

哈萨克族医学特别强调人体自身内外环境的和谐统一性与适应性，因此对人类整体和谐的论述从胚胎雏形开始，认为首先人类只有从胚胎时期与母体处于相互衔接、相互关联（联络）、相互协调、相互尊崇、相互转化的五种和谐同步状态时，才能确保胎儿在母体内的正常发育和母体的健康，才能保证胎儿健全出世。出生婴儿的内藏十二脏腑与外显十二器官之间，与外环境之间等，也只有处于相互衔接、相互关联（联络）、相互尊崇、相互转化、相互补充的和谐状态时，才能成为一个与自然相适应并保持自身体内温热、寒凉、干燥、稀湿、紧硬、松软、吸收、排泄、醒动、静眠十种物质的生理平衡和谐状态的健康之体，并且一定要在后天摄生（衣、食、住、行）中与自然界（宇宙）相适应，才能确保其健康的成长和生命的延续。也就是说，当人类与阿勒特突固尔（六元）之间保持一个相互协调、相互衔接、相互关联（联络）、相互尊崇、相互转化、相互依赖、相互补充的和谐同步状态，并与之相适应，才能生活与生存。

哈萨克族医学认为正常、健康、衡稳、和谐的人体应该是内在与外表是和谐的；衣着穿戴也应是和谐的；人体内的各种胡瓦提（气、功能、能量）应与人体内每个脏器的各种功能之间是处于相互衔接、相互协调、相互关联（联络）、相互尊崇、相互转化、相互补充的和谐同步状态；人体内的苏勒（体液）也要与自身每个脏器之间保持相互衔接、相互协调、相互关联（联络）、相互尊崇、相互转化、相互补充的均衡和谐同步状态；人体内的吾孜叶克、科叶孜叶克（阳阴）应是平衡和谐的；人体的个性（性格）属性也应该是和谐的，人类与定居的环境区域也要处于相互衔接、相互关联（联络）、相互协调、相互尊崇、相互衔接、相互尊崇、相互转化、相互依赖的和谐同步状态；人体与各种气候变化、昼夜变化等之间也要处于相互协调、相互关联（联络）、相互衔接、相互尊崇、相互转化的和谐同步状态；当人类与出生时的生肖属相、星辰星座相符、相适应，并处于和谐同步的平衡状态；人体内的脏腑与脏腑之间、脏腑与器官之间、器官与器官之间处于相互协调、相互关联（联络）、相互衔接、相互尊崇、相互转化的和谐同步状态。只有在以上的关系都处在和谐平衡的状态时，才能保持人体内温热、寒凉、干燥、稀湿、紧硬、松软、吸收、排泄、醒动、静眠十种物质的生理平衡和谐同步状态，才能避免外邪侵袭人体而造成的各种疾病和灾难。

哈萨克族医学将自然界中的阿勒特突固尔（六元）之间的相互协调、相互关联（联络）、相互衔接、相互尊崇、相互转化（依存）的五种和谐同步状态是不仅构成一个整体宇宙的规律特性，同时也赋予人类的有机整体的观点，自始至终紧密贯穿于论述自然界中万物的属性特征；解释人体的生理与病理的过程；人与自然、社会的相处等方面，也就是说，说明宇宙的规律特性；说明人与自然界（宇宙）的关系（人与外环境的关系）以及人体内部（内环境中）的生理、病理现象等方面，如果自然界或人体内的和谐同步状态失去正常的规律，来心身的痛苦，形成多种病理现象，影响人类的正常生活与生存。同时认为心身完整的人体是从阿勒特突固尔（六元）中禀有，而且不断摄取补充着自身温热、寒凉、干燥、稀湿、紧硬、松软、吸收、排泄、醒动、静眠的十种物质的生理平衡和谐同步的状态，并且最终（死亡后）也归属于阿勒特突固尔（六元）当中。也就是说，人类这十种物质的生理平衡状态的根源是来源于自然界，死亡后又回归于自然界中。换句话讲，人类的健康之体自然而然形成了来源于阿勒特突固尔（六元）的人体的先天六大之本（先天禀赋）与后天六大之本（后天摄生）以及十种物质的生理平衡和谐同步状态的本能，而要达到这种生理平衡和谐同步状态要与自然界形成各种各样的和谐相处的方式来构造完成，如机体的胡瓦提（气、功能、能量、）、苏勒（体液）等在自然界中消耗，而消耗的部分又回归到自然界即阿勒特突固尔（六元）中得以补充、充盈。

哈萨克族医学认为疾病的产生也是由于阿勒特突固尔（六元）之间的相互协调、相互关联（联络）、相互衔接、相互尊崇、相互转化（依存）的五种和谐同步的平衡状态的失衡而导致和出现的太过或不及的原因，当机体遭到猛烈的太过或不及的侵袭，并超越了机体相应的生理适应性与承受力，从而导致人体内的温热、寒凉、干燥、稀湿、紧硬、松软、吸收、排泄、醒动、静眠的十种物质的生理平衡和谐状态失衡（太过或不及），因此解除疾病的方法，就是调节和纠正这十种物质的生理平衡和谐状态的太过与不及。太过则抑制，不及则补充。因此，这也是哈萨克族医学认为维持正常机体内十种物质的生理平衡和谐状态并使其发挥正常功能的基本渊源是阿勒特突固尔（六元）的关键所在。并且将这种平衡和谐的生态医学观贯穿于哈萨克族医学中的理、法、方、药之中，在理论上强调平衡和谐的整体观；在生理上强调十种物质的自身的生态平衡和谐状态；在病理方面突出的体现（强调）失衡病理状态的研究及解决方法要从自然界中，也就是说从阿勒特突固尔（六元）中寻找，并且由此来进行纠正和调节；在对疾病的诊断上要求医生，应注意和发现是十种物质的生理平衡状态中的那种或是哪个环节出现异常的失衡征兆，由于十种物质的生理平衡和谐状态中的哪一种失调（失衡）都将不同程度地影响整个机体的吾孜叶克-科叶孜叶克（阳阴）的平衡，也是疾病滋生与发展的过程；在治疗上着重强调协调和纠正它们之间的失衡状态，达到恢复人体正常的十种物质的生理（生态）平衡和谐状态为目的，使患者的疾病病情逐步减轻、好转直至痊愈，也就是哈萨克族医学强调的以天地为本、寒热之性、明暗变化以及以人为本、因时制宜等汇总为一体的，以纠正机体失衡为主的、辨证的生态治疗观。

二、平衡和谐的人与社会

哈萨克族医学认为要想保持一个平衡和谐的（即心身健康的）人，除了要调节好温热、寒凉、干燥、稀湿、紧硬、松软；吸收、排泄、醒动、静眠这十种物质的生理平衡和谐同步状态，还要调节随时能应变并适应内外环境（自然、生存环境和社会）的心理状态，以自己先天禀有和后天养成的应变能力与承受力来不断的适应来自各方面的遭遇和刺激（人体内外环境的变化），并要维持相互协调、相互关联（联络）、相互衔接、相互尊崇、相互转化（依存）的五种和谐同步的状态，才能保持完整、稳定、契合、和谐的人生并能延年益寿。

哈萨克族提倡与外环境（自然、生存环境和社会）搞好关系，主要是指要与居住区域的周围的人（社会）首先要搞好关系。这里的人主要包括与平民、游客、领导（引导）者、长者、领袖人物、维持和平与主张正义的使者（善辞令者）、邻居、移民、住客、出嫁的女子等的和睦关系；要求每一个人不能骄傲自大，与众分离；要谦虚行事，为人诚实；任何时候，即使是危及生命的紧要关头也不能撒谎；要远离贿赂；最主要的是与家人和蔼相处，不能无故的抛弃和失去家人、宅物、财产、饮食及家畜；不能为小事憋气而失去知心朋友，多做善事，抛弃恶习。也就是说，要与家人、社会保持相互协调、相互联络（衔接）、相互配合、相互尊崇、相互依存的五种和谐同步状态，才能保持和处于自身心身健康的平衡和谐同步的状态，

哈萨克族提倡要与外环境（自然、生存环境和社会）搞好关系，和谐相处，同时也是指对春天萌发的植物、春天要繁殖的动物、开春时到来的候鸟、春天出生的幼鸟及幼小动物、虫物、蛇群、聚集的蚂蚁、蜘蛛、麻雀、独长之树、狼群、受伤的猎兽、春天将要融化的冰、有癣（疮）的头、自己生活的场所、火灾现场、发怒之人、饿极的小偷、不知情的孤独之地、潮湿之地、沼泽之地、、剩饭、餐布、饮食之父的盐、无主的牲畜、有争议的物品，无故的敌人，别人的住宅，不明原因的死尸等事和物，在不伤害、不欺负、不践踏的前提下，要持爱护、珍惜、防备的态度，并远离和时刻警惕它们，由此来爱护大自然和自己的生命，防患于未然。这也充分体现了哈萨克族医学中人的心理、生理、病理与外环境（生存的自然环境与社会）息息相通的预防与治疗观，并要求医生在一切医事活动中只有紧密结合外部环境，懂得天时、地理、周围环境等各种因素对人体的影响，才能真正把握生命规律，预测人类衰老寿夭以及疾病流行趋势等。

第四章　哈萨克族医学中医生的医德、职责与分类

哈萨克族医学认为医生也是技术的一种，也就是说，医生是技术者。由于受历史上宗教封建迷信的影响，哈萨克族医将从事诊疗的人员分为波勒加合什（预测者）和达日木道什（诊治者、治疗者）。其中把运用宗教迷信的观点和方法来预测人类的前景、疾病的发生发展及预后的转归的人员总称为波勒加合什（预测者），并分为如巫医、巫婆等 9 种类别，而把运用医学知识对人类疾病的发生、发展、转归进行诊治的人员总称为达日木道什（诊治者、治疗者），并以其医疗技术的高低和专长分为圣医、高级医、中级医、骨科医、伤科医、妇科医等 15 种类别。

医生就是用自己所掌握的医疗技术以高度的责任心、信任度和能力，在关心、同情、爱护、保护患者的前提下，熟悉掌握患者病情从发病到加重、从加重到病危的阶段性进展过程，及时分阶段地运用有效方药进行诊治，使得病情较轻、可治愈的患者的病情向减轻、好转、治愈的方向转化，而对病情较重、难以治愈的，可起到减轻痛苦的作用。因此民间把医生也称为“求生者的救星”。

哈萨克族医学认为，作为医生应该具有客观、自然等多方面的知识，首先要熟练掌握人类生、长、盛、衰的过程以及每个阶段的各种特征，还要了解和掌握自然界中万物的自然属性与特征；熟悉并掌握人类从自然界中必须要摄取的营养物质和生存所需；同时还要了解并掌握正常人体是以自然界中季节的变迁、气候的变化、昼夜的交替等的基本规律为生存的基本条件，并且与它们之间存在着互相协调、互相配合、互相衔接、相互尊崇、相互转化的五种平衡和谐的同步状态和不可分离的紧密联系。了解自然界不仅要为在此环境中生存的人类提供先天的六大之本（先天禀赋）和赖以生存的后天六大之本（后天资源）的具体内容，同时还要明确自然界为人类的继续生存和繁衍创造有益条件，并将永无止尽的提供所需的客观规律等。也就是说，医生要深入领会，熟练掌握每个人体的生存以及生长盛旺所需，都是从自然界的阿勒特突固尔（六元）中摄取的，并且不断的从自然界（六元）中得到补充、充盈其在生活过程中消耗的部分，直到生命终止的客观规律；要精通哈萨克族医学中独特的内藏十二脏腑与外显十二器官（共 24 个脏器）的分类与归属以及每个脏器各自的功能特征；要精通与阿勒特突固尔（六元）之间保持不可分离并处于紧密联系的人类的生命来源一定要与各种自然规律（自然现象）间处于互相协调、互相配合、互相衔接、相互尊崇、相互转化的五种和谐和状态的规律等方面的内容。要求医生掌握以上各种五种和谐状态的内涵以及有关知识，并作为充实自己医技的条件之一来完成，因此哈萨克族医学将医学领域中前辈们经过研究人类衰旺寿夭的过程中，发现和总结的经验，并已成为哈萨克族医学规章制度的内容汇总成了十二条例，即医生的十二种职责与义务，并

作为从医人员（医生）必须掌握的圣职。它们是：

一、哈萨克族医学赋予医生的首要职责与义务是：警惕的观察并掌握自然界中的各种规律和现象（与生存所需的物质）之间的关系所处的互相协调、互相配合、互相衔接、相互尊崇、相互转化的五种平衡和谐同步的状态。也就是说，明确任何事物如果逆反了原有的基本规律与基本条件，对宇宙来讲将会消亡，对人类来讲则会出现疼痛难忍的疾苦、残疾，甚至死亡的规律，同时了解和及时发现每个患者发病的病因（致病条件、致病诱因）以及疾病发生、发展、转归的过程以及患者出现的不同程度的自觉症状和他觉症状，特别是危重性疾病对患者生命带来的危机，甚至导致死亡的变化规律。

二、哈萨克族医学赋予医生的并要求无条件完成的第二个职责与义务是：熟练掌握与宇宙间的自然规律以及生存的地理环境必须相适应的人类中的每个机体的各自属性、性格特征、生理功能等之间所处的互相协调、互相配合、互相衔接、相互尊崇、相互转化的五种平衡和谐状态，即了解人体内部的平衡和谐状态。

三、哈萨克族医学赋予医生的不可回避的第三个职责与义务是：了解并掌握与宇宙的自然规律以及生存的地理环境不仅相适应而且不可分离的人类中的每个机体的生肖属相、星辰星座与阿勒玛斯木（转化，循环，轮回）之间的基本规律间应保持互相协调、互相配合、互相衔接、相互尊崇、相互转化五种平衡和谐的状态，即人体的生肖属相、星辰星座之间的转换、循环、轮回的平衡和谐状态的规律性。

四、哈萨克族医学赋予医生的第四个职责与义务是：理解和掌握与宇宙的自然规律以及生存地理环境不仅相适应而且不可分离的人类的基本属性特征与区域环境、气候变化影响相适应和所处的互相协调、互相配合、互相衔接、相互尊崇、相互转化的五种平衡和谐同步的状态。也就是说，自然界中的区域环境、气候变化与人体的属性特征之间必定要处于互相协调、互相配合、互相衔接、相互尊崇、相互转化五种平衡和谐的、吻合顺从的状态，即理解和掌握人类对区域环境、气候变化所产生的承受耐力与应变能力。

五、哈萨克族医学赋予医生的第五个职责和义务是：熟练掌握，全面了解与宇宙的自然规律以及生存的地理环境不仅相适应而且不可分离的人类的基本属性特征应无条件的与时间的转换处于互相协调、互相配合、互相衔接、相互尊崇、相互转化五种平衡和谐的状态的规律，即人体应与时间的转换相适应。

六、哈萨克族医学赋予医生的第六个职责和义务是：熟练掌握与宇宙的自然规律以及生存的地理环境不仅要相适应而且不可分离的人类的属性特征应与季节的转换、循环、轮回的变化规律以及与人体内的吐故纳新过程所处的互相协调、互相配合、互相衔接、相互尊崇、相互转化五种平衡和谐的状态，即人类的属性特征应与自然界中季节的替换以及体内的新陈代谢过程是相吻合而适应的。

七、哈萨克族医学赋予医生的第七个职责和义务是：熟悉掌握与宇宙的自然规律以及生存的地理环境相适应而且不可分离的人类属性特征应无条件的要与昼夜交替时的十二时辰段的变化规律所处的互相协调、互相配合、互相衔接、相互尊崇、相互转化的五种平衡和谐紧密联系的状态，即人类的属性特征应每时每刻的随时间的变化而调节自己的应变能力与承受耐力。

八、哈萨克族医学赋予医生的第八个职责和义务是：熟练掌握与宇宙的自然规律以及生存的地理环境相适应而且不可分离的人类的属性特征应无条件的与后天摄取的饮食（营养）属性间所处的互相协调、互相配合、互相衔接、相互尊崇、相互转化的五种平衡和谐的紧密关联的状态，也就是统一的归属（同一属性）状态，即人类的属性特征应在后天的饮食（所需）中摄取统一属性的所需物质（营养物质）。

九、哈萨克族医学赋予医生的第九个职责和义务是：熟练掌握与宇宙的自然规律以及生存的地理环境相适应而且与之不可分离的人类属性特征应无条件的与生存所需的衣着、衣被所处的互相协调、互相配合、互相衔接、相互尊崇、相互转化的五种平衡和谐的紧密关联的状态，即衣着、衣被应随季节气候的变化而增减，而且穿着要整齐。

十、哈萨克族医学赋予医生的第十个职责和义务是：熟练掌握与宇宙的自然规律以及生存的自然环境相适应而且与之不可分离的人类属性特征应无条件的与生活、生存当中的活动、运动状态处于互相协调、互相配合、互相衔接、相互尊崇、相互联络的五种平衡同步和谐紧密关联的状态，即正常人的行为举止应该是和谐协调的。

十一、哈萨克族医学赋予医生的第十一个职责和义务是：医生要以自身禀有的思维判断能力为指导，正确运用宇宙自然规律属性与人类属性特征间所处的不可分离的互相协调、互相配合、互相衔接、相互尊崇、相互转化的五种平衡和谐的状态关系来综合分析导致人体疾病的病因、病机、致病条件、致病诱因以及患者所产生的自觉症状与他觉症状等，做出正确诊断，为治病和康复创造条件。

十二、哈萨克族医学赋予医生的第十二个职责和义务是：熟练掌握宇宙自然规律以及生存的地理环境相适应而且与之不可分离的人类属性特征的同时，还要了解和熟知自然界中所具备的，为每个患者的康复带来有益条件的、具有预防和治疗作用的措施与方药，并且深入细致的了解方药在产生治疗作用（产生疗效）时与人体之间发生的互相协调、互相配合、互相衔接、相互尊崇、相互转化的五种平衡和谐状态的过程，即了解药物的来源与作用机理。

以上是对哈萨克族医学赋予医生的并要求了解、理解和熟练掌握的十二个圣职（职责）简要内容的论述，而对其具体的内容以及实质性内涵，在精通哈萨克族基础医学的全部内容，就是把哈萨克族医学中讲述的有关人体的组成、生理、病理、治疗原则、措施、方药等和论述人与自然界的关系等章节融会贯通，熟悉了人类独特的个性和属性特征以及自然界的客观规律之后，才能全面了解和熟练掌握。医生对这十二个职责和义务的掌握程度也是衡量一个医生水平高低的标准。

哈萨克族医学要求医生在行医时，首先自身应该处于无病的正常状态，而且一定要有一个稳定的情绪以及和蔼的态度，并且敬爱患者，要有极度的同情心，同时行医时要保持清洁的身体与衣表，不能过度劳累、过度饥饿、饮用马奶及酒类，更不能因剧烈的活动与运动后的喘促状态和暴饮暴食之后诊治患者。切脉及触诊时手指不能冰凉或带老茧，要温暖柔软，及时修剪指甲，而且在行医时不能因感情用事而急于诊治，而是让患者休息片刻，待处于平稳状态之后再医治，以免发生误诊。

第二篇　吉克铁蔑（ʤəkteme，理论体系部分）

第一章　阿勒特突固尔（altə tuʁər，六元）学说

第一节　吾孜叶格阿勒特突固尔（øzeg altə tuʁər，简称阿勒特突固尔）的基本内容

一、吾孜叶格阿勒特突固尔（øzeg altə tuʁər，六元）的涵义

吾孜叶格阿勒特突固尔中的吾孜叶格在哈萨克语中是每一事物所具有的独特而核心的性质特征之意，阿勒特是六的意思，而突固尔是底座、立足点、支柱、根源、渊源之意，其最终的含义是元。阿勒特突固尔是六大核心底座、立足点、支柱、根源、渊源之意，即肯斯提克突固尔（天元）、土日阿克突固尔（地元）、苏吾克突固尔（寒元）、俄斯特克突固尔（热元）、加日克突固尔（明元）、哈让格突固尔（暗元）共六元，即吾孜叶格阿勒特突固尔（简称阿勒特突固尔）。哈萨克族医学认为它们是形成宇宙的最基本而核心的底座、立足点、支撑点、根源、渊源。也是人类及万物赖以生存、生活、运动、繁衍的物质基础，即人类先天禀赋（先天六大之本）及后天摄生（后天六大之本）以及万物的最基本的渊源、底座、立足点、支柱、根源。对于人类来讲，人体的先天禀赋（先天六大之本）及后天摄生（后天六大之本）中的全部所需都从突固尔（元）中获取，并将自然界中的阿勒特突固尔（六元）的属性特征吸收并转化为人类自身的特征属性，因此人类每时每刻离不开突固尔（元），若离开或失去它，人类的先天禀赋（先天六大之本）及赖以生存的后天资源（后天六大之本）将会中断，生命则亡。故阿勒特突固尔（六元）是哈萨克族医学中是用来解释人类及万物的物质基础、归属、本源、立足点、性质以及变化规律等等的基础。

六元当中的每一个突固尔（每一元）都包括宇宙性、整体性、脏器性、疾病性、药物性和治疗性六个方面的内容。即六元运用到医学当中时包括 36 个方面的内容。其中的宇宙性是指（即人类及万物）共同具有的属性特征等；整体性是指整个人类的或每个机体的整体的属性特征等；脏器性是指每一机体当中的每个脏器的属性特征；疾病性是指各类疾病的属性特征；药物性是指同类或每个药物的属性特征；治疗性是指治疗的原则、药物的作用机理等。图示如下：

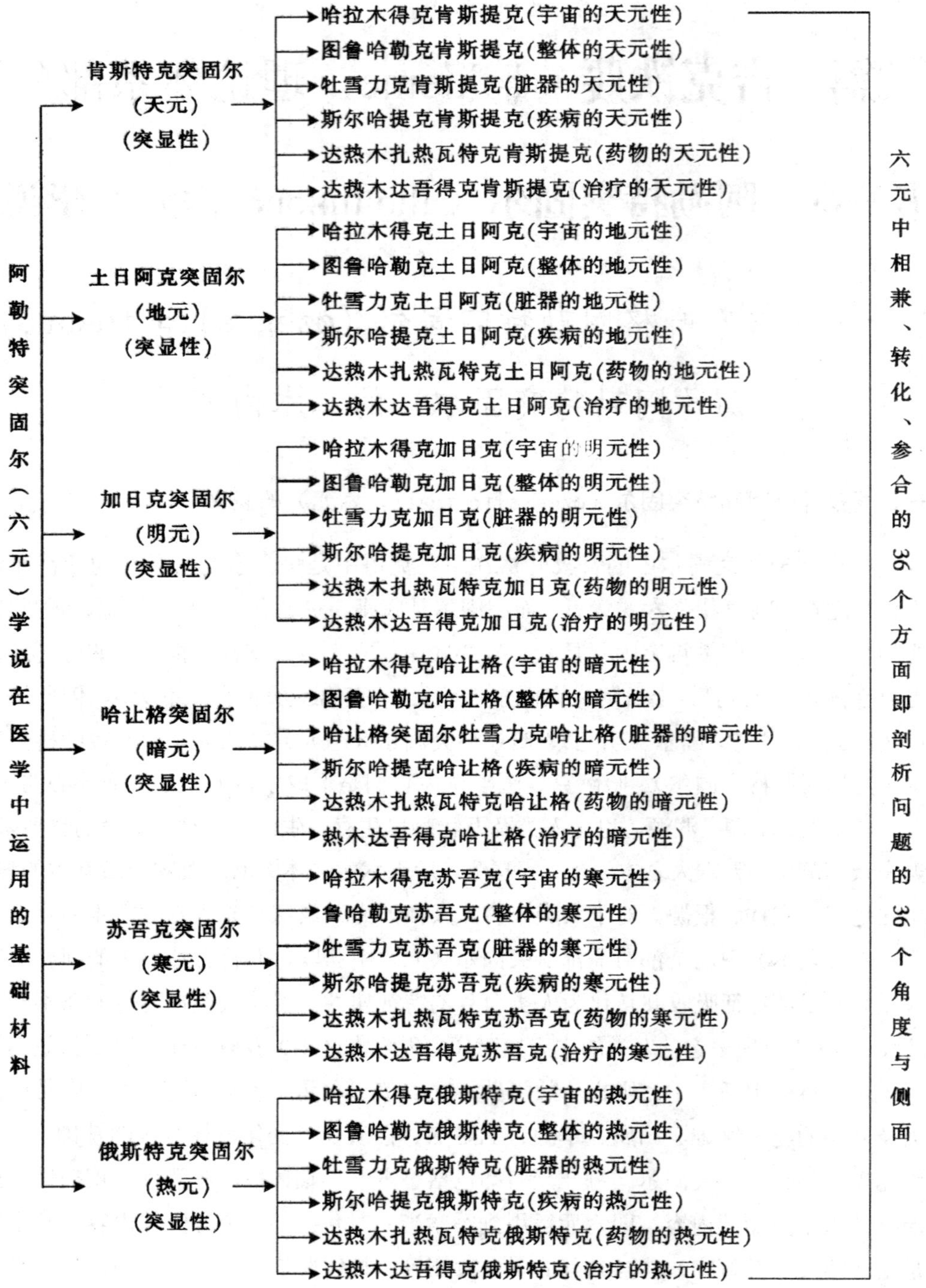

二、阿勒特突固尔（altə tuʁər，六元）学说产生与形成

几千年以前，哈萨克族祖先贤就奉信天、地、日、月、水、火等物质，而长期利用它

们和与它们作斗争的漫长历史过程中，运用它们来分析研究人类及万物的滋生、萌发、发育、发展、灭亡的自然现象与客观规律，并通过对每种物质的发掘和应用，深入地了解和揭示它们之间的对立统一的矛盾和相互协调、相互配合、相互衔接、相互尊崇、相互转化的五种和谐状态，而且运用它们来揭穿万物及人类的内在和外显的奥妙变化。

15 世纪著名的哈萨克族哲学家、医学家乌太波依达克在研究中亚医学发展史时，对公元前 7～2 世纪希波克拉底（公元前 460～337）时奉信的水、空气、火、土四大物质；公元 9～11 世纪中法拉比（870～950 年）时代奉信的火、气、水、土四大物质；伊本．森纳（980～1037）时代奉信的天、地、日、月、水、火以及他们用这些物质来阐述自然界与人类滋生、发展、旺盛、衰退的自然规律的哲学唯物观点等进行了细致的研究，发现它们解释和阐述自然及人类的生、长、盛、衰规律的属性特征时，运用的都是实质性物质的属性，因而在解释自然（万物）与人类之间的许多现象（物质和事物）的性质与属性特征以及变化规律（已知的和未知的）等问题时，很难进行深入的说明和剖析，存在一定的局限性。因此与当时自己奉信的天、地、日、月、水、火六大物质相结合，逐步发现和摸索出了自然界与人类是由肯斯提克突固尔（天元）、土日阿克突固尔（地元）、苏吾克突固尔（寒元）、俄斯特克突固尔（热元）、加日克突固尔（明元）、哈让格突固尔（暗元）六大源渊构成的观点，从而形成了具有哈萨克族朴素唯物观的医学学术思想特色的、从另一个角度即以天地为一切事物的渊源，寒热为一切事物的性质，明暗为一切事物的变化规律来阐述自然界与人类发生、发展、旺盛、衰退的自然规律的独特学说——阿勒特突固尔（六元）学说。也就是以天地为本，寒热之性，明暗变化的新的唯物哲学观，并撰写了医学巨著《奇帕格尔利克巴彦》一书。

阿勒特突固尔（六元）是自然属性，也是构成宇宙的物质基础。阿勒特突固尔（六元）的轮回、转化等自然规律，促成了人类及万物的萌发、生长和盛衰。也就是说阿勒特突固尔（六元）是哈萨克族祖先解释和推演人类及自然界中一切事物变化的理论体系的基础，并且为了说明和了解人体的脏器组织、病理、生理现象以及人与自然界中事物的协调衔接关系，把阿勒特突固尔学说运用到了医学中，并以其详细阐述了人类的形成、疾病的产生、人体脏腑器官之间生理与病理的错综复杂的联系，以及人与自然界（宇宙）之间的关联关系，并且在解释他们之间保持的相互关系时始终贯穿着相互衔接、相互协调、相互尊崇、相互关联、相互转化的五种平衡同步状态的和谐观。乌太波依达克在《奇帕格尔利克巴彦》一书中对阿勒特突固尔（六元）的特性作了经典阐释，并运用这阿勒特突固尔（六元）的各自特性作为人类及自然界中各种物质的属性、事物的归类、特征的基本依据等。因此哈萨克族医学基本理论的依据是《奇帕格尔利克巴彦》一书，而阿勒特突固尔（六元）学说的基本涵义，也是属哈萨克族古代朴素唯物主义哲学思想和唯物辩证观念的主要依据。

哈萨克族医学理论体系在其形成的过程中受到阿勒特突固尔学说（六元学说）的深刻影响，它促进了哈萨克族医学理论体系的形成，确立了哈萨克族医学理论体系的学术思想，并成为哈萨克族医学独特理论体系的主要指导思想与组成部分。阿勒特突固尔（六元）包括自然界（宇宙）的六元、人类整体的六元、脏器的六元、疾病的六元、药物的六元、治疗的六元等六大内容。哈萨克族医用阿勒特突固尔（六元）学说来解释人体解剖、生理、病理、病因、诊断、鉴别诊断、治疗疗效（转归）、药物的属性，疾病的预防和饮食原则等。阿勒特突固尔（六元）和人体十种物质的生理平衡状态保持着密切的相对稳定的同步关系，这种平衡的失调会造成人体的疾病，所以阿勒特突固尔（六元）学说是哈萨克族医学理论的核心思想，指导着哈萨克族医药的一切理论和医事活动。

第二节　阿勒特突固尔（六元）各自的基本内容及特征

哈萨克族医药学中的阿勒特突固尔（六元）是：

阿勒特突固尔（六元）	肯斯提克突固尔（天元）
	土日阿克突固尔（地元）
	苏吾克突固尔（寒元）
	俄斯特克突固尔（热元）
	加日克突固尔（明元）
	哈让格突固尔（暗元）

下面分别论述它们各自的基本内容、特征以及在医学中的运用等方面的内容。

一、肯斯提克突固尔 （keːistik tuʁər，即天元，汉译为天、空间、位置、范畴等）

（一）肯斯提克的内容

肯斯提克在哈萨克族语中是天、空间、位置等意思，在此是指人类、植物、矿物、动物以及其他处于漂浮状态或液体状态的物质（如空气、水）在静止和运动过程中所占有的空间或位置，是指它们在产生随意的或不随意的生命运动活动以及施展和表现其增殖繁衍过程所必需的，但不能直接立足又时刻不能分离的无形空间。也是人类及万物生活、生存、存形的首倡之元，若没有肯斯提克（天元）则不会有他们的生存方式、形式及运动活动的占据位置和空间，整个宇宙及生命会中断绝亡。

肯斯提克（天元）按其占据的表现方式不同，分为以下的且克斯孜肯斯提克、加依哈玛勒肯斯提克、夏依哈勒玛勒肯斯提克大三类。

1. 且克斯孜肯斯提克（ʃeksiz ke;istik）　泛指无限的宇宙空间。包括地平线以上的日、月、星辰以外的可无限延长的，不可测量的无限空间。

2. 加依哈勒玛勒肯斯提克（ʤajqalmalə ke;istik）　泛指生存、存形的空间。自然界中人类及所有有形植物、山川、河流、平原、沙漠及所有的有机植物高于地面的生长部分及位于地下的根茎所占据的位置空间；人类住宅的占据位置；行走与觅食活动时的无形空间，动物的穴、巢、窝所占据位置，和它们在迁徙、飞翔、觅食过程中毫无局限的、自由自在的活动与运动时所占据的无形空间范畴均属于它，而且在这一空间存在着腾斯特克（即空气），它又包括以下加克巴勒腾斯特克、哈克巴勒腾斯特克、索克巴勒腾斯特克三个部分：

（1）加克巴勒腾斯特克（ʤaqpaləkeŋistik） 是指赖以生存的气体。

既人类、动物、植物各自赖以生存的看不见摸不着的有用气体。若在生存空间中人类所需的气体不足或没有，则令人窒息甚至生命将告以终结；而植物在这一空间中也在呼吸着自己生存所需的气体等等。

（2）哈克巴勒腾斯特克（qaqpalə keŋistik） 是指天元中存在的对人类有害的气体。如高山顶的低密度空气和让人难以忍受、令人窒息的有毒、有害之杂气。

（3）索克巴勒腾斯特克（soqpalə keŋistik） 是指天元中的空气随昼夜、季节的变化与变迁而产生的对流形式，即风类，如台风、暴风、大风、微风等。

3. 夏依哈勒玛勒肯斯提克（ʃajqalmalə keŋistik） 泛指流动和对流时所需的空间，即水和在水中生存的动、植物所占据的位置以及整个水量所流动时所需的空间范畴。它由以下面的三种形式来表现其特征：

（1）是指海洋、河流、湖泊之水在相对静止状态下各自所占居的区域空间范畴以及流动、波动和运动过程中所占据的空间位置。

水是人类生活、生存并且生命赖于延续的条件之一，水中也有类似于陆地的在此谋生的各种各样的生存主，还有它们及人类赖以生存所需的具有丰富营养价值的后天饮食资源，它们也都在水中占据相应的空间位置。

水以其性质与性味的不同分为淡味水和咸味水两种。淡味水泛指江河、河流、泉水、雪水等一切可饮之水；咸味水泛指海洋及一切不可饮用的对人体有害之水。

（2）是指水在升腾时所占据的空间位置。即水升腾而转化为蒸气、云气后积聚而为雾、雪、冰雹等，在此过程中也要占据相应的空间位置来完成。也就是说，没有空间，便不存在它们的蒸发现象。

（3）是指天元中的气体经台风、暴风、大风、微风等产生不同程度的促动和对流运动之后所需的传播、分散和分解各种气味、杂气等的空间范畴。

（二）肯斯提克突固尔（keŋistik tuʁər，天元）**的四大依靠支撑点**（支柱）

肯斯提克突固尔（天元）以水、声音、空气、运动的四大依靠支撑点（支柱）来表现自己的本能和发挥自己的特性，由此来完成对人类及万物的形成、生长、旺盛与衰退的义务。

图示如下：

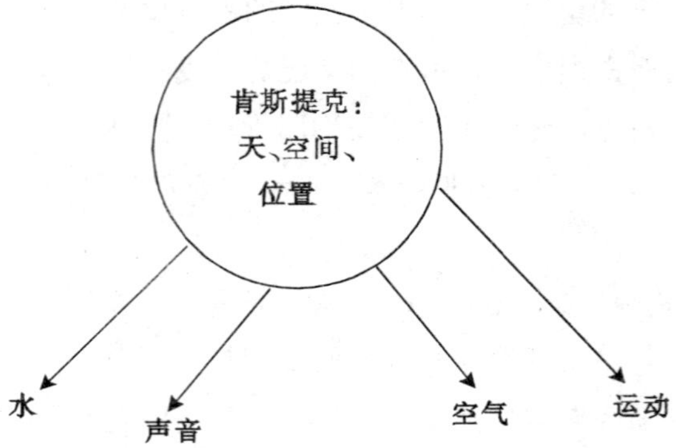

其中

水：指自然界中水在空间的位置（即：水所占有的空间位置）。

声音：指自然界中一切声音的传播在空间中完成。

空气：自然界中人类及万物生长、发育、生存的资源。

运动：即运动空间，是指自然界中人类及万物的滋生、生长、盛旺和衰退，死亡后的埋葬等所需要的空间（死亡后的腐化也在空间中完成），即一切运动（活动，散发，蒸发）是在空间中完成的。

（三）肯斯提克突固尔的涵义

哈萨克族医学中的肯斯提克突固尔（天元）是指人类不能立足的，不能直接从其上行走的，人类及万物的活动、运动、行为不受限制的，不能自创而又时刻不能分离的，可无拘无束地施展所有思维活动与运动形式的，连续不断的，并不断补充的，经久固有的，有限或无限的空间范畴。肯斯提克突固尔（天元）在用于医学理论中时，在生理上多是指机体及脏器发挥生理作用的（功能）的空间；在病理上多指疾病存在和发展的空间；在诊疗上多指疾病在体内所占据的病灶空间；在药物方面多指药物生长的空间以及药物在治疗机体病变部位时的作用空间范畴等等。

（四）肯斯提克突固尔（天元）**赐予人类的功能**（机能）**与财富**（之本）

肯斯提克突固尔赐予人类的功能（机能）与财富（之本）是，提供在生存觅食中的活动、运动及传播语音的空间；呼吸所需的有用气体以及机体寝休和终寝所占用的空间位置。

（五）肯斯提克突固尔这一理论在哈萨克族医学中的应用

哈萨克族医学用肯斯提克突固尔（天元）这一理论阐明人体生理、解剖、病理（病灶空间）、药物的生长空间、药物在治疗过程中所经过的途径（空间）等，并以图鲁哈勒克肯斯提克（整体的）、牡雪力克肯斯提克（脏器的），斯尔哈提克肯斯提克（疾病的）、达日木扎尔瓦提克肯斯提克（药物的）、达日木道勒克肯斯提克（治疗的）五种方式进行阐释。

1. 图鲁哈勒克肯斯提克（tulʁaləq ke;istik，整体的天元性）

哈萨克族医学中整体的天元性是指人类自在母腹内由父母之精水形成后，在逐渐增殖发育以及成长，在母体内活动时所占据的空间位置和到了 9 个月约零 12 昼夜胎儿离开母体出生后，在世间的肯斯提克突固尔（天元）中占据的躯体容纳的空间。还有人类出世后在自然界中获得呼吸以及运动活动的空间条件（空间财富），并由这些条件首先使肺系产生活动（呼吸），吸入加克巴勒腾斯特克（空气），发出哭泣声，继而产生手足的各种随意的运动，而这一运动、活动也因有肯斯提克突固尔（天元）才能完成。换句话说，肯斯提克突固尔（天元）为婴儿创造其身体可容纳的空间位置，同时为他提供由肺系带动全身活动、运动的加克巴勒腾斯特克（空气）。如果出生的婴儿夭折，则也要在地下占有能容纳自己身躯的一定的空间位置才能被埋葬而终寝。而正常生存的婴儿，则不断的发育成长，并发挥自己的聪明才智、成家立业、繁衍后代，以及用骑马、放牧、狩猎等活动方式进行后天的摄生，而这些都是因有肯斯提克突固尔（天元）为他们创造展示自己活动与运动的位置空间条件后才能随意的、无局无束的完成着一切行事活动，并无局无束的度过自己的一生。

总之，人类在母腹内由一滴精水形成后在母体内所占有的空间位置，到足月出生后在世间发育、成长、繁衍、摄生、寝休以及死后终寝的整个机体所占有的活动、运动和定居的空间范畴和在此享用的有用气体，哈医统称为图鲁哈勒克肯斯提克（整个机体所占用的空间位置），即整体的天元性。

2. 牡雪力克肯斯提克（myʃelik ke;istik，脏器的天元性）

哈萨克族医学认为人体的每一个脏腑与器官，在体内均占有一定的位置空间的同时，还占有其发挥功能活动的空间范畴，由此来完成自己的义务（任务）并发挥其特长与作用。比如，人类在母腹内胚胎发育的过程中，每个脏器都占据了适合自己的应有的、固定的位置空间，形成了一个完整的胎儿。婴儿出世后，从肯斯提克突固尔（天元）当中占有着一定的空间位置，并得到加克巴勒腾斯特克（有用气体）这一有用气体。先是肺部产生运动，并由肺系的呼吸、运动、活动来推动（带动）体内所有脏腑、器官的活动与运动，促使（推动）它们在各自所属的空间位置完成其任务与义务（功能），即各尽其责。并以脏腑与脏腑、脏腑与器官、器官与器官之间的衔接、联络关系，继续在肯斯提克突固尔（天元）完成不同于在母体内吸收营养物质的方式的、新的吐故纳新的营养吸收方式，以供养和促进每个脏器完成其自己的功能。这是脏器在天元中所占据的空间位置，也是开始其功能活动的开端和起点。

总之，每个人脏腑、器官在体内都占据固定所属的位置空间，以及它们在活动、运动过程中所需的空间范畴，并且通过这一空间、位置范畴来完成和发挥各自所属的功能，从而维护机体的整体性，哈医称之为牡雪力克肯斯提克（是某个脏器所占用的空间位置之意），即脏器的天元性。

3.斯尔哈提克肯斯提克（sərqattəq keŋistik，疾病的天元性）

它包括两种意思：一是指导致人体产生疾病的并引发和加重病情，从而伤害机体的病源虫所占据的空间位置。因为不管它们是否用肉眼可观察到，也不管其传播、传染的方式是聚集的还是散在的，都在肯斯提克突固尔（天元）中占据相应的空间位置以及相互传播、传染的途径（传播空间）。二是通过这一途径，最终侵入机体的某一个脏腑或器官中，寻得一个适合自己生长的有利的环境之后定居。也就是说，在体内定居并占据空间。哈医总称为斯尔哈提克肯斯提克（病源或病虫在体外的空间中和在体内所占据的空间位置），即疾病的天元性。

比如：哈萨克族在麻疹传染期间，为了防止传染给其他人或怕因外人的到来加重病人的病情，产生危害，在麻疹传染流行的疫区，或者在有麻疹患者的门前，系个红布来提示人们在此有麻疹患者，是传染疫区。其实，在很早以前，哈萨克民族民间在麻疹疫区和门前挂新鲜肉，民间也称红色生肉，以此来提醒人们。系上鲜肉有两层意思，一是提示人们在此有麻疹患者，是疫区，是病源空间。二是因为哈萨克族历来把没有出过麻疹的人被看成是生肉体，由此来说明我们这一区域或我们家有生肉体，现正在出麻疹趋于熟成。但是由于在外挂出的生肉被鸟类等所食，使得外人无意中进入疫区和麻疹患者的家中而被感染的例数很多见，所以民间后来改为系红布的传统民间习俗。人们因怕解走了红布则会感染上疾病，因此都不去动它和偷它。若红布标志被解走，那患者家属及患者特别高兴，认为随红布的丢失，疾病也会消失、痊愈。这也是一种自我安慰疗法之一。

哈萨克族民间有“除骨折病以外的病均可传染”的谚语，告诫人们只要有肯斯提克突固尔（天元）就没有不传染的病，要时刻警惕。同时认为骨折的产生也正是有肯斯提克突固尔（天元）为人体的摔跌创造了空间位置范畴的条件而产生的。

总之，哈萨克医将病源体（虫）在空间占有的位置、传播的途径以及侵入人体后定居、损害某个脏腑、器官所占据的空间位置，还有造成骨折的空间总称为斯尔哈提克肯斯提克（病源或病虫或致病条件在体内外所占有的位置、空间），即疾病的天元性。

4.达日木扎尔瓦提克肯斯提克（darəm zarwattəq keŋistik，药物的天元性）

哈萨克族医学将药物在人体内外所占有的空间位置统称为达日木扎尔瓦提克肯斯提克。它一是指用于人类预防保健与治疗的所有饮食与药物来源于自然界中的天元以及它们在此生长、成长、活动、存形的过程中占有的一定的所需空间位置范畴；二是指药物作用于人体后在人体内消化、吸收并且发挥作用时所经过的所有空间位置和途径。也就是说，当体内有了药物所占有和移动的空间，才能显示和发挥各自的药物属性与功能，即药物的天元性

5.达日木道勒克肯斯提克（darəmdawləq keŋistik，治疗的天元性）

一是指用于预防保健和治疗的饮食与药物作用于人体后在人体内消化、吸收并到达具体的病灶位置，并在此发挥其作用所需要的空间，即药物发挥作用的活动空间。二是指用

于外治的药物作用于体外病灶时所占有的空间位置和吸收过程。药物不管从体内吸收的，还是从体外渗透的，都是通过移动空间来达到病灶的部位，并在此需要发挥其驱逐病邪、消除病虫等作用，即患者体内药物发挥作用，使其从失衡状态恢复到常态的空间，统称为达日木道勒克肯斯提克，即治疗的天元性。

二、土日阿克突固尔（turaq tuʁər，即地元，汉译为地、立足点、定居点、支撑点、滞留点）

（一）土日阿克的内容

土日阿克在哈萨克族语中是地、立足点、定居点等意思，在此泛指山川、湖泊、江河、动物、海洋、植物、人类赖于生存的立足点，即哈拉木得克土日阿克。它为万物及人类创造了生存条件和立足之地，养育着人类，是人类先天禀赋与后天摄生（衣、食、住、行）的源泉，也是寝休的最基本的支撑点，其他星球也同样存在着各自的立足点与支撑点。

（二）土日阿克突固尔（地元）的五大依靠支撑点（支柱）

土日阿克突固尔（地元）以人类及动物的立足之地、金属、土壤、沙及石头、植物的五大依靠支撑点（支柱）来表现自己的本能和发挥自己的特性，由此来完成对人类及万物的形成、生长、旺盛与衰退的义务。

图示如下：

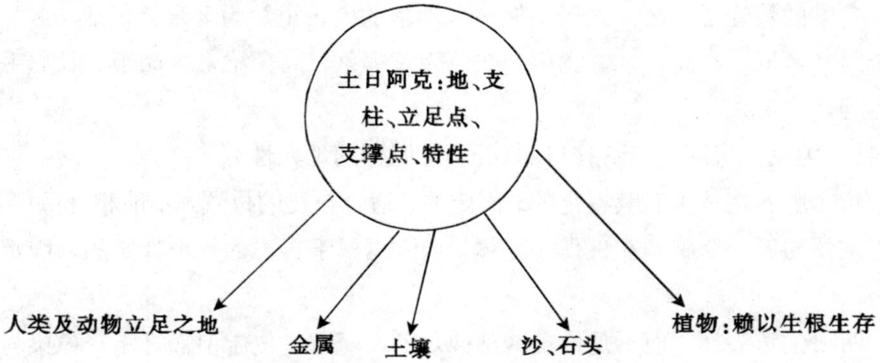

（三）土日阿克突固尔（地元）的涵义

土日阿克突固尔（地元）泛指人类、万物及宇宙立足的本源支撑点，若没有它，其他五大渊源（其他五元）因失去支撑而不能存在。土日阿克突固尔（地元）在用于医学理论时，在生理上是用于人类的特征、脏器的固定位置、属性；在病理上是用于病因在机内固定的位置、固定的病变部位即疾病的立足点；在诊疗上用于疾病的确诊、特征、归属；在药物方面说明药物的生长区域、属性特征等。

（四）土日阿克突固尔（地元）赐予人类的功能（机能）与财富（之本）

土日阿克突固尔（地元）赐予人类的功能（机能）与财富（之本）是人类先天的特征、形态、个性、性别、差异等以及后天摄生的立足点、物质来源、定居点、住宅和所有归属点等等。

（五）土日阿克突固尔（地元）这一理论在哈萨克族医学中的运用

哈萨克族医学用土日阿克突固尔（地元）这一理论阐明人体生理解剖、病理（病灶位置）、药物的生长区域、药味、药性、病名等，并以图鲁哈勒克土日阿克（整体的）、牡雪力克土日阿克（脏器的）、斯尔哈提克土日阿克（疾病的）、达日木扎尔瓦提克土日阿克（药物的）、达日木道勒克土日阿克（治疗的）五种方式进行阐释。

（1）图鲁哈勒克土日阿克（tulʁalə turaq，整体的地元性）

哈萨克族医学中的图鲁哈勒克土日阿克是指人类的特征。认为地球上虽然人数极多，也就是说不管有多少人，但没有一对是完全一样的，即使是双胞胎也有很多不相同之处，都有其个性的特征及区别点。每个人的形态、容颜、肤色、衣着穿戴、性格特征等方面有明显的区分与差异，只要是见过一面的熟人不管在何处再见便能认出。因为每个人的禀性、姓名、祖籍、定居点、年龄、性别、容颜、衣着形象、骑马姿势、族别（部落分属）等各自都有天壤之别（天差地远），人与人之间的亲戚、相识、朋友、仇人等关系也各不相同，即使是有同名、相似的人，经过仔细询问以上的有别之处就很容易查找到其不同之处。也就是说，人类的这一特征一般与所定居的水土特性、先天禀性、自然环境等有密切的关系。哈医称之为图鲁哈勒克土日阿克（人类整体的个性差异及属性特征），即整体的地元性。

例如：乌某的特征是为××之子、属××部落的人、祖籍为××、定居于××区域、性别男、年龄××岁、身高××、宽肩、肤色为黄褐色、高鼻梁，大胡子、长眉毛、少言寡语之人等等。

（2）牡雪力克土日阿克（myʃelik turaq，脏器的地元性）

人体的每个脏器在体内有其特定的、固定的、适合自己的位置，不能相互颠倒，交错。也就是说，人体的每一个脏器在机体（整体）内占据属于自己的一个特定的，固定不变的归属位置。

比如：两眼位于头部，而不是位于胸部或足部，一定是位于前额之下，鼻梁与前额交接的两侧，左右对成，两颧之上，两鬓之前，眼睛上方位于前额处有左右对成的眉毛、上下眼睑和睫毛相配，并有睁眨的功能。若不是这样定位，而位于前额正中只有一只眼睛的话，那人类则恐惧、惊吓，认为是妖鬼独眼龙。由此可以明确得知（可以看出）人类有属于自己的标准体形（整体），各个位置不能颠倒、替换如果位置颠倒、替换则为先天发育异常、畸形之人。给人类产生可怕的恐惧感，特别是男女的生殖器位于同一个人的话，则被称为阴阳怪人。也就是说人体脏器先天就有一个特定、固定的所属位置，它不能随意的移动、置换、也不能多余、也不能缺少，这便是脏器的位置归属与立足点，哈医称之为牡雪力克土日阿克（每个脏器的固定归属位置），即脏器的地元性。

（3）斯尔哈提克土日阿克（sərqattəq turaq，疾病的地元性）

哈萨克族医学中的斯尔哈提克土日阿克是指致病源在机体的整体或某个脏器或者在

各个相互联系的几个脏器当中（邻近脏器之间）所占据的一个固定而舒适的位置，其定居处为机体的损害处。也就是说，在此可引起各种各样的、错综复杂的疾患，如酒渣鼻、癌症、整体的烫伤或冻伤、某个部位的烫伤或冻伤、半身不遂等。哈医把患梅毒后的鼻梁塌陷，称之为致病虫滞留于鼻系的疾患。总之哈医把致病源在体内外滞留的位置归属、立足点，即疾病的部位等，统称为斯尔哈提克土日阿克，即疾病的地元性。

（4）达日木扎尔瓦提克土日阿克（darəm zarwattəq turaq，药物的地元性）

一是指用于人类预防保健与治疗的药物的来源在自然界中（宇宙）所处的特定的、固定的、适合于自己生长、生存的环境与区域，因为有些动物、植物类在不适合的或者说适应不了的环境与区域中是不能生长、存活与繁殖的。也就是说，每个药物在自然界中占据属于自己的一个特定的、固定的归属位置。二是指药物进入人体后所要达到的目的地。哈萨克族医学将它们统称为达日木扎尔瓦提克土日阿克，即药物的地元性。

（5）达日木道勒克土日阿克（darəmdawləq turaq，治疗的地元性）

哈萨克族医学将所治疗的疾病的具体位置和药物在体内寻找到的病灶后停留于患处，并且发挥作用的部位统称为达日木道勒克土日阿克。一是指所要治疗的具体病灶位置；二是指用于人类预防保健与治疗的饮食与药物用于人体防病与治病时，通过消化与吸收之后所达到并停留于病灶区域，继而发挥其各种治疗作用，使病灶部位从失衡状态转为常态，即治疗的地元性。

三、加日克突固尔（ʤarəq tuʁər，即明元，汉译为明、光、亮、已知物、智慧）

（一）加日克（ʤarəq，明）的内容

加日克在哈萨克族语中是明、光、亮的意思。并把加日克以其产生和表现的形式分为塔比格依加日克（自然光）、加斯阿玛加日克（人造光）及帕热沙特加日克（智慧）三种。

（1）塔比格依加日克（tabjʁj ʤarəq，自然光）

是指阳光、月光之强光以及星星、宝石、夜光石、动物眼部反射之弱光等等的光线，这些是属于哈拉木得克加日克（宇宙的明元性）。

（2）加萨玛勒加日克（ʤasalmalə ʤarəq，人造光）

是指人类为了生产、生活采用各种方法制造的火花、灯光等。人类可借人造之光在无月光的黑夜中可相互照耀。并为保护自己、维持生命活动、延续生命而创造条件。

（3）帕热沙特加日克（parasattəq ʤarəq，智慧）

哈萨克族医学认为人类禀有知觉与感觉，并为了了解和解决在生存、生活中所遇到和看到的事物内外的以及人体自身的细微或剧烈变化过程时，将知觉与感觉逐渐转化为分析问题的思维活动能力。也就是说，人类为了生存、生活所需，依靠自己的智慧与才能，在努力探索自己未知的深奥之谜的寻求过程中，揭开了很多事物的变化及人体的机密，学习、理解和掌握了很多未知的事物的变化原理、变化规律。就这样许多自然界中的事物的变化

及人体之谜揭开了神秘面纱，变成了人类熟悉的、明了的、深知的，并且熟练掌握的原理及规律。哈萨克族医学将这一过程归为明元，并称为帕热沙特加日克（智慧的、明了的之意）。

哈萨克族医学认为强光中的阳光属阳中之阳光，为光之父，被称为库尼跌蔑；月光是阳中之阴光，被称为木尼跌蔑；而人造光是阴中之阳光，被称为吞跌蔑。。

不管是库尼跌蔑、木尼跌蔑还是吞跌蔑，都是人类生命的享受过程，尤其是人类先天正常禀性基础的受益物。总之，加日克（明、光、亮）在每个人的先天禀赋以及在觅寻所需物质的后天摄生中，为其运动、活动部分（消耗部分）的补充、充盈创造有利条件。

（二）加日克突固尔（地元）**的三大依靠支撑点**（支柱）

加日克突固尔（明元）以自然光、人造光、智慧的三大依靠支撑点（支柱）来表现自己的本能和发挥自己的特性，由此来完成对人类及万物的形成、生长、旺盛与衰退的义务。

图示如下：

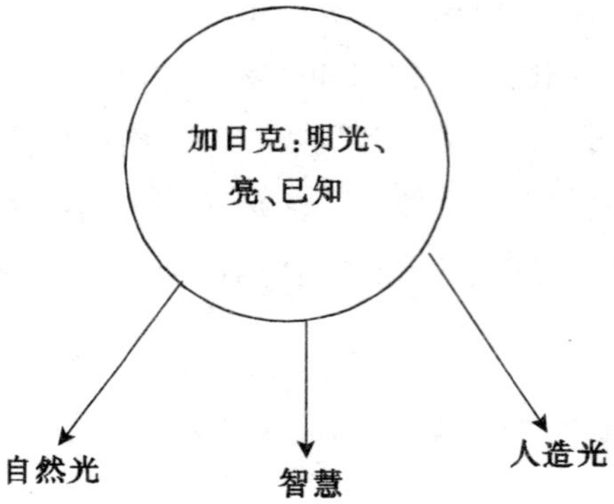

（三）加日克突固尔（ʤarəq tuʁər，明元）**的涵义。**

加日克突固尔（明元）是指人类及动、植物赖以生存、繁衍、生息、自我保护的必备的条件、支柱，没有光则无生命，通过光人类及动、植物可寻觅、填补、摄取所需，并且光可促进万物的生长以及物种的延续。

人类以加日克突固尔的特性（明元）作为直接或间接的条件来引导有意识的、敏感的、知觉的、有目的的思维分析过程。而运用于医学理论时，它主要为医者观察疾病的性质；患者情感的变化；确定病变的部位创造条件，并且为预防和治疗疾病创造有利的、明了的条件。同时认为它也可成为直接或间接导致精神性、神经性疾病的病因（致病条件或诱因）。

（四）加日克突固尔（明元）**赐予人类的功能**（机能）**与财富**（之本）

哈萨克族医学认为加日克突固尔（明元）可为人类赐予补充先天禀赋（先天六大之本）、充填后天所需（后天六大之本）以及自我保护的有利条件。

（五）加日克突固尔（明元）**这一理论在哈萨克族医学中的应用**

哈萨克族医学用加日克突固尔（明元）这一理论阐明人体生理、解剖、病理以及有机体整体与脏器之间，脏腑与脏腑之间，脏腑与器官之间，器官与器官之间已经明了的衔接关系与功能，并且用来说明疾病在诊断、鉴别诊断、药物的属性、治疗后转归等方面的已知的一面，并以图鲁哈勒克加日克（整体的）、牡雪力克加日克（脏器的）、斯尔哈提克加日克（疾病的）、达日木扎尔瓦提克加日克（药物的）、达日木道勒克加日克（治疗的）五种方式进行阐释。

（1）图鲁哈勒克加日克（tulʁaləq ʤarəq，整体的明元性）：

哈萨克族医学将人类由加日克突固尔（明元）产生的知觉、感受，并且借助明元来了解、认识、熟知、深知万物及人类的各种变化规律等的过程，从而体现自己的整体的分辨能力，称之为图鲁哈勒克加日克（机体或者是整体之明）。也就是说，人类通过加日克突固尔（明元）才能发觉、知觉和感觉到某人、某物体的内在和外露的，而且是正大光明的表现及形状特征，即使是隐藏于人体内部的感情与疾病可通过加日克突固尔（明元）来观察其面色、表情、姿态的变化，而物体内在的变化也可由加日克突固尔（明元）用肉眼来观察到，并对其外部的表现及形式用脑系进行思考，由此产生的不由自主的思考思维过程，均属人类视觉与知觉范畴。换句话讲，通过加日克突固尔（明元）可得直观的出综合性的认识和结论，这一过程哈医称之为图鲁哈勒克加日克（机体或整体之明元），即整体的明元性，同时这一过程也可归属于牡雪力克加日克（脏器的明元性）。

（2）牡雪力克加日克（myʃelik ʤarəq，脏器的明元性）

是指器官眼系通过加日克突固尔（明元）而产生视觉，而且以观察与区别能力来体现自己的器官性，并传递于脑系进行综合分析。这一由眼系、脑系等脏器产生的分析思维过程，哈医称为牡雪力克加日克，即脏器的明元性。

（3）斯尔哈提克加日克（sərqattəq ʤarəq，疾病的明元性）

是指在加日克突固尔（明元）的影响下，经肉眼看到或经皮肤、汗毛等感觉器官感觉到而引起的疾病，换句话讲，加日克突固尔（明元）为疾病的发生创造的条件，哈医称之为斯尔哈提克加日克（疾病的明元性）。也就是说，光可直接影响人体的知觉、感觉、情绪、思维、成为直接或间接的致病源。如精神失常、惊恐、抑郁等疾病，都与光有关。

综上所述，当以器官眼发觉异常之事而引起的各种惊吓、恐怖、震惊等反应，可由毫毛、皮肤等器官传递到脑系而成为导致疾苦的诱因，哈医称之为斯尔哈提克加日克（疾病的明元性）。

比如：哈萨克族医学认为，除了特别的惊吓、恐怖或极度高兴、极度兴奋、爱情之隐秘，朋友之热情，仇敌之诡计之外的，不管是处于显露（外露）的，还是处于隐匿（神秘）的物和事，只有在加日克突固尔（明元）创造条件时才能看见或听见，并由视觉、听觉和知觉会引起明显的与情绪有关的疾病，而变为患者。这一疾病的特征与症状由外显十二器官的变化来表现，而体征也是只有在加日克突固尔（明元）的帮助下，才能观察和发现。因为某些人有时为了掩盖疾病，虽然不愿让别人知道、发现和察觉自己的病情，但是医生在加日克突固尔（明元）的帮助下，可从其面色、表情的变化，行动与活动的协调灵活与否，交谈过程中对答的对与否，语句的通于不通等方面，均可了解到是否是患有疾病的人。这虽然看上去是一个简单的望诊，但对医生来讲是通过加日克突固尔（明元）来了解掌握患者病情，仔细分析错纵复杂的病因和病情变化的过程。

例子：某人因落水而溺死，当他妻子看到丈夫尸体之后，立即发呆，继而失眠，不卧不行，成了痴呆症。当医生在其得病后的第六天去诊治时，经过问诊的方法没能得到任何的答应。经观察，发现其体征为面色无华、目光发呆、毫无表情、目黯无光，也就是说，患者处于自己也不知道自己在想什么或在做什么的神志昏蒙、反应迟钝的状态，甚至医生给她切脉时，她都没有任何反应，当其亲人大喊她的姓名时，突然猛一抬头并站立，而且来回张望，旁人还没来不及扶她，便倒在地下，断了气。

这一例说明，患者由眼系（视觉系统）通过加日克突固尔（明元）看到了恐怖局面，继而使机体发生惊吓，而且影响到了脑系与耳系（听觉系统）后而导致的死亡，这也是哈医学中所讲的加日克突固尔（明元）成为了斯尔哈提得克（疾病的明元性）和牡雪力克（脏器的明元性）性病因的具体体现。这类患者的整体胡瓦提（气、功能、能量）处于衰弱状态，阿尔哈吾（精、气、神）处于松散、蓬松状态，并且属于由加日克突固尔（明元）导致的疾病续而转化成了属于哈让格突固尔（暗元）和苏吾克突固尔（寒元）而死亡的假象。

（4）达日木扎尔瓦提克加日克（darəm zarwattəq ʤarəq，药物的明元性）

一是指在加日克突固尔的影响下，人们觅寻、分辨、确认、收集、加工用于人类预防保健与治疗的药物的来源、生长区域、生长特征、形态特征等。二是指经过研究实践之后已经明确了的药物的药性、药味、药用部分、作用机理等内容，哈萨克族医学统称为达日木扎尔瓦提克加日克（药物的已知一面），即药物的明元性。

（5）达日木道勒克加日克（darəmdawləq ʤarəq，治疗的明元性）

一是指通过辨证分析明确了的疾病病因、性质以及疾病的位置等；二是指用已经明确了药味、药性以及作用机理的药物进行治疗，能准确的预测疾病的转归及预后，并对所要治疗的疾病能达到治愈效果有十分把握，即了如指掌、心中有数。也就是说，诊治过程中以及疾病转归的过程中已知的一面。哈萨克族医学称之为达日木道勒克加日克（治疗的已知一面），即治疗的明元性。

四、哈让格突固尔（qara;ʁə tuʁər，即暗元，汉译为夜、暗、未知物）

（一）哈让格（qara;ʁə，暗）的内容

哈让格在哈萨克族语中是夜、暗等意思。在此它有两重含义，狭义的哈让格是指没有月光的黑夜，即哈拉木得克哈让格（宇宙的暗元性）；而广义的是指不堪设想的、肉眼看不见的、耳朵听不到的、即使是看见或听到也无法解释或很难揭开的未知数、未知物或未知之事。

（二）哈让格突固尔（暗元）**的三大依靠支撑点**（支柱）

哈让格突固尔（暗元）以尽情享受、进行性生活；可随意的无限制的想象和思维并研究探索；休息睡眠的三大依靠支撑点（支柱）来表现自己的本能和发挥自己的特性，由此来完成对人类及万物的形成、生长、旺盛与衰退的义务。

图示如下：

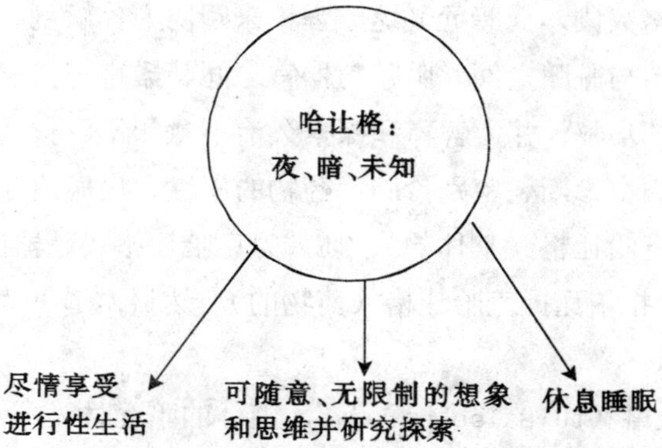

其中

（1）尽情享受、进行性生活：是因人类是知羞的高级动物，只有在暗元（黑夜或隐避）处才能进行性生活，尽情享受生活的乐趣。也就是说，只有暗元才能为人类的交媾（性生活）、繁衍创造条件。

（2）可随意、无限制的想象和思维并研究探索：是指暗元为人类开创了追究、思考、寻觅的坎坷之路，促进思维能力，并追寻到隐藏更深的真相，即溯根求源。

（3）休息睡眠：是指暗元为人类的静眠养神提供有力条件。

（三）哈让格突固尔（暗元）**的涵义**

哈萨克族医学中的哈让格突固尔包括人类在先天禀赋（先天六大之本）、后天摄生（后天六大之本）、延续后代以及衣、食、住、行的过程中所遇到的，而且处于隐匿的、疑惑的、估计的、预测的、静止的、相对静止状态中的，并值得深入探索和研究的所有未知的、深奥神秘的事和物。换句话讲，哈让格突固尔（暗元）可为人类开创一条克服种种阻碍，进行研究、追究、思考、分析、寻觅的坎坷之路，促进思维能力，使得追寻到隐藏更深的真相，即溯根求源。把它运用于医学理论时，主要用于疑难杂症的研究探索、未知的人体生理功能、情感反应、病理变化、药物功能的研究、治疗过程的探索等等方面。

哈萨克族医学认为人类的三分之一时间是在寝休中即在哈让格突固尔（暗元）中度过的，因此它也是生命延续（繁衍后代）的必备条件，或着说为之开创道路。而狭义的明与暗（即昼夜）的转化，可调解人类及宇宙的寒热平衡。故明与暗是不可分离的对立统一的一对，其不紊乱的转化与变化是延续生命、促进生命、运动生命的首要条件。

（四）哈让格突固尔（暗元）**赐予人类的功能**（机能）**与财富**（之本）

哈萨克族医学认为哈让格突固尔（暗元）赐予人类对模糊的、理解不透的、未知的物和事，创造溯根求源的探索思维过程，同时为人类的生命延续、繁衍后代（性生活）及一切隐私、隐匿之事创造有利条件。

(五)哈让格突固尔（暗元）**这一理论在哈萨克族医学中的运用**

哈萨克族医运用哈让格突固尔（暗元）这一理论来阐明人体解剖、生理、病理以及有机体整体与脏器之间、脏腑与脏腑之间、脏腑与器官之间、器官与器官之间尚未明了的衔接关系与功能和难以解答的奥秘，并为解释和探索久治不愈和不可救药的疾病开创寻觅研究之路。而且用来说明疾病在诊断、鉴别诊断、药物的属性、疾病治疗后的转归等方面的未知一面。并以图鲁哈勒克哈让格（整体的）、牡雪力克哈让格（脏器的）、斯尔哈提得克哈让格（疾病的）、达日木扎尔瓦提克哈让格（药物的）、达日木道勒克哈让格（治疗的）五种方式进行阐释。

（1）图鲁哈勒克哈让格（tulʁaləq qara;ʁə，整体的暗元性）

哈萨克族医学认为虽然每个人整体的或脏器内的疾病症状，有时由肉眼望去（经过望诊）好似十分明显、易见，但深知其内在的变化是不容易的。比如：人是得肯斯提克突固尔（天元）中的空气而呼吸，在呼吸过程中，人们都熟知吸入的是空气，这便是加日克突固尔（明元）所属（是明了之事），而通过呼吸人类的不同脏器从空气中摄取各自真正需要的是何种物质？再经过脏器间的何种联络关系来达到生理平衡状态？有时是未知的，这便归属于图鲁哈勒克哈让格（整体之暗处、未知物）。这也是证明加日克突固尔（明元）与哈让格突固尔（暗元）相互关联的有利证据。

哈萨克族医学认为人体外显的十二器官的疾病一般多属加日克突固尔（明元），是显而易见、容易分辨的，属阳；而内藏十二脏腑的疾病则一般归属于哈让格突固尔（暗元），是隐藏难知的，属阴。比如：有时患者明明是胃痛，但以心痛的主诉把手指指向心口部位（尖突下），但医者通过仔细分辨后确定病变部位，作出正确的诊断，区分是热性还是寒性病因所致后再进行对症治疗，且能治愈。但是明确和了解这一病灶与相邻脏器间是怎样联络的，以及对相邻脏器会产生多大的损害是不容易的，但从外表的表现来猜测，也不能明确其内在的联系与变化，即使是通过解剖、开切等方式去探查、估计，也无法对其内在的变化规律进行深入的了解，这些都是哈让格突固尔（暗元）所属。

再举个最基本最基础的例子：若把痈切开，人人都知道会流出脓和血，但对脓的成分（组成）无法了解，需要进一步的探索和深入研究。又如：人体由一滴父亲之精液逐渐在母腹内分化增殖，其内藏和外显的各个脏腑、器官的位置及功能逐步的固定和形成，互不交换，只是通过各个脏腑、器官间的相互衔接、联系、协调、尊崇、配合来构成一个完整的人体雏形，足月后出世，这一过程是人人皆知的，但是，是何种能量、内动力促使一滴精液分化，形成了不同性质、功能的人体脏腑与器官，并到了足月后将母子分离是尚未明了的奥妙。这也是图鲁哈勒克哈让格（机体整体的暗处、未知物），即整体的暗元性的体现。

总之，哈萨克族医学认为哈让格突固尔（暗元）是肉眼看不见的、耳朵听不到的、既使是看到或者听到也无法了解和理解、无法设想、不能熟知的、变化莫测的、深奥的、人们不能轻易的作出和得出结论的人体整体的、脏器的、病因的变化以及一切事物内外的变化规律与概念。它好像暗示人们，你要是有头脑、有思维的话，就发挥自己的聪明才智进行深入了解、研究、思考、思维、寻找其答案，否则请你离我远之。也就是说，哈让格突固尔（暗元）是引导医生为探索人类先天禀赋与后天摄生开创寻求、探索、研究的医学之道。

（2）牡雪力克哈让格（myʃelik qaraŋʁə，脏器的暗元性）

哈萨克族医学认为人体外显的极易识别、易解说也易理解的十二器官与隐匿的肉眼看不见的内藏的十二脏腑（共二十四个脏器）组成了一个完整的人体，它们虽然存在着一个相互协调的、相互联结的、相互衔接的、不可分离的关系，但是每个脏器以何种内动力促使完成其稳定的、各自所属的功能特征，是属奥妙而模糊的范畴，哈医把每个脏器的未知功能与病理变化统称为牡雪力克哈让格（机体脏器的暗处、未知面），即脏器的暗元性。

（3）斯尔哈提克哈让格（sərqattəq qaraŋʁə，疾病的的暗元性）

哈萨克族医学中的斯尔哈提克哈让格是指人体原因不明的、久治不愈的和不可救药的疾病。例如：患者的症状明显、病因明确、治疗有效、但对该病灶对其邻近的其他脏器产生何种或多大的影响是隐伏之象是不太明了的，是属哈让格突固尔（暗元）。再如：虽患者症状明显、病因明确、但治疗无效的疾病或症状明显、病因不明、治疗无效的疾病均属此类，哈医统称为斯尔哈提克哈让格（疾病的的暗元性）。例如：河勒塔马克（食道癌）患者，虽然症状明显，诊断明确，治疗对症，但无治疗效果，因为病因不明，需要进一步的探索、研究、寻求其根源，方能消除等等。

（4）达日木扎尔瓦提克哈让格（darəm zarwattəq qaraŋʁə，药物的暗元性）

一是指用于人类预防保健与治疗的饮食与药物的来源、生长区域、生长特征、生长形态、药理作用、性能、药味等的不清楚、不确定或无法分辨，需要进一步了解和研究的内容，二是指药物经过实践和研究仍然无法确定其药理作用、性能、药味等，需要再次深入研究的内容，也就是说，药物与饮食未知的一面。哈萨克族医学称之为达日木扎尔瓦提克哈让格，即药物的暗元性。

（5）达日木道勒克哈让格（darəmdawləq qaraŋʁə，治疗的暗元性）

一是指对疾病的病因、性质以及病灶部位不确定，需要进一步明确的内容，和因此而很难对症下药或即使是选用了药物也无法达到减轻疾病痛苦和治愈疾病目的的方药与治疗原则；二是指即使是明确了疾病病因、性质以及病变部位，但所用药物未能发挥治疗效果；三是指即使是不能确诊的疾病，但所用的药物疗效显著的过程，哈萨克族医学统称为达日木道勒克哈让格（治疗的暗元性）。

五、苏吾克突固尔（swəq tuʁər，即寒元，汉译为寒、凉、潮湿）

（一）苏吾克的内容

1. 苏吾克在哈萨克族语中是寒、凉、潮湿等意思，它主要包括下面三大类含义：

（1）蔑孜格勒迪克苏吾克（mezgildik swəq，季节寒）：是指自然界季节变化中的寒、凉、严寒之象。

（2）热阿依勒克苏吾克（rajləq swəq，气候寒）：是指自然界每日气候变化所生成的相对的寒、凉、潮湿之象。

以上两类均属于哈拉木得克苏吾克（宇宙的寒元性）

（3）吐玛哈勒甫得克苏吾克（twma qaləptə swəq，人体恒寒）：是指人体由寒元所摄取的先天具有并且后天需要继续填补的抑制人体恒热（阳气）太过的固摄之寒，即人体恒寒。

2. 苏吾克突固尔（寒元）的四大依靠支撑点（支柱）

苏吾克突固尔（寒元）以人体寒、寒凉、严寒、潮湿四大依靠支撑点（支柱）来表现自己和发挥其特征与本能，由此来完成对人类及万物的形成、生长、盛衰的义务。

示意如下：

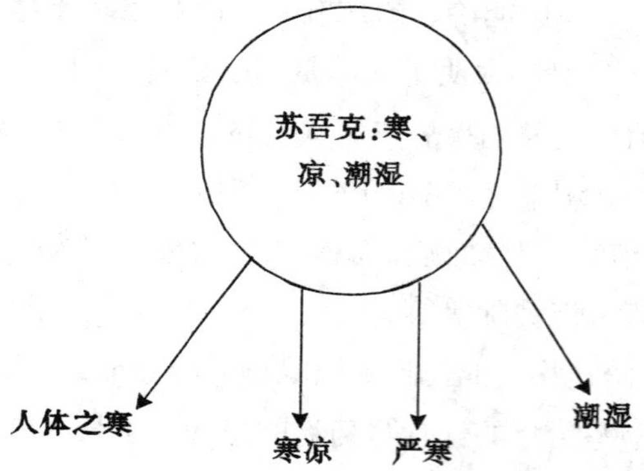

（三）苏吾克突固尔（寒元）的涵义

哈萨克医学中广义的苏吾克突固尔（寒元）是指自然界中的寒、凉、潮湿之象。而狭义的寒元是指人体先天禀有的恒寒和来源于饮食的同等于先天之恒寒（内寒）温度的、并且补充先天之恒寒的饮食之寒。运用于医学理论时，主要说明人体的生理功能，特别是体温的调解以及饮食的合理摄入，诊治过程中主要用于疾病的属性、用药的原则、疾病的转归及预防疾病的措施等方面。

（四）苏吾克突固尔（寒元）给予人类的功能（机能）与财富（之本）

苏吾克突固尔（寒元）提醒人们随寒元的递迁，及时采取各种预防、谨慎、防备等措施来避免严寒、潮湿的侵袭，以保护身体、合理择食、防止疾病丛生。

（五）苏吾克突固尔（寒元）**这一理论在哈萨克族医学中的运用**

哈萨克族医学用苏吾克突固尔（寒元）来阐明人体的生理、解剖，病理及疾病的性质、药物的性能、治疗的原则等。并以图玛哈勒普特苏吾克（整体的）、牡雪力克苏吾克（脏器的）、斯尔哈提克苏吾克（病源的）达日木扎尔瓦提克苏吾克（药物的）、达日木道勒克苏吾克（治疗的）五种形式进行阐释。

（1）图玛哈勒普特苏吾克（twma qaləptə swəq，整体的寒元性）

是指人类从胚胎发育开始到出生、生长直至死亡过程中机体由寒元适宜摄取的所需之寒（即先天性的固摄恒寒），哈萨克族医学称之为图玛哈勒普特苏吾克（整体之恒寒），即整体的寒元性。机体的阳气（体温）若没有固摄恒寒的制约和调解，则阳气极盛而被烧死。所以固摄恒寒是调制人体之阳气、维持正常的体温，确保生命延续的源泉和基础。

（2）牡雪力克苏吾克（myʃelik swəq，脏器寒元性）

是指先天之固摄恒寒分布于身体的各个脏腑与器官，也说是说，它们的温度各有差异：如心脏的温度与四肢末梢的温度有差异等等，脏腑器官间这种微妙的差异之寒（温差），称为牡雪力克苏吾克（每个脏器之恒寒），即脏器寒元性。

（3）斯尔哈提克苏吾克（sərqattəq swəq，药物的寒元性）

当苏吾克突固尔（寒元）成为病因（致病源或致病诱因）侵入人体，导致机体寒热失衡，引起全身的各种疼痛，如胀痛、隐痛、酸痛、咽痛，肋痛等等症状，这种成为病邪造成人体恒寒过剩并产生一系列病理反应的寒元称之为斯尔哈提克苏吾克（药物的寒元性）。

（4）达日木扎尔瓦提克苏吾克（darəm zarwattəq swəq，药物的寒元性）

是指所有用于预防保健与治疗疾病的药物的寒性属性，即治疗热性疾病的药物以及在寒冬地带生长的药物，哈萨克族医学统称为达日木扎尔瓦提克苏吾克（药物的寒元性）

（5）达日木道勒克苏吾克（darəmdawləq swəq，治疗的寒元性）

一是指用于所有热性疾病的寒凉性治疗原则与方法。二是指用于所有热性疾病的寒性药物的作用机理，哈萨克族医学统称为达日木道勒克苏吾克，即治疗的寒元性。

综上所述，人类应随四季及每日气候之寒的变化而及时添减衣物来调整，否则，使整个机体或某个脏腑或某个器官，因受寒凉刺激而发生颤斗，继而发生病理变化，甚至冻伤或冻死。

哈萨克族医学认为自然界中之寒元本身的寒、凉、潮湿太过时，成为一切疾病之渊源。既使不是直接的病因，也可间接的引起疾病或为其他致病源创造致病条件和环境。人体的固摄恒寒过盛则成为寒性疾病，但是有时会出现发热的假性症状。

人类先天具有禀赋的人体恒寒。因为人体要是没有来源于苏吾克突固尔（寒元）的固摄之恒寒的抑制，人体的热（体温）不断炽盛而被燃烧，因为有寒的存在，便保持着一定温度，即人体恒热。由此得知，人体的恒寒（固摄之寒）通过抑制人体之热而保持着人体温度的均衡。自然界中的寒元在补充（充盈）人类整体恒寒的同时，也或多或少的补充人体每个脏器特有的恒寒，有时很有可能抵消某脏器的恒热，比如冻伤。

遇到寒冷的天气时，若衣物单薄，则会发抖寒颤；若衣物较厚，对一般的寒冷则不易发觉，这也是苏吾克突固尔（寒元）侵袭机体整体时，由于防御措施的不同而出现的不同影响。若寒邪侵袭较轻、较浅则病变部位可能在表，较浮。而寒邪侵袭较重、较深则会危及生命。如果在凛冽的寒冬，既使是穿的再厚，若在马背上或坐在车上则手足受寒较重，而行走的人则脸部受寒较重，甚至可能会导致抵消机体恒热而致冻伤性疾病，甚至冻死。总之，人体由苏吾克突固尔（寒元）所摄的恒寒是不能被破坏的，自然界中的苏吾克突固尔（寒元）可能会成为所有疾病的病因或诱因。既使是不能直接的成为致病源或诱因，也可能成为致病的有利条件，有时它也会对俄斯特克突固尔（热元）设下骗局，因为有时人体虽然被寒邪所袭，但会出现发热、发烧等热盛的病理变化。

再如：寒邪侵袭人体之后不但加重刺痛、隐痛、麻木、绞痛、发抖、发颤等疾病的疼痛性症状外，还有可能引起麻痹或瘫痪等疾病；当寒邪凶猛而严厉的对机体进行侵袭时，则会产生咯血性和胸部刺痛性的肺系疾病，这些疾病都是由于苏吾克突固尔（寒元）成为直接的致病源或致病条件的原因。而寒邪凶猛侵袭人体之后，有时突然转化为俄斯特克突固尔（热元）性的疾病症状，使患者除乎意料的忍受因收寒而发热的疾苦，甚至会导致死亡的等等疾患。

六、俄斯特克突固尔（əstəq tuʁər，即热元，汉译为热、温）

（一）俄斯特克的内容及分类

俄斯特克在哈萨克族语中是热、温的意思，它主要分以下三类：

（1）蔑孜格勒迪克俄斯特克（mezgildik əstəq，季节性热）

是指从 4 月份（库科克月）到 9 月份（米扎木月）的六个月当中产生的所有归属于热性的气候热，均称为蔑孜格勒迪克俄斯特克（季节性热），这段时期也称植物旺盛季节。这时期太阳发射的光和热，一部分被肯斯提克（天元）吸收，而大部分直射地面被土地所吸收，土地又不断的散发热气，使得空气变暖，这一过程也称阳光之热或土地之热，即哈拉木得克俄斯特克（宇宙的热元性）

（2）加桑德俄斯特克（ʤasandə əstəq，人工热）

哈医将人类为了生存必须维持和维护先天之热，而不断的用各种方式自制出需要的温和热来补充生命中所消化的热（热能），这一自制出的温和热哈医称为加桑德俄斯特克（人工热）。与此同时，把这种自制的温和热与在日常生活中被消耗，并在后天的饮食化生中不断填补的热能相结合，来维持生命、延续生命。人类只有在这两种热相结合时，才能从外摄暖，从内摄热，维持正常的生理热气（阳气、体温即人体的恒热）和功能与能量。

（3）图鲁哈勒克俄斯特克（tulʁaləq əstəq，人体恒热）

哈萨克族医学将人体先天由俄斯特克突固尔（热元）禀受的，并不断的从后天饮食中填补、增补的，并且维持在一个恒稳水平的、与生同在的人体之阳气（元气），统称为图鲁哈勒克俄斯特克（人体恒热）。

（二）俄斯特克突固尔（热元）的五大依靠支撑点（支柱）

俄斯特克突固尔（热元）以季节热、阳光性热、土地性热、人工热、人体恒热的五大依靠支撑点（支柱）来突显自己，并不断的发挥其各自的特征与本能，由此来完成它对人类及万物的形成、生长、盛衰的义务。

图示如下：

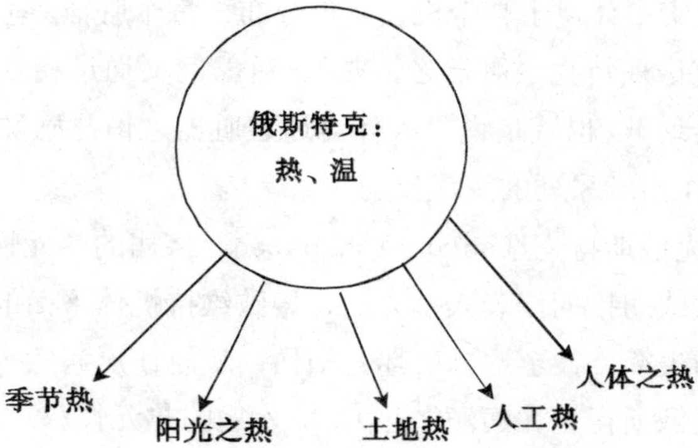

（三）俄斯特克突固尔（热元）的涵义

哈萨克族医学认为俄斯特克突固尔是自然界中人类及动植物在滋生、萌发、复活、生长、吐故纳新的过程中起促进、催促作用的必备条件。是人体热气（阳气，热能，体温）的源泉，也是后天不断摄取的、不断填补的人体恒热（热能、能源）的基础。运用到医学理论是，主要用于人体生理功能特别是体温的调节以及饮食的合理摄入、在诊疗中用于疾病的属性、用药的原则、疾病的转归及预防疾病的措施等等方面。

（四）俄斯特克突固尔（热元）赐予人类的功能（机能）与财富

人类从热元中不断的摄取、填补着先天禀赋（先天六大之本）与后天摄生（后天六大之本）当中的适合自己的恒热（热能），并赐予繁衍后代的基础（功能、能量）。

（五）俄斯特克突固尔（热元）这一理论在哈萨克族医学中的运用

哈萨克族医学用俄斯特克突固尔（热元）这一理论阐明人体的生理，解剖，病理及疾病的性质、药物的性能、治疗的原则等，并以图鲁哈勒克俄斯特克（整体的）、牡雪力克俄斯特克（脏器的）和斯尔哈提得克俄斯特克（疾病的）、达日木扎尔瓦提克俄斯特克（药物的）、达日木道勒克俄斯特克（治疗的）五种形式进行阐释。

（1）图鲁哈勒克俄斯特克（tulʁaləq əstəq，整体的热元性）

是指人体从母腹开始到出世并与生同在的恒定的人体整体的热。人类为了维持、保护和延续生命，从热元中以各种途径不断的摄取热气（阳气、能量）。热元是人类先禀恒热的自然源渊，同时也是机体热能在后天继续不间断的补充、充盈的渊源。也就是说，人类不管是从胚胎开始，还是出生之后，都应具有来自俄斯特克突固尔（热元）的恒稳之热，即图鲁哈勒克俄斯特克（整体的热元性）。

（2）牡雪力克俄斯特克（myʃelik əstəq，脏器的热元性）

哈萨克族医学认为先天之热（人体恒热）分布于构成整体的各个脏腑、器官之中，并不断的促使每个脏器发挥其各自的生理功能。那么，人体的适热（人体恒热）从哪里来？哈医认为人体恒热应是人类先天禀赋的，是来源于自然界中的俄斯特克突固尔（热元），并在生命的活动与延续中，不断的继续从热元中摄取所需资源（热能）后的延续。这一资源（热能即财富）不但集中体现于整个机体，也分布于每个脏器。但是，每个脏器的温度略有差异，即牡雪力克俄斯特克（脏器之恒热）。脏器间又通过相互联络，影响（反映）到全身（也就是信息传递），也就是说，人体可通过脏器之恒热感知到影响每个脏腑与器官的寒气（寒邪），并作出一系列的生理反应。

（3）斯尔哈提得克俄斯特克（sərqattəq əstəq，疾病的热元性）

是指热为病邪直接或间接的侵袭人体之后，导致维持机体平衡的先禀恒热的失衡，即人体恒热与人体恒热的失衡，甚至遭到破坏、损伤，从而使疾病丛生，这种病因性的热邪哈医称为斯尔哈提得克俄斯得克（病源之热），即疾病的热元性。

例如：当人体因热而出汗时，有时由于感受风寒，而使汗液突然停止，不过多久，体温则升高，整个机体灼热、滚烫，继而寒战，甚至产生和引发多种疾病。哈萨克族医学认为，因为机体虽然感受到了来自寒元的风寒之邪侵袭，但是机体之寒没能继续升高，机体为了自我协调，阻止和攻击来于寒元的寒邪，调动体内所有的热能来驱袪外来的寒邪，从而导致机体恒热失衡而炽盛。这就是哈医论证为什么受感引起的疾病出现发热症状的理论基础。

自然界中的俄斯特克突固尔（热元）本身有时也会成为致病源或诱因导致多种热元性的疾病。如：中暑、阳光晒伤等疾病，这些都证明了俄斯特克突固尔（热元）本身有时也会成为病因（致病源或诱因）。

人工热是人类摄生（后天六大之本）的所需，也是生产、生活中受益的物质财富，但是，若不小心，人工热也会成为直接或间接的致病源，如水火烫伤等，甚至导致死亡，如火灾。

俄斯特克突固尔（热元）当成为病因（致病源或诱因），即疾病的热元性时，所产生的自觉症状和他觉症状都以灼热（发热、高烧）为主。

（4）达日木扎尔瓦提克俄斯特克（darəm zarwattəq əstəq，药物的热元性）

是指所有用于预防保健与治疗疾病的饮食与药物的热性属性，即治疗和预防寒性疾病的饮食与药物，哈萨克族医学通称为达日木扎尔瓦提克俄斯特克（药物的热元性）。

（5）达日木道勒克俄斯特克（治疗的热元性）

一是指用于所有寒性疾病的温热性治疗原则与方法。二是指用于所有寒性疾病的热性饮食与药物在体内发挥的作用机理，哈萨克族医学统称为达日木道勒克俄斯特克（治疗的热元性）。

第三节 阿勒特突固尔学说在医学中的综合运用

在第二节中分别讲述了阿勒特突固尔（六元）各自在医学中的运用，也就是说，六元当中的每一元运用到医学当中时，都从六元的哈拉木得克突固尔（宇宙性）、图鲁哈勒克突固尔（整体性）牡雪力克突固尔（脏器性）、斯尔哈提克突固尔（疾病性）、达热木扎热瓦特克突固尔（药物性）、达热木达吾得克突固尔（治疗性）六个方面（即六元的宇宙性、人体的整体性、人体的脏器性、人体的疾病性、药物性、人体的治疗性）来论述人体的生理、病理、解剖；疾病的病因、性质、转归、治疗；药物的属性等等，但是，那只是它们各自单独的显示，是六元这个整体框架体系中的基础材料，而在综合分析人体错综复杂的生理与病理变化；疾病的病因、性质、病情的转归、治疗的原则以及药物的属性等方面时，必须通过对这些基本要素和基础材料的汇总分析来认识与分析整个人体的生理特点与病变过程，也就是说，不是从每个突固尔（元）突出阐述的六个方面，而是从六个突固尔（元）的六个方面，共 36 个角度和侧面来综合分析，进行纵横参合，辨证论治。因为它们之间还存在着相兼、转化的多种变化，所以，医生必须用辩证的观点去认识整个人生和诊断整个疾病的发生及演变过程，而不是用片面的、简单的一种突固尔的突显形式（表达方式）去理解和作出判断，应该是从客观的不同角度、不同侧面的多种联系去认识、分析各个环节与过程，才能最终得出一个正确的诊断。换句话讲，只有将六元各自的内容融会贯通，并且把它们相互联系和关联在一起认识和分析问题，才能具有明显的整体性与统一性，否则会出现片面性，因此，哈萨克族医学要求医生绝对不能用片面的、孤立的、静止的观点去分析问题，而是纵横参合、抓住重点的综合辨析疾病的发生、发展、转归与治疗的效果等等方面，这也是哈萨克族医学中辨证施治整体观点在六元学说中的体现。运用阿勒特突固尔（六元）学说从 36 个方面综合联系和关联的剖析问题的内容可示意如下，关于在临床上的具体运用会在哈医诊断与鉴别诊断学中进一步详细论

第四节 阿勒特突固尔（六元）之间的相互关系

一、阿勒特突固尔（六元）的成双分组

哈萨克族医学中，将阿勒特突固尔（六元）以对立统一的形式成双分组，示意图如下：

第一组 ┌ 肯斯提克突固尔（天元）
　　　 └ 土日阿克突固尔（地元）

第二组 ┌ 加日克突固尔（明元）
　　　 └ 哈让格突固尔（暗元）

第三组 ┌ 苏吾克突固尔（寒元）
　　　 └ 俄斯特克突固尔（热元）

通过以上示意图可看出：先有天地，续有明暗与寒热，这也是哈萨克族医学中以天地为本，明暗变化，寒热之性的以六元为核心的辩证世界观的具体表现。阿勒特突固尔（六元）之间犹如哈萨克族民间的阿肯弹唱@一样，成双组合成了三组，在对唱席上一一对唱，并且每组当中的两个对歌者，一个为另一个无条件的让位，来延续对唱过程一样，两个突固尔（元）之间，每元在完成自己的主唱（突显性）

之后为另一方（另一元或下一位）习惯性的、无条件让路（让位）。但每组当中对立着的双方，其各自的属性、本源都位于同等的地位。但从外观上看，一方总是在战胜另一方，位于首位，而另一方位于次位，其实不然。因阿勒特突固尔（六元）之间内在的矛盾决定了各自内在的动力，即阿勒特突固尔（六元）的根源是隐藏的对立统一体，从而哈萨克族也由此来解释说明构成世界的本源也是对立统一的整体。

换句话讲，阿勒特突固尔（六元）以其不间断的、不停的、不紊乱的、交替的自然规律，为人类的先天禀赋及后天摄生开创寻觅之路，并且似乎在指教人类生存、繁衍、兴旺的伦理（道路），同时也为之创造着有利的条件。阿勒特突固尔（六元）之间的这一永不间断的、不停的、不紊乱的、交替的自然规律，不是以一个人的一生（一代人的寿命期限）为期限的，而是在延续生存的数千代人的生存过程中依旧轮回着，也就是说，人类的延续是一代又一代的繁衍，而阿勒特突固尔（六元）始终以自己一定的规律轮回着，只能在宇宙（世界）末日才能结束。

二、阿勒特突固尔（六元）间的对立轮回、转化、替换、循环的过程

哈萨克族医学以其独特的观点来理解和解释阿勒特突固尔（六元）间的对立轮回、转化、替换、循环的过程，并示意为以下两图：

阿肯弹唱—是以两个人对唱的方式，把雄辩和唱诗结合在一起的一种古老而至今仍盛行的口头文学和音乐相结合的哈萨克族的民间文学艺术。其中在对唱中显露出锋芒的对唱能手被称为阿肯。

示意图一

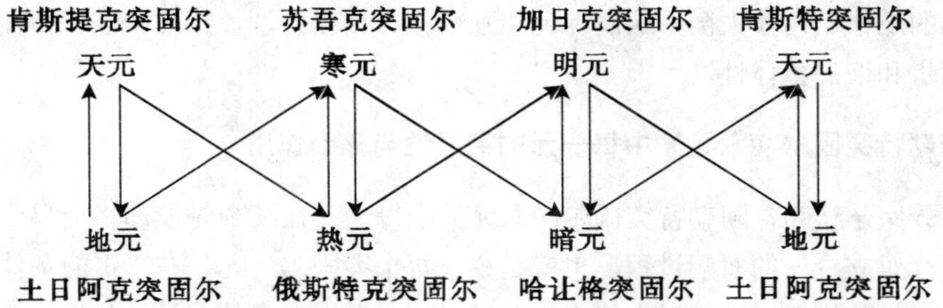

从以上示意图中可以看出，每个突固尔（元）相互之间必需以相互让位并且相互间轮流、替换为条件，从而使阿勒特突固尔（六元）重新分组、重新结合、再开始新的对唱对歌过程，反复着不间断的、不停的、不紊乱的循环过程，也可用示意图二表示：

示意图二

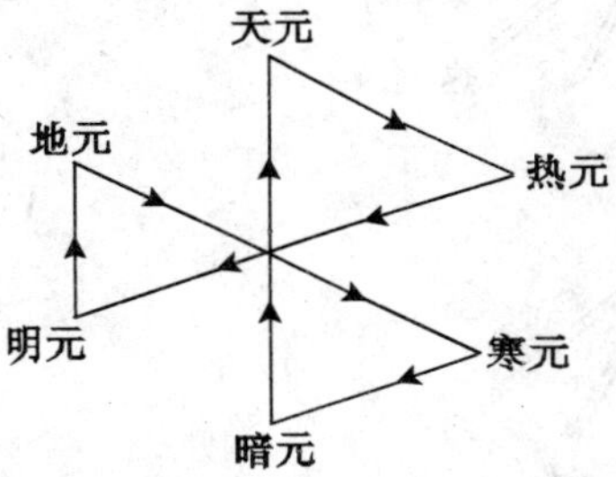

从以上两个示意图中可以看出，第一组中的肯斯提克突固尔（天元）与第三组中的俄斯特克突固尔（热元）；第一组中的土日阿克突固尔（地元）与第三组中的苏吾克突固尔（寒元）；第二组中的加日克突固尔（明元）与第一组中的土日阿克突固尔（地元）；第二组中的哈让格突固尔（暗元）与第一组中的肯斯提克突固尔（天元）；第三组中的苏吾克突固尔（寒元）与第二组中的哈让格突固尔（暗元）；第三组中的俄斯特克突固尔（热元）与第二组中的加日克突固尔（明元）又重新分组结合即：

第一组
- **肯斯提克突固尔(天元)**
- **俄斯特克突固尔(热元)**

第二组
- **土日阿克突固尔(地元)**
- **苏吾克突固尔(寒元)**

第三组
- **加日克突固尔(明元)**
- **土日阿克突固尔(地元)**

第四组
- **哈让格突固尔(暗元)**
- **肯斯提克突固尔(天元)**

第五组
- **苏吾克突固尔(寒元)**
- **哈让格突固尔(暗元)**

第六组
- **俄斯特克突固尔(热元)**
- **加日克突固尔(明元)**

由此说明阿勒特突固尔（六元）之间重新组合分成六组继续进行对立统一的新的对唱、对歌过程。也就是说，阿勒特突固尔（六元）在重新结合，解决自己所遇的核心难题，寻找适合自己的配伴、调节失衡，从而保证相互衔接、相互协调、相互关联、相互尊崇、相互替换的同步和谐的整体性。

三、阿勒特突固尔（六元）中每一元的突显性与核心作用

哈萨克族医学认为，阿勒特突固尔（六元）中每一元在某个时段都将突显于首位与其他它五元进行对立统一的对唱过程。也就是说，每个突固尔（元）在一定的条件下单独占据优势地位，与其他五元进行对立统一的对唱过程，发挥自己的突显性与核心作用。这样连续进行六次之后，又重复让位、让道、不间断的进行同等级别的循环过程，从而充分发挥六元间对立统一的特性和自然界的和谐性。每个元的突显性与核心作用可示意为

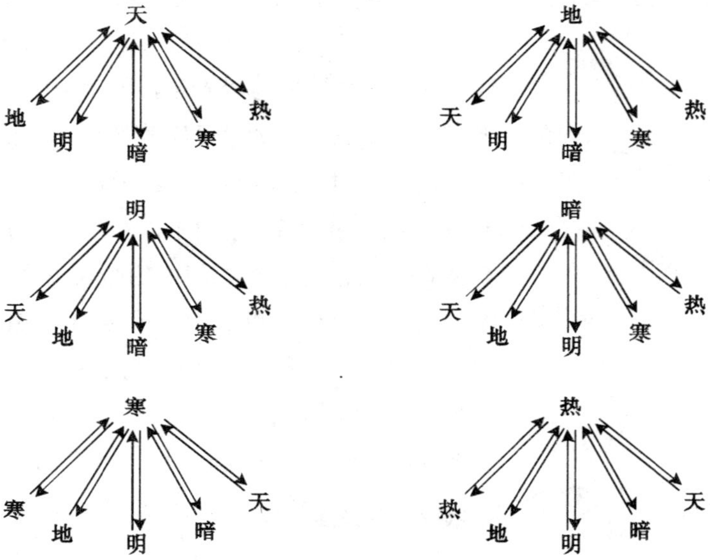

通过以上示意图可以说明，在自然界本身或人与自然界之间或人体内部，在某一现象中、在某一问题中、在某一个人的身上、或在某一个疾病的发生、发展以及治疗与转归中，都有一个中心，也就是说有一个突显的、核心的、重要的问题，而这一突显的、核心的、重要的问题存在于某一个突固尔（元）中，而为了解决、了解和探索这一问题要从其他五个突固尔（元）中寻找相互协调、相互补充、相互衔接的解决问题的出路，以保持和完成人与自然，人体内部的对立统一的同步和谐状态。换句话讲阿勒特突固尔（六元）当中，每一元都具有独特的功能与属性特性，虽然各司其职，但与其他五元并不是毫不相干的，而是相互间存在着相互依存、相互制约、相互补充的同步和谐平衡状态，从而保持和维护着人与自然的适应性和人体内的生理功能。这些都是不可阻扰的自然现象或是生理现象。如果阿勒特突固尔（六元）当中的某元由于种种原因与其它五元不能正常的衔接、协调，

对人类来讲成为了病因（致病源、致病条件或诱因），便会破坏机体正常的生理和谐状态，从而会出现一系列的病理反应，也就是说，成为了病理性六元。

阿勒特突固尔（六元）学说中每一元的突显性与核心作用引用于医学当中时，主要用于确定疾病的病变位置，病灶的活动即侵犯范畴，疾病的属性特征以及在研究、探索疾病过程中已知的问题和需要进一步探索的、深入研究的未知的问题等等。

在哈萨克族医学当中，肯斯提克突固尔（天元）突显，起核心作用时，用来说明或了解疾病发生的途径或病虫在体内外的活动或侵犯的范围等；土日阿克突固尔（地元）突显，起核心作用时，用来说明确定了的病因、明确定了的疾病性质疾病以及疾病的位置等等；俄斯特克突固尔（热元）突显，起核心作用时，用来说明确定了的热性疾病的属性特征和所用药物的属性等；当苏吾克突固尔（寒元）突显，起核心作用时，是用来说明确定了的寒性疾病的属性特征和所用药物的属性等；当加日克突固尔（明元）突显，起核心作用时，一是为我们发现疾病、诊断疾病创造明亮的明了的条件，二是说明我们已知的病情变化、转归，确诊后的治疗原则、用药原则以及预后的预测等；当哈让格突固尔（暗元）突显，起核心作用时，一是说明我们对疾病的病因模棱两可，不能确定和判断疾病的病因（不能确诊或无法预测的）和在用药上的疑点等，二是为我们研究未知的病因、病情、转归、诊断依据、用药原则等等开创寻觅、研究、探索的道路。

例如：在某疫区某人受到了某病虫的侵袭，病虫进入了人体，这时的疫区和进入人体的病虫的途径活动空间均归属于哈萨克族医学中的肯斯提克突固尔（天元）；病菌进入人体内部寻适到了一个适合自己生长的环境（部位或位置）后滞留，侵犯某个脏器的某个固定位置（部位）等等，这便归属于哈萨克族医学中的土日阿克突固尔（地元）；侵入的病虫所引起的疾病性质和表现是热性的，以及用于疾病的药物的属性是热性的，或者对已确诊是寒邪所引起的疾病所要用的热性的药，均归属于哈萨克族医学中的俄斯特克突固尔（热元）；侵袭的病虫所引起的疾病的性质和表现是寒性的，以及用于疾病的药物的属性是寒性的，或者对已确诊是热邪所引起的疾病所要用的寒性的药，便归属于哈萨克族医学中的苏吾克突固尔（寒元）；对这一疾病的病因是确定的，诊断明确的、疾病发生、发展以及治疗的转归是可预测的等等已知的过程，则归属于哈萨克族医学中的在加日克突固尔（明元）；在这一疾病的病因发生、发展、诊断、治疗及转归中对我们模糊的、未知的、值得进一步了解、研究、摸索的部分，寻找解决问题的过程等等，均归属于哈萨克族医学中的哈让格突固尔（暗元）。

又如，对于骨折类的病人来讲，造成骨折的首要条件是肯斯提克突固尔（天元）的突显，是天元在发挥核心作用。因为没有天元，便没有活动、运动的空间，也就是说，没有任何可摔伤或被袭击的空间缝隙，更谈不上什么摔伤、跌伤等动作而骨折。因为只有天元才能创造有限和无限的活动、容纳空间，从而在这一空间中才会发生摔伤、跌倒等活动与运动，才会产生外伤性疾病。换句话讲，此时的肯斯提克突固尔（天元）以自己独有的有利条件，表现着自己的特征和优势，在六元中占据首位，发挥了其哈拉木得克肯斯提克（宇宙的天元性）的核心作用。而骨折也是因在人体内的组织结构中也有松软的空间，才会使骨头断裂，这也是人体的图鲁哈勒克土日阿克（整体的地元性）；医者寻找骨折部位，了解骨折类型（是横形骨折、斜形骨折、粉碎性骨折等），确立复位后的康复程度及时间等，这便是加日克突固尔（明元）所属；而骨折部位以及类型的确定则是土日阿克突固尔（地元）所属；无法确定骨折部位不能分辨骨折类型、对骨折复位后的康复程度及时间没有十分把握，需要进一步的研究分析、掌握的过程则是哈让格突固尔（暗元）所属；骨折后机体产生的热型反应要采取的热性措施等则是俄斯特克突固尔（热元）所属；骨折后机体产生的寒性反应，要采取的寒性措施等则是苏吾克突固尔（寒元）所属。这就是哈萨克医学中运用六元中的36个分析问题的角度来诊断一个疾病的简单举例。

在哈萨克族医学理论中，在对一个疾病的产生、发展及转归中阿勒特突固尔（六元）都要轮流一一突显优势，位于首位既中心，发挥自己的作用，并与其他五元进行对唱（对立、协调）之后对调，使另一个突固尔（元）又领先位于首位既中心，继续协调，努力完成一个对立统一的和谐整体。

四、阿勒特突固尔（六元）的寒热属性

热性与寒性是阿勒特突固尔（六元）内在的对立统一的本质基础，它们的属性分类如下：

第一组
- **肯斯提克突固尔(天元)——属热性**
- **土日阿克突固尔(地元)——属寒性**

第二组
- **加日克突固尔(明元)——属热性**
- **哈让格突固尔(暗元)——属寒性**

第三组
- **苏吾克突固尔(寒元)——属寒性**
- **俄斯特克突固尔(热元)——属热性**

以上三组犹如男女歌手的对唱，经相互间的寒热（阴阳）对立面的交替来完成其各自的、突显的属性、特征。

五、阿勒特突固尔（六元）的转化、循环与替换

在前面的章节中，对六元的内容分别进行了论述，当把它们汇总起来的话阿勒特突固尔（六元）有水、声音、空气、运动活动、人类及动物立足之地、金属、土壤、沙和石、植物、自然光、人造光、智慧、尽情享受、休息睡眠、可随意无限制的想象和思维并研究探索、先天之寒（人体恒寒）、寒凉、严寒、潮湿、先天之热（人体恒热）、季节热、阳光性热、土地性热及人工热等24个依靠支撑点（支柱），而在阿勒特突固尔（六元）之间的相互轮回、转化、替换过程中，阿勒特突固尔（六元）之间的相互轮回的替换是主体、是

核心，而 24 个依靠支撑点（支柱）的相互循环、转化、轮回、变化的替换，是辅助的，甚至有时只起协助作用。因此它们之间的替换变化也称之为辅助性的帮手。在医学中研究一个疑难杂病时医者会遇到很多的难题，例如：病因不明的、无法确诊的、转归难以预测的、治疗方案无法确定的、用药原则未定的等问题，这时哈萨克族医学首先要求医生要从寻找最核心的问题入手，再去一个一个的解决，要了解所遇难题是属哪个突固尔（元）当中的哪个依靠支撑点（支柱），而解决这个问题的根源，又在哪个突固尔（元）中的那个依靠支撑点（支柱）中，并以其为解决问题的核心去寻找，并进行深入的研究，找到最终的答案。当病因明确了、确诊了、用药合理了、痊愈了就变成了已知的、明了的问题，这时疑难问题就解决了，从而就处于领先地位，而找不到答案的疑难问题则落到后面，有待进一步的探索研究。有时在探索中会遇到和发现意想不到的有待进一步解决的，并且是最难的核心问题，也就是落在最后的难题，突然间寻到了答案，猛一回头转到了首位，而新的问题又开始出现。阿勒特突固尔（六元）之间的这种循环的转化、轮回、替换及循环过程，犹如多足的六个动物，在一棵树下打转（转圈），一个先在前面跑，而剩下的一个接一个的追，并且无条件的，不停顿的，不间断的，一个接一个的，好似追跟玩耍之后，又突然返回，而跟在最后面的一个又变成了最前面的一个，又开始不停的追跟，一个又比一个领先。也就是说，领先的时而落后，而落后的又时而领先的轮回着。

阿勒特突固尔（六元）这种循环、转化、替换、轮回可示意为以下两图：

示意图一

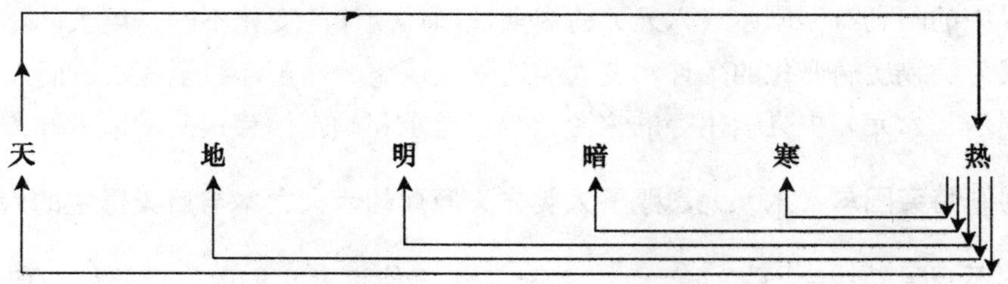

示意图二

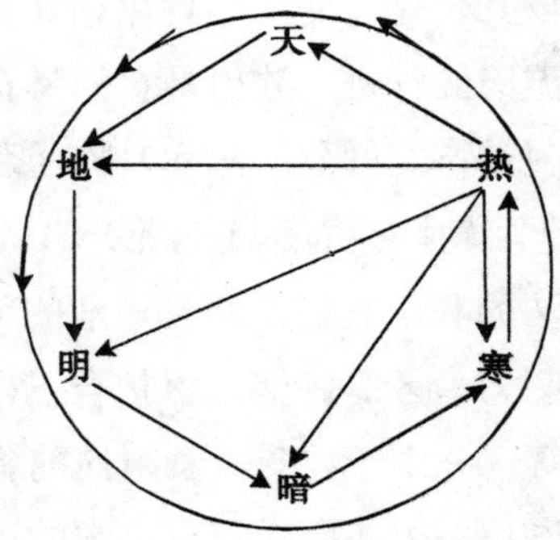

通过以上的两个示意图可得知：阿勒特突固尔（六元）以肯斯提克突固尔（天元）和俄斯特克突固尔（热元）为核心（中心），不紊乱的、无阻碍、不间断的相互轮回、交替、

变换、转化，而这一相互间的让位、尊崇、转化、资生、则为人类先天禀赋（先天六大之本）与后天资源（后天六大之本）创造了不间断的生存、发展、繁衍、引道的有利条件。

第五节　阿勒特突固尔（六元）学说与有机整体

一、阿勒特突固尔（六元）之间的相互关联与人类的关系

阿勒特突固尔（六元）之间的相互衔接、相互协调、相互尊崇、相互联系、相互转化的五种和谐状态不但是宇宙的自然属性及规律，而且也构成了人类的有机整体，并且不断的补充和充盈着后天摄生所需（后天六大之本）。阿勒特突固尔（六元）有时可成为人类患病的渊源，甚至导致人类的死亡。因此，阿勒特突固尔（六元）是人类创造生命、延续生命、保护生命、促进生命、运动生命的必备条件。不管是人类有机整体中的物质来源，还是体内脏器间的衔接及联络都渊源于自然界中的阿勒特突固尔（六元）。从而证明了恩赐于人类的阿勒特突固尔（六元）离不开人类，而人类也离不开归属于自己摄生的阿勒特突固尔（六元），因为人类要是脱离了自己所摄生归属的阿勒特突固尔（六元），那生活失去生存来源，生命则亡。因此，哈萨克族医学认为：人类是由从阿勒特突固尔（六元）中获得的先天禀赋的六大之本（先天六大之本）与后天延续生命所摄取的六大之本（后天六大之本）所构成。并且以哭声降临于世、一生兴旺于世、嚎哭告别于世的形式结束一生，最终进入地下摇篮中终寝。

自然界中的阿勒特突固尔（六元）的周期性循环规律的变化不管是巨大的，还是细微的，都会成为导致疾病变化的条件，使人类遭受到疾病的痛苦，甚至死亡。而人类又可从阿勒特突固尔（六元）中寻索生存的来源，也可寻求和确定治疗疾病的医者和方药等等。

二、阿勒特突固尔（六元）恩赐予人类先天禀赋的六大之本与后天摄生的六大之本

人类离不开阿勒特突固尔（六元），也就是说不能离开它们而生存繁衍。但是，自然界（宇宙）中的阿勒特突固尔（六元），即哈拉木得克阿勒特突固尔（宇宙性六元），即使没有人类，好似在嘲弄人类似的以其转化、变化的规律相互转化、相互追寻，并以其不间断的循环轨道，不停顿的、贪得无厌的行进，这也是它们具有的自然属性与特性。从这一核心问题来看，人类若受自然界阿勒特突固尔（六元）的侵袭，那么就无奈的忍受其带来的痛苦，但是人类也可抵消、改造阿勒特突固尔（六元）24 个支撑支柱当中的某些微小物质。因为，为了所需，要想方设法的利用它们，并且逐渐的可以改变、改造和利用它们。例如：用石头来造铁，做象斧、刺刀、矛等凶器来保护自己。从牲畜皮上所炼出的物品，再加上木材或铁制品，做成弓箭等，并用于狩猎，食所捕的猎肉，还用兽皮做成衣物等生活用品。这种改造、利用的过程也是人类在完成自己日常的正常生活和养好、管理好自己所养的家畜之后，出去游山玩乐和创造生存条件的途径，也是阿勒特突固尔（六元）给予人类寻找后天摄生资源的恩赐。虽然人类有很多的、无限的愿望和目标，但人生是有限的，

加上来源于阿勒特突固尔（六元）的疾病的痛苦与不适的环境条件，很多愿望都不能实现，达不到（很难达到）预期的目标，最终遗憾的告别于人世，变成地寝，归属于土日阿克突固尔（地元）。

哈萨克族认为人类不能超越阿勒特突固尔（六元）的最基本的、附加的、转换的、依靠支撑支柱的变化（转化）规律，因为人类是不能违背和破坏自然界的规律而生存。以水灾、地震、旱灾、火灾、台风（风灾）、饥馑、疾病（病灾）等七大灾难为例，这种灾难是不受人类的意志而转移的，也是无法控制（抵制）的，它们的突然侵袭，对人类的有机整体以及后天生活所需都会造成重大的、不可估量的破坏和损失。这充分证明了当阿勒特突固尔（六元）成为自然灾害时，对人类所造成灾难是天大的。

我们说人类不能离开阿勒特突固尔（六元）而独立的生存，那么阿勒特突固尔（六元）为人类的生活赋予怎样的财富才能成为其创造生命、延续生命、保护生命、促进生命、运动生命的基本的条件呢？人类又以怎样的方式来摄取它所赐予的胜于其他任何事物（物质）的财富来摄生？这对人类的生存来讲，是最基本的核心问题。

每个人都有来源于阿勒特突固尔（六元）的先天禀赋的六大之本和后天享有的六大之本，共计十二大之本，并依靠自己的智慧及辛勤劳动在生存繁衍着，努力将自己的一生维护到生命的最后一刻。只是在人类享有的十二大之本与阿勒特突固尔（六元）之间绝续时，则会奄奄一息，甚至死亡。

哈萨克族医学中的人类禀赋的先天六大之本及摄生的后天六大之本，是关系到人类衰旺寿夭的十二大之本，其前六个是在母体内先天禀有的，也是六元创造人类生命的第一个阶梯，哈医也把它称为阿勒特突固尔（六元）先天禀赐予人类的六大财富。它们是：

阿勒特突固尔（六元）先天禀赐予人类的六大财富之一 ⟶ 比体模（人体雏形）
阿勒特突固尔（六元）先天禀赐予人类的六大财富之一 ⟶ 阿尔哈吾（真气、能量）
阿勒特突固尔（六元）先天禀赐予人类的六大财富之一 ⟶ 苏（体液）
阿勒特突固尔（六元）先天禀赐予人类的六大财富之一 ⟶ 黑木勒（运动、活动）
阿勒特突固尔（六元）先天禀赐予人类的六大财富之一 ⟶ 吾什塔斯木（脏器及功能之间的衔接）
阿勒特突固尔（六元）先天禀赐予人类的六大财富之一 ⟶ 奥加勒（营养物质）。

示意如下：

阿勒特突固尔（六元）	比体模（ bitim）（人体雏形）
	阿尔哈吾（ arqaw）（真气、能量）
先天禀赐予	苏（ sTli）（体液）
	黑木勒（ qjməl）（运动、活动）
人类的六大财富	吾什塔斯木（ uʃtasəm）（脏器及功能之间的衔接）
	奥加勒（ æwʤal）（营养物质）

以上是十二大之本中的前六大之本，而剩下的六大之本是人类出世之后，在后天摄生中所需要的物质基础，这后天六大之本是人类生存繁衍的必需，人类只有从中无条件的、不停顿的、不间断的摄取所需，也就是说，当人类从后天资源中，不断的补充、不断的充盈、不断的受益（得到享福的）所需，并不断的利用它们，当做生活中防御与对抗的有力武器，而这后天六大之本当中的有些是属可以控制，也是可以解决的财富，更重要的是阿勒特突固尔（六元）延续生命、保护生命、促进生命、运动生命的赋予人类的第二阶梯，哈医也把它称为阿勒特突固尔（六元）后天赐赋予人类的六大财富。他们是：

阿勒特突固尔（六元）后天赐赋予人类的六大财富之一是——腾斯特克（空气，呼吸）

阿勒特突固尔（六元）后天赐赋予人类的六大财富之一是——莱木（语音）

阿勒特突固尔（六元）后天赐赋予人类的六大财富之一是——蔑肯（宅、宿、生存区域）

阿勒特突固尔（六元）后天赐赋予人类的六大财富之一是——勒帕（衣物）

阿勒特突固尔（六元）后天赐赋予人类的六大财富之一是——哈茹甲拉克（武器、工具）

阿勒特突固尔（六元）后天赐赋予人类的六大财富之一是——吾儿帕克塔尼斯（繁衍后代）

示意为：

阿勒特突固尔（六元） 恩赐予人类生存的 六大财富	腾斯特克（tənəstəq）（空气，呼吸）
	莱木（læm）（语音）
	蔑肯（meken）（宅、宿、生存区域）
	勒帕（əlpa）（衣物）
	哈茹甲拉克（qarw-ʤaraq）（武器、工具）
	吾儿帕克塔尼斯（urpaqtans）（繁衍后代）

三、阿勒特突固尔（六元）恩赐予人类并创造生命的第一阶梯，即人类先天禀赋的六大之本的内容

哈萨克族医学中的阿勒特突固尔恩赐予人体的六大财富，也是人类先天必须禀赋的物质基础。它们包括正常的人体雏形、真气（元气、能量）的形成、体液的具备、活动与运动能力的完善、脏器的协调衔接、繁衍后代功能的六大内容，下面进行分别的概述。

（1）阿勒特突固尔恩赐予人体的先天六大财富之一是→ 比体模（人体雏形）

哈萨克族医学认为成为一个正常的有机整体，首先要有一个正常的胚胎。也就是说，人类出生的后代一定是人的模型，不能有（或不应该发生）任何的差异和生理缺陷，心身一定是健康无损的。刚出世的胎儿只能在形体上与成年人比较只是偏小，其余应该与正常成人的体形是一摸一样的，不管与父母是否相像，但在整体相貌上要与人的形象保持一摸一样。另外，即使是与其父母很象，但是在相貌上、思维能力上是有一定的差别和区别的。换句话讲，刚出生的小孩应该有一个健康的身体和正常的思维，也应具备属于人类的共同相貌，同时也应具有属于自己的形体和与众不同的相貌。

（2）阿勒特突固尔恩赐予人体的六大财富之一是→阿尔哈吾（arqaw）（真气、

能量）

哈萨克族医学将人类先天由父母禀受的（宗气）元气以及在后天必须继续完成的，由饮食化生的水谷之气相互协调衔接的，并且在机体化生后获得的水谷精微物质和能量总称为阿尔哈吾，即人体之真气、能量之意。其功能在后天的发挥，称为胡瓦提（气、功能、能量、能力等之意）。也就是说阿尔哈吾是胡瓦提，胡瓦提也可以称为阿尔哈吾。关于阿尔哈吾与胡瓦提的具体内容，在胡瓦提（气、功能、能量）学说中详细论述。

哈萨克族医认为人类繁衍、生存及运动、思维活动的基础（核心）在于阿尔哈吾，它是生命之本，也是延续生命、促进生命、运动生命的动力。

（3）阿勒特突固尔恩赐予人体的六大财富之一是 ——→ 苏（søli，体液）

哈萨克族医认为胎儿由一滴精液组成（形成），所以这一滴精液不同于自然界中的一般的流动的水，反而是十分精微的津液，也是人体需要不断补充的液体。哈医之所以称它是精微的体液，是因为由它可以形成人类的有机整体；被称为津液的原因是因为它保持着液体的正常特征，并且在人类的隧管中流动着；认为它是需要不断补充的原因，是因为它是由奶子、酸奶、骆驼奶、马奶以及水等营养物质来不断的补充、充盈，才能在体内延续不断的发挥作用。

苏，在哈萨克族语中水的意思。这里所说的苏，是人体液体之意。哈萨克医认为这不是一般的液体，而是自胎儿在母腹内增殖、发育过程中由母体禀受的精液、血液、津液、后天饮食化生的水谷精液、养胎的羊水以及机体废液（汗水、尿液）等所有体液的总称，它主要包括以下四大内容：

1. 精液　是形成人体完整形体的物质基础，是人类先天禀有的，并由后天的饮食（物质资源）不断的补充吸收，并且是其有效的精华部分而化生的体液。

2. 血液　是人类先天禀受的，并且为了保持机体平衡，在血管中昼夜不息的、不断的运行，以供养机体的上下表里及全身，而且是不断的从后天水谷精微中得以补充的液体。

3. 水谷精液　是机体为了不断的补充流失和消耗的体液，保持机体液体的平衡，从而在后天饮食的营养物质中以各种吸收方式，转化的精微体液。

4. 废液　以上的三种精微之液经机体的吐故纳新而排出体外的体液，如尿液、汗液等等。

以上所述的人类从后天摄取的营养物质中，通过吸收其有效部分来补充流失和消耗的体液，而排出其糟粕部分（即吐故纳新）的过程是十分神秘而复杂的，每个人的有机整体对从外界摄取并吸收的各种营养物质当中，只吸收自己机体所需部分，并很自然的寻找和解决自己呼吸和吸收的方式，以维护机体的正常延续，人类本身有时也不可能全面了解自身在吸收和排泄着什么物质，只知道通过吃饭、饮水来提供所需，也就是说，这一过程属于暗元，需要进一步的深入研究。

因此有机整体的基础是——精液、血液、水谷精液。若机体失去化生之功，使得它们相互间不衔接，如果先天苏（体液）的后天补充与充盈中断，饮食不能化生，则体液失去滋养功能，从而导致人体的胡瓦提（气）的衰弱，甚至导致死亡。

有关苏的具体内容（如来源、生化、功能、分布、分类以及所产生的生理与病理反应等），在苏勒（体液）学说中详细的论述。

（4）阿勒特突固尔恩赐予人体的六大财富之一是——黑木勒（qjməl，活动，运动）

它是人类先天禀有的，从母腹中的增殖、发育阶段到后天成长过程中以及在整个生命过程中的活动与运动状态和每个脏器功能活动的总称，哈医称之为黑木勒（活动，运动）。

哈萨克族医将人体在母腹增殖发育的阶段（胎动之前）称为蔑子叶提；而胎儿产生器官及肢体功能活动之后的阶段（胎动之后）被称为蔑儿子叶提，出世后，人类为了延生，将在母体禀受的机体的脏器功能活动与肢体的运动维持到终。也就是说，阿勒特突固尔给了人类增殖、发育、成长、运动的活动财富。因为人类只有胡瓦提（气、功能、能量）时，才能有活动的动力，因此，关于机体先天禀有的共用之气和每个脏器所产生的各种独有之气会在以后的胡瓦提（气、功能、能量）学说中进一步论述。

（5）阿勒特突固尔恩赐予人体的六大财富之一是—吾什塔斯木（uʃtasəm，脏器及功能衔接）

哈医学中的吾什塔斯木是指每个人体各个脏器的衔接途径。是胎儿在母腹形成的，并在出世后显而易见的外显十二器官（即：毫毛系、皮肤系、耳系、舌系、鼻系、手系、足系、腹部系、关节系、颈部系、外生殖器系）以及内藏的十二脏腑（即：肺系、脑系、心系、腺体系、骨系、肝系、胃系、口腔系、肾系、肉系、肠系、内生殖器系）与有机整体的真气（阿尔哈吾）、体液（苏）、脏器功能（胡瓦提）、吸收过程、机体阳气（人体恒热）、固摄之寒（人体恒寒）等紧密相连，相互沟通，从而成为了有机整体的十种物质的生理平衡状态的首要条件。以上二十四个脏器经吾什塔斯木相互衔接、相互协调、相互联结、相互沟通、相互配合构成一个完整而和谐的正常人体，也为后天饮食之化生创造条件。总之，人体脏器间的关联与衔接，是以真气（阿尔哈吾）、体液（苏勒）、各脏器的功能活动（胡瓦提）、吸收过程（新陈代谢）、机体阳气（人体恒热）、人体固摄之寒（人体恒寒）这一途径来完成，为生命形成创造首要条件。有关每个脏器功能与活动间的互相衔接、对应关系等内容在以后的胡瓦提（气、功能、能量、）学说、牡雪列尔（脏器）学说、托热拉斯罕肯斯提克（脉络空间）学说等章节中会进一步补充论述。

（6）阿勒特突固尔恩赐予人体的六大财富之一是——奥加勒（æwʤal，营养物质）

哈萨克族医学认为人类最初的营养物质是从母体吸取，随胚胎月份的增长，胎儿也逐渐增大，所需的营养也日益增多。而营养物质的吸收是由活动、运动来完成。因为活人要生存，而生存则要吃饭、饮水，这也是通过活动、运动才能完成。而死者失去了活动与运动的功能，因此不能完成吸收奥加勒（营养物质）的义务（功能）。所以哈医把死人也比作是饮食已绝者。总之，死亡是活动与运动的停止。

奥加勒（营养物质）可分为固体干稠型和液体稀状型两大类。如肉、动物油、奶制品、面食均属于固体干稠型之品，饮料和与水相容的液体，如：肉汤、酸奶、奶子、马奶、驼奶、奶茶等均属液体稀状型之品。奥加勒（营养物质）被食入之后，经过机体的消化吸收功能将饮食中的营养成分分解并化生为水谷精微，这便是体外的奥加勒（营养物质）转化为体内的阿尔哈吾（真气、能量）的过程。而阿尔哈吾（真气、能量）可被转化为机体之热（人体恒热），完成抑制机体之寒（人体恒寒）过盛的义务。同时提高人体的力量（免疫功能）。如果人体食入的奥加勒（营养物质）不能吸收转化为苏勒（精液）、尼勒（体液）的话，则不能与机体相衔接，将会失去其营养价值的作用，若机体内没有消化与吸收的功能，这跟在机体旁放着一堆食物一样，即使是吃了、喝了也与没吃、没喝没有什么区别，对人体来讲失去了其营养价值，没有任何意义。人类为了生存，依靠自己的活动与运动寻找自己机体所需的食物一奥加勒（营养物质），并且这也成为人类延生的最基本的条件。有关奥加勒（营养物质）的来源、生成、化生以及转化、循环、轮回在以后的阿勒玛斯木（转化、循环、轮回）学说中进一步详细的论述。

四、阿勒特突固尔（六元）恩赐予人类生存的第二阶梯，即人类后天摄生所需的六大之本

哈萨克族医学中的阿勒特突固尔恩赐予人体的后天六大财富，也是人类后天生存、繁衍、摄生中所必须具备的、享有的条件，它们包括：空气（呼吸）、语音（相互交流）、住宅与归属地、衣物、各种工具（武器、餐具等）、繁衍后代义务的六大内容。下面进行分别的概述。

（1）阿勒特突固尔（六元）恩赐予人类生存的六大财富之一是——腾斯特克（tənəstəq，空气，呼吸）

腾斯特克在哈萨克语中是空气、呼吸之意，它是维持、维护、促进生命的动力，是先天之本延续增补的最初阶梯，是后天之本的引导者。婴儿一降生则必哭，而产生呼吸，若发青不哭，证明婴儿没有呼吸，则会窒息、死亡，应及时抢救。若哭则活，不哭则死，从而说明婴儿出世所发出的哭啼，便是呼吸，是生命的最初、最主要的动力。人若几天不吃、不喝，只是导致脱水，经过补充可逐渐恢复正常，但呼吸则片刻不能停止，否则生命中断。有关特恩斯得（空气、吸呼）的生理功能等具体内容会在以后的胡瓦提（气、功能、能量、）、托热拉斯罕肯斯提克（脉络空间）学说、热阿依（气候）学说等章节中会进一步补充论述。

（2）阿勒特突固尔（六元）恩赐予人类生存的六大财富之一是——莱木（læm，语音）

人体在母腹没有语音，但从出世后的第一个哭啼声，来说明和证明自己的到来，证明自己也是世上看到光明的人之一，几个月后，便出现语言，一岁以后，从器官口腔系中连续发出语音，由器官耳接受之后转化为可理解的、有意义的话。说话是人类区别于其它动物的最大特征之一，人的聪明才智只有由语言来表达。没有语言也可表示其智慧与才能，那就是文字，文字也属人造语言范畴。有关莱木（语音）的功能等具体内容会在以后的胡瓦提（气、功能、能量）等章节中会进一步论述。

（3）阿勒特突固尔（六元）恩赐予人类生存的六大财富之一是——蔑肯（meken，宅、宿、生存区域）

哈医认为人类不管自己是否在此感到享福，必须无条件的具备食、宿的住宅之地。每个人都具有出生地、生存地和埋葬之地的地域所属（归属），这些归属哈萨克族成为蔑肯。

蔑肯以人类享有和受益的范畴，分为宅住之地、生存之地和埋葬之地。

住宅之地是指每个人所设的包括其屋内产财的住宅屋；生存之地是指人类出生之地以及每个人为了生存和生活而进行觅食、工作、运动等活动的归属区域；埋葬（葬身）之地是指死后的归属地。出生的人必有一死是实事，而死者的尸体不会被扔掉，而是要被埋在地下，所以死亡的地点不管是在自己出生的生存地域，还是在他人生存的地域范畴都要进行埋葬，并在地下占据葬身之地，（也就是说死后也要在地下占据能容纳一个尸体的埋葬之地）即终寝归属地。

总之，人类的一切活动是在蔑肯（宅、宿、生存区域）中进行，从蔑肯中获得（即得到、吸收、收集）延续生命、保护生命、促进生命、运动生命的奥加勒（营养物质）及财富，并为了生存在保护、守护着自己的蔑肯。如果要是生病了，也在蔑肯中寻找医生和方药。有关蔑肯（宅、宿、生存区域）的有关内容和人类体质的关系等会在以后的热阿依（气候）学说中会论述。

（4）阿勒特突固尔（六元）恩赐予人类生存的六大财富之一是——勒帕（əlpa，衣物）

勒帕在哈萨克族语是衣物之总成。衣物是人类经过自己的聪明才智制作的，区别于其它动物的、后天享有的、遮羞的，并用来自我保护的护身服。它也是人类智慧、机灵、轻快、巧妙、手艺（工艺）的象征。

（5）阿勒特突固尔（六元）恩赐予人类生存的六大财富之一是——哈茹甲拉克（qarwʤaraq，武器、工具）

哈萨克族语中的哈茹甲拉克是武器的意思，在此是人类对抗和防御敌害、觅食、疾病以及治病的各种武器工具和餐具等的总称。

人类用自己的智慧与聪明制造各种自我保护的武器，战胜猛兽强盗、脱离种种危险，受益自己应该享受的财富，因此，哈医将治疗疾病的药物、防病的措施和做饭用的所有工具均归属于哈茹甲拉克的范畴。

（6）阿勒特突固尔（六元）恩赐予人类生存的六大财富之一是——吾儿帕克塔尼斯（urpaqtans，繁衍后代）。

繁衍的基础为男女成亲交媾，这样才能完成繁衍后代的任务，并由一个家族、一个部落等构成人类，但他们在性格、特征、聪明才智、体形体质等等方面都是有区别的，从不同的人群中也可涌现出超群的勇士、伟人、英雄、圣医等传奇人物。有关吾儿帕克塔尼斯（繁衍后代）具体内容会在苏勒（液体）学说、胡瓦提（气、功能、能量）学说中会进一步详细论述。

哈萨克族医学认为阿勒特突固尔（六元）与人类繁衍后代过程有着十分密切的协调关系、所属关系以及转化过程。可简单示意为：

人类诞生、延生的阶梯	条件与原则	协调关系、所属	转化过程
人类的形成及繁衍后代的条件与原则，每一个阶段与六元的协调、归属关系和转化过程。	人类形成及繁衍后代的核心是男女成双结合	土日阿克突固尔(地元)所属	地元↓
	父母应以吃饱饮足具备充足的能量，为交媾先决条件，即有充足的营养来源。	加日克突固尔（明元）所属	明元↓
	父母寝休，享受爱情之乐（男女的交媾）	哈让格突固尔（暗元）所属	暗元↓
	父母在觅食以及在交媾中必须产生活动及运动	肯斯提克突固尔（天元）所属	暗元↓
	父母应具有先天禀赋的正常的先天恒热（动力）	俄斯特克突固尔（热元）所属	热元↓
	父母应具有先天禀有的抑制人体恒热过盛的固摄之寒	苏吾克突固尔（寒元）所属	寒元
婴儿在母体（腹）中形成及发育的条件与原则，以及每一个阶段与六元之间的协调、归属关系和转化过程。	胎儿由一滴精液在母腹中形成	土日阿克突固尔、（地元）所属	地元↓
	胎儿在母腹中发育增殖活动	肯斯提克突固尔（天元）所属	天元↓
	胎儿禀有人体的恒热	俄斯特克突固尔（热元）所属	热元↓
	胎儿禀有的抑制人体恒热的固摄之寒	苏吾克突固尔（寒元）所属	寒元↓
	胎儿的营养物质由母体供应（由母体吸收营养）	加日克突固尔（明元）所属	明元↓
	胎儿以何种方式从母体中吸收何种营养物质？	哈让格突固尔（暗元）所属	暗元
分娩过程的条件与原则，以及在这过程中与六元的协调、归属关系和转化过程	母亲为了生出胎儿发生节律性宫缩，这虽然看上去是人人皆知的明了之事，但是是何种动力（原因）使子宫发生收缩是不明确的	哈让格突固尔（暗元）所属 苏吾克突固尔（寒元）所属	暗元↓ 寒元↓
	胎儿出世之后土日阿克突固尔（地元）和肯斯提克突固尔（天元）赐予生存的地域和活动的空间	土日阿克突固尔（地元）所属 肯斯提克突固尔（天元）所属	地元↓ 天元↓
	婴儿出世后看到明亮的人间	加日克突固尔（明元）所属	明元
	婴儿体内先天禀有恒定的热	俄斯特克突固尔（热元）所属	热元↓

例如：某年秋季游牧民由夏牧场迁移定居到了某河岸边，突然发生地震，并且 15 天之内水源渐渐的断绝，发生了旱灾，使得河水干枯，人及牲畜缺水，人们欲动身重新寻找水源，但因旱情严重，人与牲畜开始死亡。旱灾持续了一个月之久后，水源才渐渐恢复，当时因为渴极而暴饮水的人与牲畜都立即死亡了，而那些少量缓慢饮用的，则未发生任何不适而生存下来了。一个多月后，河水基本恢复了正常。第二年经观察统计发现，在旱灾期间的 10 天左右时间内妇女没有怀孕的，15 天之后则有怀孕的。由此看来，在旱灾期间，人类的阿尔哈吾（真气、能量）渐衰，其生理的紧硬与稀湿状态变为松软而干燥，连自己的生命都难以保存。从这一例子中可证明（了解）若阿尔哈吾（真气）中没有正常的精微津液来源父母将失去正常的生理功能，也无法完成繁衍后代的义务（功能）这一实事。

当人类遭遇旱灾时，机体内的阿勒特突固尔（六元）归属规律必须服从以下事实，人类生存的基础在于阿尔哈吾（真气），它是生命之本。这是不可歪曲的实事。生命的精渊是血，当这血的渊源遭到干枯旱灾时，因水源不足而趣于干燥、变稠，体液偏燥，血干枯了的人则死亡。也就是说，人体生理的干燥与稀湿功能失去平衡，干燥占据上风，造成人体的干渴与干枯，与此同时，人类的阿尔哈吾（真气）也趋枯燥，机体失去活动动力与能力（男女无力交媾），从而无法完成父母繁衍后代的义务（功能）。

在以上讲述的旱灾期间，人们失去繁衍后代的还有一个主要原因是，人类后天不断补充、充盈摄取的营养物质当中的水被断绝，导致阿尔哈吾（真气）的湿度降低而趋于干燥，正常人体中的干燥与稀湿的生理功能失去平衡，在紧硬与松软的生理平衡中的紧硬占据主要位置，使阿尔哈吾（真气）中的精微液体逐渐由干燥、干枯、到耗竭。

旱灾这一实例同时也说明，阿尔哈吾（真气）精液趋于干燥的感到口干；而干枯的人感到特别的干渴，而耗竭的人则死亡。所以，旱灾以人体而言，土日阿克突固尔（地元）虽然正常，但是需补充和充盈的物质被断绝，在肯斯提克突固尔（天元）的活动与动功能减弱；俄斯特克突固尔（热元）则灼盛；而苏吾克突固尔（寒元）缓慢衰弱；哈让格突固尔（暗元）趋于低衰；加日克突固尔（明元）逐渐减弱。由水而保持湿度的并且不断需要补充、充盈的苏勒（体液）明显不足，不能为繁衍后代创造条件。人类为了生存首先必须是人类的先天禀赋（先天六大之本）与自然界（宇宙）间一定要保持相互衔接、相互协调、相互关联、相互尊崇、相互转化、相互补充的和谐状态时，才能达到创造生命、延缓生命、保护生命、促进生命、运动生命的目的。

第六节　阿勒特突固尔（六元）与人体十种生理平衡状态

哈萨克族医学认为阿勒特突固尔（六元）互相之间的相互协调、相互关联（联络）、相互衔接、相互尊崇、相互转化（依存）的五种和谐状态构成了人类的有机整体，在解释人体的生理与病理的过程中自始至终与阿勒特突固尔（六元）紧密结合起来，同时认为完整的体从阿勒特突固尔（六元）中摄取俄斯得克（温热）、苏吾克（寒凉）、柯普肯（干燥）、穗克勒得克（稀湿）、哈塔英合勒克（紧硬）、波桑合勒克（松软）、渗俄里木（吸收）、施尕里木（排泄）、沃瑶勒克（醒动）、腾舒（静眠）的十种物质的生理平衡状态所组成，而归属于阿勒特突固尔（六元）的，这十种物质的生理平衡状态的根源是人体的先天六大之本与后天六大之本。这十种物质状态是健康人类的本能，它自然而然的找到一种平衡状态，维持正常的生理功能。达到这种平衡状态要与自然界形成各种各样的和谐相处的方式来构造完成，即机体的消耗又回归到自然界即阿勒特突固尔（六元）中获得（即补充与充盈）。而疾病的产生也是由于阿勒特突固尔（六元）的太过与不及时，影响和侵袭机体所致，因此解除疾病的方法，就是调节太过与不及。太过则抑制，不计则补充。因此，哈萨克族医学认为维持正常机体内十种物质的生理平衡状态的基本来源是阿勒特突固尔（六元）。哈萨克族医学的这种平衡医学观贯穿于哈萨克族医学中的理、法、方、药中，在生理上强调十种物质的自身的生态平衡，在病理方面突出的体现失衡病态的研究及解决方法要从自然界（即从阿勒特突固尔（六元））中寻找；在诊断上注意发现是十种物质状态的那种失衡征兆为先；在治疗上着重的纠正，它们之间的失衡状态，达到恢复人体十种物质的生理（生态）平衡状态为目的。哈萨克族医学认为，人的一生中不管这十种物质状态的哪一种失调（失衡），都将不同程度地影响整体机体的阴阳的平衡，由此而发生疾病，而重新纠正失衡（失调）状态达到平衡状态的过程，是治疗疾病使得疾病痊愈的过程，也就是强调均衡、中和及对称的过程。

哈萨克族医学中这十种物质的生理平衡状态是：

（一）俄斯得克（əstəq，温热） 指机体禀有的先天恒热和由后天饮食经消化吸收后化生补充的热（能量、热能），并由此来温煦和保持机体的恒温状态，哈医称之为机体的温热状态。它们均来源于热元，它们在机体的生理过程中起着控制人体先天固摄之寒的过盛和抵抗寒元对人体侵袭的作用，保持自身体温的平衡，不使体温过高过盛或过低过衰，并维持到终。若机体的这种温热状态发生异常变化，太过或不及而失去平衡，则疾病丛生。

（二）苏吾克（swəq，寒凉） 指机体禀有的先天恒寒和由后天饮食经消化吸收后化生和补充的适宜之寒，是用来抑制机体内先天之热及后天填补的温热不宜过盛，保持机体的恒寒状态，哈医称为机体的寒凉状态。它们均来源于寒元，它们在机体的生理过程中起着控制人体先天固摄之热的过盛和抵抗热元对人体侵袭的作用，保持自身体温的平衡，不使体温过高过盛或过低过衰。寒凉将机体的先天与后天的固摄之寒维持到终。在机体具备了死亡的条件之后，它一寒凉状态永久性的战胜机体的温热状态，表现自己的突显性。若机体的寒凉太过或不及，也就是说，机体的这种寒凉状态发生异常变化，都是机体生病的表现

（三）柯普肯（kepkin，干燥） 是指每个正常机体都具有来源于热元的适当的干与燥之象，即适宜的干燥状态。它将制约机体内稀湿状态的过盛或泛滥，机体中的干燥与稀

湿状态的失衡，会使机体久病复发或苛疾丛生。

（四）穗克勒得克（sujəqtəq，稀湿） 是指每个正常机体所具有的来源于寒元的先天及后天的稀与湿之象，即适宜的稀湿状态，维持生命的不断延续，并且是抵制机体内干燥状态过于旺盛的惟一的先决条件，它的过盛或过衰同样导致机体体液的失调而产生一系列的病理反应。

（五）哈塔英合勒克（qatajəŋqələq，紧硬） 指人类在生理活动和运动中必须具有的适宜的紧与硬之象，即适宜的紧硬状态，它是维持躯体稳定的、直立的、平衡的首要支柱条件之一，是正常人体先天所具备的，机体生命活动中肢体的运动、脏器的功能活动是通过这一紧硬状态相互制约来完成，若这一紧硬状态作用得不到正常的发挥则出现一系列的病理反应。

（六）波桑合勒克（bosaŋələq，松软） 指人类在生理活动和运动中所必须具有的适宜的松与软之象，即适宜的松软状态，它是机体内调节先天所具有的紧硬状态的松与软，也是维持躯体随意的、灵活状态的首要支柱条件之一。这一松软状态控制和调节脏器功能和肢体活动的异常紧硬来完成保持机体平衡的任务与功能，若机体中的紧硬与松软状态发生异常变化将会产生疾病，导致疾苦、残疾、甚至死亡。

（七）渗俄里木（siŋirim，吸收） 是正常机体先天禀有并且后天必须持续完成的生理状态，通过这一状态的功能来对食入的营养物质经消化吸收后转化为精微物质，通过体液，尤其是血液的循环散发热气，并产生胡瓦提（气）。因此吸收功能是机体化生精、气、神、津液的必备条件之一，消化吸收过程若出现太过或不及则产生疾病。

（八）施尕里木（ʃəʁarəm，排泄） 是正常机体先天禀有并且后天必须持续完成的生理状态，是机体在完成吸收任务之后，经感觉刺激将其对机体无用的废物由大便、小便、汗液、痰等方式排出体外的功能。若机体失去排泄废物的反射信号，则证明是处于病变状态。

（九）沃瑶勒克（ojawləq，醒动） 哈萨克族医学认为人类生命运动的一半是在醒和动的状态中度过的，即醒动的生理状态。在这一状态中人类通过产生复杂的思考、思维以及体力劳动的过程来完成一切生存活动（即衣、食、住、行），使生命得以延续。并且认为如果人类失去思考、思维的能力（意识），动作异常，即使是一个处于醒与动的状态的人，也不能完成一个正常人的义务。

（十）腾舒（tənʃw，静眠） 人类在醒动的生理状态的各种活动中不免会遭到劳累，疲倦是可观的，所以必需选择一个准定的时间或选一个任何的时机进行休息与睡觉，以恢复体力，即静眠的生理状态。并且将一些隐秘、隐私的不愿让任何人看见的活动在这一状态中完成。静眠状态为醒动状态创造一个充实的、振奋的精神状态，为开始第二天新的生命延续具备条件。也就是说，昼夜所维持的不间断的、不紊乱的交替规律，也是人类生命延续的条件。因人类生命的一半时间是在夜里静眠状态中度过的，不静眠之人是反常的病态之人。

以上人体温热、寒凉、干燥、稀湿、紧硬、松软、吸收、排泄、醒动、静眠十种物质的生理平衡状态，与阿勒特突固尔（六元）自然属性有着密切的联系，即每个人都立足并依赖于土日阿克突固尔（地元）。饮食中的很多营养物质来源于土日阿克突固尔（地元），并且其性格特征与生存土地的属性特征也有着密切的关系，这是人的地元所属；每个人自母腹胚胎发育开始到出生、生长，并为了生存所进行的一切衣、食、住、行等活动都必须在空间完成，死后也要埋在地下占据空间位置，为了生存所进行的呼吸也是在肯斯提克突固尔（天元）中获得的，这是人类的天元属性；每个人都有先天禀有的人体恒热和后天与之同时并在的来自饮食中营养物质的适量的热度（体温），这便是人类的俄斯特克突固尔（热元）所属；每个人都有一个控制和调解机体体温过盛或不及的固摄之寒，这是人类的苏吾克突固尔（寒元）所属；人类在通过彼此的望视来互相认识、互相交谈和了解的过程中，必须具备明亮的条件和环境，并且在这一过程中经历各种惊恐等艰难的历程。在了解疾病性质及诊治过程中，都需要一个明亮的条件，这是人类的加日克突固尔（明元）所属；每个人都有隐私，而且有模糊的、不理解和难以解答的事和物，虽然经过反复的思考和研究，仍寻找不到答案的问题，需要进一步研究与探索，这是人类的哈让格突固尔（暗元）所属。也就是说，人体的温热、寒凉、干燥、稀湿、紧硬、松软、吸收、排泄、醒动、静眠十种物质的生理平衡状态始终要与阿勒特突固尔（六元）保持相互联系、衔接、协调、尊崇、转化的五种和谐状态，才能保持相对的生理平衡状态，维持正常的有机整体。如果阿勒特突固尔（六元）中的一元发生异常导致人体十种物质生理平衡状态的一种发生病理变化的话，则会产生疾病，其中有的转化为慢性疾患，有的甚至会死亡。

第七节　阿勒特突固尔（六元）与人体脏腑器官的关系

哈萨克族医学认为构成世界的阿勒特突固尔（六元）是人类生命环境的源泉，人类归属于阿勒特突固尔（六元），又在阿勒特突固尔（六元）中摄取所需（衣、食、住、行），在此欢乐与悲伤，又可从阿勒特突固尔（六元）中求医寻药而得以康复，死后又归葬于阿勒特突固尔（六元）当中。同时认为它是构成万物的之灵，也是人类外显十二器官和内藏十二脏腑共 24 个脏腑器官的根源，而这 24 个脏器与器官又以其生理属性与特征分别归属于阿勒特突固尔（六元），从而显示人类脏腑器官的最终归宿。

人体 24 个脏腑器官与阿勒特突固尔（六元）的归属关系为：

1.肯俄斯特克突固尔（天元）
- 外显的 ——— 足系、手系
- 内藏的———心系、口腔系

2.土日阿克突固尔（地元）
- 外显的———关节系、外生殖器系
- 内藏的———脑系、内生殖器系

3.加日克突固尔（明元）
- 外显的———眼系、皮肤系
- 内藏的———胃系、肺系

4.哈让格突固尔（暗元）
- 外显的———耳系、颈部系
- 内藏的———腺体系、肠系

5.俄斯特克突固尔（热元）
- 外显的———鼻系、舌系
- 内藏的———肝系、肾系

6.苏吾克突固尔（寒元）
- 外显的———腹部系、毫毛系
- 内藏的———骨系、肌肉系

第二章 吾孜叶克-科孜叶克（øzek-kezek，阳阴）学说

第一节 吾孜叶克-科孜叶克（øzek-kezek，阳阴）的产生与形成

哈萨克族医学家乌特依波依达克在《奇帕格尔利克巴彦》一书中，把一切事物内、外都存在相互对立，相互依存，并在一定条件下相互转化的关系，用吾孜叶克（阳）、科孜叶克（阴）作为代号，并运用这一代号概念来解释和阐述宇宙间相互对立的万物及同一事物内外存在的相互对立面以及维持人体的生理平衡状态的阴阳两个方面，并由此演绎出了哈萨克族医药学中的吾孜叶克-科孜叶克（阳阴）学说。

乌特依波依达克在总结哈萨克族先贤对各种自然现象及人类生命活动的实践中长期观察和积累的经验的同时，自己也发现和总结了万物的运动是阴阳相互作用、保持对立统一的朴素唯物辩证的观点。认为吾孜叶克-科孜叶克（阳阴）的对立统一是宇宙的自然现象及规律，由此逐渐产生和形成了任何事物都存在对立统一的双方的学术思想，于是把吾孜叶克-科孜叶克（阳阴）学说引入到了哈萨克族医药学中。在《奇帕格尔利克巴彦》中有大量关于吾孜叶克-科孜叶克（阳阴）与人体和药物关系的记载。也就是说，人类衰旺寿夭过程存在的相互对立，相互依存，并且不可分离的又在一定条件下相互转化的关系，并运用吾孜叶克-科孜叶克（阳阴）学说来解释和阐述宇宙间相互对立的万物及同一事物内外存在的不可分割的相互对立面，以及人类在生、长、盛、衰过程中保持人体十种生理平衡状态等方面的吾孜叶克-科孜叶克（阳阴）两个方面。

吾孜叶克-科孜叶克（阳阴）学说是哈萨克医药学基础理论的重要组成部分，用它来说明人类和任何事物的两种属性特征，以朴素的辩证观点认为自然界事物的变化都具有对立和相互依存的两个方面，而这两个方面的内在联系、矛盾、相互作用与不断运动是万物生长、变化、繁旺、灭亡的根源。

哈萨克族医学以吾孜叶克-科孜叶克（阳阴）学说中万物间均存在相互对立统一的两个方面及同一事物内部所存在的相互对立统一的关系的观点为基础理论，贯穿于哈萨克族医学的各个方面，即用吾孜叶克-科孜叶克（阳阴）学说解释人体组织结构、脏器的生理与病理、病因、疾病的产生、发展规律，同时说明药物的生长区域、来源、属性特征、饮食原则等，并指导临床诊断、治疗以及鉴别诊断。

哈萨克族医学认为构成宇宙和人体的阿勒特突固尔（六元），是机体十种物质的生理平衡状态的根源，阿勒特突固尔（六元）本身以其特性也分吾孜叶克-科孜叶克（阳阴）。图示如下：

吾孜叶克（阳）	肯斯提克突固尔（天元）	热元属性
	加日克突固尔（明元）	
	俄斯特克突固尔（热元）	
科孜叶克（阴）	土日阿克突固尔（地元）	寒元属性
	哈让格突固尔（暗元）	
	苏吾克突固尔（寒元）	

哈萨克族将这一分类以五指的紧握成拳，张开成掌来比喻。因为阿勒特突固尔（六元）以其从热性渊源和寒性渊源中所摄取的属性的不同，而表现的热性特征（即阳）与寒性特性（即阴）是不同的。因热性与寒性从其特性上讲，有本质上的区别和差异，也就是说，因为他们所摄取的渊源的属性特征有本质上的不同，因而决定着它们所表现的特性、特点有明显的异点（不同点）。

肯斯提克突固尔（天元）、加日克突固尔（明元）与俄斯特克突固尔（热元）属吾孜叶克（阳）；土日阿克突固尔（地元）、哈让格突固尔（暗元）、苏吾克突固尔（寒元）属科孜叶克（阴）。哈萨克族医学认为肯斯提克突固尔（天元）属吾孜叶克（阳）的原因是因肯特克突固尔（天元）具有的给于人类的活动、运动、吸收、传播语音、觅食及机体寝休所占据的空间位置的功能（机能）与财富所决定的。每个人只有通过肯斯提克突固尔（天元）才能完成各种生理功能活动、肢体运动及脏腑器官间的衔接与协调，阿尔哈吾、胡瓦提（水谷精微物质的化生）的消化、吸收与转化，也是因有天元才能完成，才能维持对整体的温煦，保证机体正常的温度；加日克突固尔（明元）成为吾孜叶克（阳）的原因是因为加日克突固尔（明元）具有的给予人类的补充先天禀赋（先天六大之本）和充填后天所需（后天六大之本）以及为自我保护创造条件的功能（机能）与财富所决定的，它为人类用视觉来觅食提供了首要条件，另一方面是人类脱离各种灾难的行动指南，它与机体肢体运动相联结，为在肯斯提克突固尔（天元）摄取热能创造有利条件，故其属吾孜叶克（阳）；俄斯特克突固尔（热元）成为吾孜叶克（阳）是因为俄斯特克突固尔（热元）具有的给予人类的不断摄取、填充先天禀赋（先天六大之本）与后天摄生（后天六大之本）的热能，以及摄取的适合人类机体的恒热，并由此繁衍后代的功能（机能）与财富所决定的，也就是说人类生理与病理变化以及延生的动力均由俄斯特克突固尔（热元）所获，故属吾孜叶克（阳）；哈让格突固尔（暗元）属科孜叶克（阴）是因为哈让格突固尔（暗元）具有的给予人类的对模糊的、理解不透的物质和事，创造了明了探索的思维过程，同时为人类的性生活及一切隐私、隐匿、遮掩之事创造有利条件的功能（机能）与财富，同时因为它不仅缺乏发热能力，并且所有阴暗均属阴处所决定的；土日阿克突固尔（地元）属于科孜叶克（阴）的原因是因为土日阿克突固尔（地元）具有给予人类的先天的特征、形态、个性、性别、差异以及后天摄生的物质来源、立足点、定居点、住宅的功能（机能）与财富所决定的；苏吾克突固尔（寒元）成为科孜叶克（阴）是因为苏吾克突固尔（寒元）具有的给予人类的提醒人们随寒元的递迁，及时采取各种预防、懂慎、防备、保暖等措施来避免严寒、潮湿的侵袭，保养身体，防止因受寒、潮而疾病丛生的功能（机能）与财富所决定的。由此来说明苏吾克突固尔（寒元）的一切属性均属于科孜叶克（阴）。

从以上的吾孜叶克-科孜叶克（阳阴）分类不能说明某种物质特殊的本质和其表面的变化，只是说明任何事物内部都存在阴阳本质的变化，也就是说，事物的吾孜叶克-科孜叶克（阳阴）属性并不是绝对的，而是相对的，这种事物的相对性，一是事物的吾孜叶克-科孜叶克（阳阴）属性在一定条件下可以相互转化，即科孜叶克（阴）可以转化为吾孜叶克（阳），吾孜叶克（阳）可以转化为科孜叶克（阴）。

例如:一年四季的更换与昼夜的替更就是最通常的例子。二是任何一个事物的内部都包含着吾孜叶克-科孜叶克（阳阴）两个方面，即科孜叶克（阴）的事物中既有科孜叶克（阴）也有吾孜叶克（阳），同样吾孜叶克（阳）的事物中既有吾孜叶克（阳）也有科孜叶克（阴），所以哈萨克族医学认为世界万物是一分为二的，都有吾孜叶克（阳）和科孜叶克（阴）二重性的。

以下举例说明哈萨克族医学理论中吾孜叶克-科孜叶克（阳阴）的归类划分：

名称	属性	名称	属性
一年中的 180 个白昼	阳	180 黑夜	阴
春夏	阳	秋冬	阴
雨	阳	雪	阴
天	阳	地	阴
明	阳	暗	阴
热	阳	寒	阴
女	阳	男	阴
面潮红者	阳	面部黑红者	阴
男右半身	阳	男左半身	阴
女左半身	阳	女右半身	阴
人体腹部	阳	人体背部	阴
胖	阳	瘦	阴
雄性绵羊	阳	雌性绵羊	阴
肥壮动物	阳	瘦小动物	阴
绵羊	阳	山羊	阴
双峰骆驼	阳	单峰骆驼	阴
沙漠		山脉	

第二节　吾孜叶克-科孜叶克（øzek-kezek，阳阴）的基本内容

哈萨克族医学界的先贤经过长期的观察和辩证的思维，将吾孜叶克-科孜叶克（阳阴）的内容归纳为以下几个方面：

一、吾孜叶克-科孜叶克（阳阴）**的对立与互根**

吾孜叶克-科孜叶克（阳阴）的属性是对立统一并且是互根的，是相对的，而不是绝对的，在一定的条件下双方可以相互转化，相互依存，相互消长，处于相对的静止不变的状态。任何一方都不能脱离对立的一方面而单独存在，双方各以对方作为自己存在的前提。如：寒与热、内与外、松与紧、上与下、干燥与稀湿、昼与夜、明与暗、动与静、醒与眠、吸收与排泄、生命与死亡等等都是事物对立的两个方面。对于人体来讲，把构成人体的二十四个脏腑与器官中的外显的十二器官归为吾孜叶克（阳），内藏的十二脏腑归为科孜叶克（阴）；脏器的器质为科孜叶克（阴），其功能为吾孜叶克（阳），从而说明物质无功能则不能消化、吸收，功能如果没有物质做基础也不能发挥其作用，这说明两者在生理上同样是依存互根的，也是维持人体先天六大之本与后天六大之本物质的生理平衡状态的基础，是生命延续的根源。组成人体的十种物质的生理平衡状态，以及构成它的六元的属性为基础，从内也分阳阴。吾孜叶克（阳）依存于科孜叶克（阴），科孜叶克（阴）依存于吾孜叶克（阳），形成对立与互根的关系。

二、吾孜叶克-科孜叶克（阳阴）**的消长与转化**

哈萨克族医学认为阴阳两个方面不到其临界点（或相交点）是不相互转化让位的，只有在完成各自所必定要达到的极点（目的）之后，与对方保持一段针锋相对的对立、对抗、相持状态之后，并在一定的条件下向各自相反的方向转化、进展，从而事物的性质也会随之发生根本性的改变，由此说明自然界中的万物或某一事物的内部变化存在各自的吾孜叶克-科孜叶克（阳阴）两方面的对立斗争，相互转化与消长。转化是指事物的吾孜叶克-科孜叶克（阳阴）双方各自发展到一定的程度之后，向各自相反的方向的发展。即吾孜叶克（阳）转化为科孜叶克（阴），科孜叶克（阴）转化为吾孜叶克（阳）。这种转化的过程有时是缓慢的，有时是闪电般之快；消是缓慢衰弱、减退之意，而长是迅速、旺盛、补充之意，吾孜叶克-科孜叶克（阳阴）的消长是事物和其变化的相互对立与互根。说明吾孜叶克-科孜叶克（阳阴）不是静止不变的，吾孜叶克（阳）逐渐转衰而科孜叶克（阴）则渐盛，科孜叶克（阴）渐衰则吾孜叶克（阳）逐强。这就是一方消而另一方长的吾孜叶克-科孜叶克（阳阴）消长方式。

由以上说明吾孜叶克-科孜叶克（阳阴）的消长是一个量变的过程，而吾孜叶克-科孜叶克（阳阴）的转化则是一种质变的过程，热不是永恒不变的，而逐渐的转化为寒；寒也不是保持不变的，逐渐的也变为热，即冬寒之极，春暖必来；夏暑至盛，秋凉必至。这种寒热暑凉的更替，也正是吾孜叶克-科孜叶克（阳阴）转化的体现，也是寒热消长过程。如：冬到春，春到夏又是科孜叶克（阴）消吾孜叶克（阳）长，夏到秋，秋到冬是吾孜叶克（阳）消科孜叶克（阴）长。植物春发夏长，秋熟冬藏也是阳消阴长的过程。例如：草莓春天萌发夏天刚到则开花，不到半个月结果实，夏天刚过其叶就会枯萎，果实流失，秋天其枝枯槁，冬天其根埋在地下，来年春天再发。这一过程中草莓的复活、生长、旺盛过程属俄斯特克突固尔（热元），是科孜叶克（阴）消吾孜叶克（阳）长的过程，而在秋冬花凋、枝枯、根藏的过程是属苏吾克突固尔（寒元），是吾孜叶克（阳）消科孜叶克（阴）长的过程。这一过程与人类夜间睡眠，而白昼醒动产生活动与运动一样。因此草莓的生长趋势与季节吾孜叶克-科孜叶克（阳阴）的转化规律相协调，保持同等的内在的吾孜叶克-科孜叶克（阳阴）平衡状态和转化过程，才能每年复活生长并结果。草莓之命在于根，根从土壤中吸取营养，以供全程。若把它连根拔掉并凉干，其生长则会永远停止，因为它从土中吸取营养的途径中断，就像人类先天禀赋与后天饮食被中断而失去气与精微物质，或者象晚期的疾病一样，治疗也是无效。即吾孜叶克-科孜叶克（阳阴）失去平衡，不能相互转化。若将草莓的根不慎拔出后，将其立即再埋入土中，则会再生，犹如疾病一发生就立即对症治疗，则会痊愈一样。即吾孜叶克-科孜叶克（阳阴）恢复了原有的相对平衡状态，开始相互转化与消长的过程。

阿勒特突固尔（六元）以其根本属性所分的吾孜叶克-科孜叶克（阳阴），即热性与寒性，也是区别和对比它们特性与本质表现的源泉，但其吾孜叶克-科孜叶克（阳阴）即：寒热也按其自然的客观规律相互转化与消长。如:俄斯特克突固尔（热元）转化为苏吾克突固尔（寒元）；苏吾克突固尔（寒元）转化为俄斯特克突固尔（热元）；俄斯特克突固尔（热元）又转化为俄斯特克突固尔（热元）；苏吾克突固尔（寒元）又转化为苏吾克突固尔（寒元）等等。如：生羊肉，从其表面看应属苏吾克突固尔（寒元），煮熟之后转化为俄斯特克突固尔（热元），放凉之后又逐渐转化为了苏吾克突固尔（寒元），但经人咀嚼器官口腔系嚼碎送入消化器官，经消化吸收，熟凉肉转化为初级的俄斯特克突固尔（热元），逐渐化生为人体的生理热。从这例子说明，机体与饮食的吾孜叶克-科孜叶克（阳阴）即寒热保持相对的平衡和互相转化，是生命的根源，这一过程既具有固有的，也具有多变的特性。固有性是指羊肉保存着其自然的本质的吾孜叶克（阳）（热性）属性，多变性是指其表面由科孜叶克（阴）转化为吾孜叶克(阳)，最终科孜叶克(阴)转化为吾孜叶克(阳)，是处于不断变化消长、相互转化为核心的吾孜叶克-科孜叶克（阳阴）消长与转化过程。

总之不管是阿勒特突固尔（六元），还是人体、致病源、病种、外伤疾病、饮食的来源、植物、金属、动物等等，各自都或从内或从外或从本质上均分寒热属性，即其根源必定是具有吾孜叶克-科孜叶克（阳阴）两翅，所以吾孜叶克（阳）消科孜叶克（阴）长，科孜叶克（阴）消吾孜叶克（阳）长；吾孜叶克（阳）转为科孜叶克（阴）；科孜叶克（阴）转为吾孜叶克（阳）。如昼夜的、日月的、季节的消长与转化，其一半为阳，一半为阴，若不是这样，万物则失去本身先天的属性，若它一吾孜叶克-科孜叶克（阳阴）失衡，宇宙消失，生命绝亡。

第三节　吾孜叶克-科孜叶克（阳阴）学说在哈萨克医药中的运用

吾孜叶克-科孜叶克（阳阴）学说贯穿于哈萨克族医药学药理论体系的各个方面，利用吾孜叶克-科孜叶克（阳阴）对立的属性来说明人体的组织结构、生理功能、病理变化、疾病的发生、发展规律，药物的属性，饮食属性，并指导临床诊断、鉴别诊断与治疗的一般规律等等。

一、说明人体的组织结构

哈萨克族医学理论运用吾孜叶克-科孜叶克（阳阴）学说在说明人体组织结构时，认为人体是一个对立统一的有机整体，而组成它的组织结构是有机联系的，又是相互对立的吾孜叶克-科孜叶克（阳阴）两部分，它把人体腰以下分为吾孜叶克（阳），腰以上为科孜叶克（阴）；男性右为吾孜叶克（阳），左为科孜叶克（阴）；女性左为吾孜叶克（阳）右为科孜叶克（阴）；人体腹为吾孜叶克（阳），背为科孜叶克（阴）等等。组成人体的外显十二器官：毫毛系、皮肤系、耳系、舌系、眼系、鼻系、手系、足系、腹部系、关节系、颈部系、外生殖器系为科孜叶克（阴），而内在十二脏器：肺系、脑系、心系、腺体系、骨系、肝系、胃系、口腔系、肾系、肌肉系、肠系、内生殖器为吾孜叶克（阳），每个脏腑、器官又从内都有其吾孜叶克-科孜叶克（阳阴）属性，吾孜叶克（阳）性器官中也有吾孜叶克（阳）中之科孜叶克（阴），科孜叶克(阴)性器官中也有科孜叶克（阴）中之吾孜叶克（阳），试图如下：

示意图 1

吾孜叶克（阳）（内藏的脏腑）	肺系、脑系、心系、腺体系、骨系、肝系、胃系、口腔系、肾系、肌肉系、肠系、内生殖器
科孜叶克（阴性）（外显的器官）	毫毛系、皮肤系、耳系、舌系、眼系、鼻系、手系、足系、腹部系、关节系、颈部系、外生殖器

示意图 2

吾孜叶克（阳性）	外显器官中的	毫毛系、皮肤系、眼系、舌系、鼻系、外生殖器系（阴中之阳）
	内藏脏腑中的	脑系、胃系、骨系、口腔系、肠系、肌肉系（阳中之阳）
科孜叶克（阴性）	外显器官中的	手系、足系、关节系、耳系、颈部系、腹部系（阴中之阴）
	内藏脏腑中的	心系、肝系、肺系、肾系、内生殖系、内生殖系（阳中之阴）

脏腑与器官是物质的，属科孜叶克（阴），而其功能属吾孜叶克（阳）。不管是以上属吾孜叶克的（阳）性脏器，还是属科孜叶克（阴）性脏器，都平稳的存在于人体的整体，在人体的整个生命过程中始终保持着其吾孜叶克-科孜叶克（阳阴）的对立统一关系，反之人的生命也就停止。

二、说明人体的生理功能

哈萨克族医学认为人体正常的生理功能及运动过程非常复杂，但均可用吾孜叶克-科孜叶克（阳阴）来概括。如物质属科孜叶克(阴)，功能属吾孜叶克（阳），这些组织结构和气血津液的运动及其所发挥的功能则均属于吾孜叶克（阳），即生理功能以物质为基础。两者之间，不但相互对立，而且是相互依存，这种人体物质与功能之间的对立统一关系是人体生理活动的基本规律。哈萨克族医学认为人体的生理功能是以人体十种物质的生理平衡状态来维持，它把正常人体的组织结构归纳为温热、寒凉、干燥、稀湿、松软、紧硬、醒动、静眠、吸收、排泄十种物质的生理平衡状态，把其根源归属于六大元源即阿勒特突固尔（六元），以上十种物质的生理平衡状态，也是吾孜叶克-科孜叶克（阳阴）相对平衡的生理状态，也是阿勒特突固尔（六元）之间即吾孜叶克-科孜叶克之间（阳阴之间）相互协调、相互转化、相互尊崇、相互衔接、相互联系的五种和谐状态在人体中的集中表现。因此哈萨克族医学将人体十种生理的物质平衡状态即吾孜叶克-科孜叶克（阳阴）平衡状态的根源始终从阿勒特突固尔（六元）间的阳阴平衡状态中去寻找，并称之为人体正常的生理功能，而且用它自始至终的解释人体所发生的一切生理与病理现象，这十种物质的生理平衡状态，从内也分为吾孜叶克-科孜叶克（阳阴），其中：温热、干燥、醒动、紧硬、吸收为吾孜叶克(阳)，寒凉、稀湿、松软、静眠、排泄为科孜叶克（阴），若吾孜叶克-科孜叶克（阳阴）失衡，人类的先天禀赋与后天饮食失去衔接，机体阴阳的一方或盛或衰，产生疾病，因此人体始终存在对立与统一，消长与平衡，并且从内部又均匀分布衔接，否则，生命绝亡。

三、说明人体的病理变化

哈萨克族医学理论认为人体的病理变化，比其生理更为错综复杂，但同样以吾孜叶克-科孜叶克（阳阴）这一概念来概括，人体在生理活动过程中，物质与功能之间必定保持相对的动态平衡状态，即十种物质的生理平衡状态也就是说吾孜叶克-科孜叶克（阳阴）平衡状态。而构成人体的热性元源和寒性元源，若成为病邪对整体或某一脏器或从外的或从里的、或由表及里的、或由里及表的侵袭成为致病条件的同时，破坏机体十种物质的生理平衡状态，造成其中一种的吾孜叶克-科孜叶克（阳阴）平衡失调，则会产生疾病。疾病一旦发生，必须明确所得疾病的寒热属性即吾孜叶克-科孜叶克（阳阴）属性，从而对症调整机体的吾孜叶克-科孜叶克（阳阴）失衡状态，这也是最基本的治疗原则。

机体内在吾孜叶克-科孜叶克（阳阴）消长的过程中，若不能保持相对的平衡，就会产生体内或吾孜叶克（阳）或科孜叶克（阴）的偏胜或偏衰，从生理状态转化为病理状态。阳盛则产生“热”的症候群，若热邪持续不退还会进一步消耗阴液，则阴亏脱水；阴盛则气散，会出现一系列的“寒”性的症候，如畏寒肢冷，水肿等。

例如出汗是一种人体正常的生理现象，并且到了一定的程度则会自行停止，这也是人体吾孜叶克-科孜叶克（阳阴）交替即寒热交替来保持平衡的自然属性，若这一现象失去原有的平衡，如果由于其它各种外来因素，导致汗液突止或不能外出。换句话讲汗液不是自然的停止，而是由于外来的诱因或条件破坏（导致）了机体正常生理功能而导致的失衡状态，也成为了病理变化的病因根源。汗液的出与止既是机体先天的本能，也是患者的自觉与他觉症状，同时也是后天（即第二阶梯）的有益享有的运动与活动中所产生的正常生理反应。人体的汗出与停止即是生理的也可是病理的，汗出是由于热性元源对机体所产生的`或从内的、或从外的、或是生理的、或是病理的现象，但因在较盛的寒性元源的影响下，超于热元所散发出的热时汗液便会停止，导致机体吾孜叶克-科孜叶克（阳阴）失去平衡状态，疾病丛生，寒（阴）盛时则正常汗液不能外出于体表。

在病理过程中，吾孜叶克-科孜叶克（阳阴）的偏盛与偏衰，在一定的条件下，可以向各自相反的方面转化，即热极生寒，寒极生热，也就是说，疾病的发生，从总的方面来讲，是吾孜叶克-科孜叶克（阳阴）对立依存关系遭到破坏，人体失去正常的吾孜叶克-科孜叶克（阳阴）相对平衡状态，使的吾孜叶克-科孜叶克（阳阴）偏盛或偏衰的结果。

四、吾孜叶克-科孜叶克学说在哈萨克族医学中在诊断、治疗和药物归类等方面的运用

哈萨克族医学理论认为疾病的发生、发展与变化，虽然也是错综复杂的，但一般来讲，也不外乎是吾孜叶克-科孜叶克（阳阴）（十种物质的生理平衡状态）失调的结果。如：从疾病的发病部位来讲，不是在表（阳）就是在里（阴），从疾病的性质来讲，不是热病（阳症）就是寒症（阴症）等等。即吾孜叶克-科孜叶克（阳阴）的失调是疾病产生的原因。

例如：就汗出时因感受风寒而突止引起的疾病来讲，一般其根源属苏吾克突固尔（寒元），寒为病邪侵入机体，机体的生理变化（人体热）受其影响，（阳）失去平衡倾向于寒性，即机体寒（阴）盛，而导致患者出现畏寒怕冷，继则发热、骨痛、全身酸楚等一系列的寒性疾病（科孜叶克）的表现，故用药以热性（吾孜叶克）为主，治疗原则是发汗，以调整吾孜叶克-科孜叶克（阳阴）的失衡。

以热性元源所致的疾病来讲，例如中暑其性质属热，患者出现突然头晕、身痛、恶心甚至晕厥的热性疾病的征候群，这是由于俄斯特克突固尔（热元）中的强阳光即阳中之阳光（吾孜叶克）作用于机体头部（脑）并影响人体内部所致，用药以寒性药（科孜叶克）为主，治疗原则是退热（清热）。

从以上的两例说明不管是热性元源还是寒性元源，都可在一定条件下成为致病源，导致疾病，而其疾病的性质随之所属。哈萨克族医学要求医者区别寒元与寒邪之间即科孜叶克（阴），热元与热邪之间吾孜叶克（阳）的差别。如以中寒所出现的寒性症状与中暑所出现的热性症状的不同，为依据而确立治疗原则，以求吾孜叶克-科孜叶克（阳阴）平衡而使疾病痊愈。总之，在诊断过程中正确地掌握疾病性质，并把它归属于吾孜叶克(阳)或科孜叶克（阴），再立法选药。

哈萨克族医学中，虽然其药物种类为数千种之多，但其性能一般可用吾孜叶克-科孜叶克（阳阴）加以概括说明。总之以药物的来源、生长地区、形状、花种等方面来分其吾孜叶克-科孜叶克（阳阴）属性，举例如表所示图：

阴	阳
生于潮湿地带的	长于干旱地带的
环状根	须状根
针形状叶	披针形叶
单叶	复叶
兰花	黄花
紫花	红花
多年生	一年生、二年生
藤木	乔木

总上所述，药物的性能不外是寒、热、湿、凉、大寒、大热六种，其中热、湿、大热属吾孜叶克（阳），而寒、凉、大寒属科孜叶克（阴）；从其味来讲分甜、酸、苦、咸、辛、平六种，其中辛、甜属吾孜叶克（阳），酸、苦、咸为科孜叶克（阴），平是既不属吾孜叶克（阳）也不属科孜叶克（阴），所以了解药物的吾孜叶克-科孜叶克（阳阴）属性，对指导临床实践有一定的帮助，是调节人体阴阳，战胜疾病的重要武器。

关于药物的吾孜叶克-科孜叶克分类及归属，可参阅《哈萨克药志》一书。

第三章　热阿依（raj ilimi，气候）学说

第一节　热阿依（raj，气候）学说的形成与产生

哈萨克族医学家乌太波衣达克在《奇帕格尔利克巴彦》一书中，把解释气候变化与人体之间关系的学说称为热阿依学说。乌太波衣达克在观察气候变化（正常与异常）与生活在天地之间的人体生命活动实践中，在总结前人的经验的同时，自己也发现和总结了气候变化与人类生理病理关系有着内在的实质联系，于是把气候学说引入到了哈萨克族医学中。在《奇帕格尔利克巴彦》中有大量关于气候与人体关系的记载，认为气候的一般规律与异常变化也是人体生理、病理变化的一般规律，于是在阐明人体的生命现象和病理反应时常常借助于自然界中的气候变化特征。而后世的哈萨克族医学家门也非常重视人与气候间的关系，认为构成宇宙的阿勒特突固尔（六元）间不间断的转化、变迁与交替轮回，是气候变化的源渊条件，而气候随时随地直接影响着人体。因此，他们在继承古代哈萨克族医学家思想的基础上，经过长期与地理区域环境相适应的过程，根据天地相应的整体观点，认识到人体的生理反应、病理变化均随每一个季节、每一个时辰的变化，也就是说在季节更替中、月亮盈亏、太阳升落等宇宙环境影响下出现的多种比较稳定的、节律型的常规气候变化现象而变化。如果气候变化出现太过或不及失去常规的相对平衡状态，都会导致人体内温热、寒凉、干燥、稀湿、紧硬、松软、吸收、排泄、醒动、静眠等十种物质的生理平衡失衡，从而成为或直接或间接的致病源导致疾病，或为其他致病源创造致病条件。从而逐步形成了哈萨克族医学领域中独具特色的热阿依（气候）学说，而且是较为系统的哈萨克族医学基础理论之一而影响至今。

第二节　热阿依（气候）学说的基本内容

一、热阿依（raj，气候）的属性分类

哈萨克族医学理论把自然界中气候现象分为：夏勒达玛（风）、苏萨克（寒潮）、俄孜格玛（寒）、思孜纳（湿）、特木克（暑热）、胡孜纳或克孜得尔玛（热。炎热）、舒瓦克（温暖）、阿亚孜（严寒）、布冷和尔（雾朦）、杜勒（云）、阿依和（晴）、布尔哈克（暴风雪）十二种，并广泛运用于医学中。

哈萨克族医学认为阿勒特突固尔（六元）在相互轮回、循环、补充、追踪的过程中所产生的十二种气候的各自属性，最终归属于风、寒、湿、热四大突显性的气候，而其他八种气候的属性特征只是在它们相互转化的过程中产生的。不过这十二种气候之间不管发生

怎样的自然变化现象，其主要根源最终不外是寒和热在起主要的引导作用，而其他包括风和湿在内的十种气候变化只是对寒和热的变化起跟踪、补充作用，并随之变化而变化，其所有属性都不是绝对、永恒不变的。

哈萨克族医学认为四大突显性气候相互间是交织融合的，但是其中的一种必定要领先占有一个单纯性的主气候而突显，哈萨克族医学称之为塔依德日木，即突显型；而与其他多种夹杂的气候相合形成复杂性的气候群时，哈萨克族医学称之为霍斯勒木，即参合型。也就是说，有时二种属性根源相同的气候相遇、相拼，形成了一个主气候，即突显型。而属性根源特征不同的二种以上的气候相遇、相拼，形成了掺挟性的气候，即参合型。具体来讲它们有以下的表现形式：

1. 当夏勒达玛（ʃaldama，风）表现为塔依德日木，即突显型的主气，但与其他辅助性的气候变化挟杂并存时，形成霍斯勒木，即参合型杂气。图示如下：

塔依德日木（tajdərəm，突显型）	风
霍斯勒木（qosələm，参合型）	风寒
	风湿
	风热

2. 当思孜纳（səzəna，湿）表现为塔依德日木，即突显型的主气，但与其他辅助性的气候变化挟杂并存时，形成霍斯勒木，即参合型杂气。图示如下：

塔依德日木（tajdərəm，突显型）	湿
霍斯勒木（qosələm，参合型）	湿风
	湿寒
	湿热

3. 当俄孜和玛（əzʁəma，寒）表现为塔依德日木，即突显型的主气，但与其他辅助性的气候变化挟杂并存时，形成霍斯勒木，即参合型杂气。图示如下：

塔依德日木（tajdərəm，突显型）	寒
霍斯勒木（qosələm，参合型）	寒风
	寒湿
	寒热

4. 当克孜得尔玛（qəzədərma）或胡孜纳（quzəna，热）表现为塔依德日木，即突显型的主气，但与其他辅助性的气候变化挟杂并存时，形成霍斯勒木，即参合型杂气。图示如下：

<table>
<tr><td>塔依德日木（tajdərəm，突显型）</td><td>热</td></tr>
<tr><td rowspan="3">霍斯勒木（qosələm，参合型）</td><td>热风</td></tr>
<tr><td>热湿</td></tr>
<tr><td>热寒</td></tr>
</table>

二、十二种气候的阴阳属性分类

哈萨克医学理论把自然界中十二种气候现象根据其属性和表现特征分为吾孜叶克-科孜叶克（阳阴）两大类。图示如下：

阴性气候	寒潮、寒、严寒、湿、云、暴风雪
阳性气候	热、晴、温暖、暑热、朦胧、风

并且将因以上十二种气候异常的变化成为病因，直接或间接影响人体所引起的疾病和所产生的自觉与他觉症状也归为吾孜叶克-科孜叶克（阴阳）。如：眩晕、灼痛等等热性症状归为吾孜叶克（阳）；刺痛、胀痛、隐痛等等的寒性症状归为科孜叶克（阴）。而把气候为病因所导致的疾病中所表现的如：烧伤、中暑、中风等疾病归为吾孜叶克（阳）性疾病；冻伤、中寒、中湿等等的疾病归为科孜叶克（阴）性疾病等等。

三、季节与气候属性特征

哈萨克族医学将四大突显性气候的特征与季节、昼夜变化时的气候特征紧密联系在一起，认为它们之间是相依为命、尊崇和谐、协调衔接、不可分割的关系，并将四大突显性气候分别归属于一年当中四个季节气候变迁时所突显的气候属性特征。示图如下：

季节	气候属性特征归属
春	湿
夏	热
秋	风
冬	寒

也就是说，四季气候自然属性特征在正常轮回时春天属湿、夏天属热、秋天属风、冬天属寒。哈医认为春天主气的属性特征以湿为主的理由基础是，在此季节气候多为湿潮、多露；夏天主气的属性特征以热为主的理由基础是，在此季节气候多为暑、热、燥；秋天主气的属性特征以风为主气的理由基础是，在此季节气候多为风、燥、干；冬天主气的属性特征以寒为主的理由基础是，在此季节气候多为寒、霜、冷。

以上只是对每一个季节常规气候在没有特殊变化情况下所作的自然归属分类，如果在这期间遇到异常的风、雨、雪等意外挟杂的异常气候，则随着气候的变化，季节气候属性也随之而表现出与之不同的属性特征。

四、每个季节当中的气候属性特征

哈萨克族医学将每个季节当中的三个月分为三段来分别讲述其气候的属性特征。

1. 春季三段气候属性特征的分类：

①融化之春的属性特征 ⟶ 先霜、湿后为湿、燥。

②蒸发之春的属性特征 ⟶ 先湿、燥后为风、干、燥。

③萌芽之春的属性特征 ⟶ 先风、干、燥后为暑、热。

2. 夏季三段气候属性特征的分类：

①蓬茸之夏的属性特征 ⟶ 先暑、热后为热、燥。

②茂盛之夏的属性特征 ⟶ 先热、燥后为暑热、干。

③茂密之夏的属性特征 ⟶ 先暑热、干后为热、凉、霜。

3. 秋季三段气候属性特征的分类：

①成熟之秋的属性特征 ⟶ 先热、凉、霜后为风、燥。

②风盛之秋的属性特征 ⟶ 先是燥、风后为风、干。

③潇洒之秋的属性特征 ⟶ 先是干、霜后为霜、寒。

4. 冬季三段气候属性特征的分类：

①小寒之冬的属性特征 ⟶ 先是凉、寒后为寒、霜。

②严寒之冬的属性特征 ⟶ 先是寒、霜后为严寒、寒。

③寒融之冬的属性特征 ⟶ 先是严寒、寒后为寒霜、湿。

以上是对每一个季节每一段常规气候在没有特殊变化情况下所作的自然归属分类，要是每个季节每一段的前后期挟杂风、雨、雪等异常气候变化而延长的话，则每一季节可能有以下的两种基本变化属性。

春季遇暴雪时其属性特征为 ⟶ 先寒、霜后寒、湿。

春季遇少雪时其属性特征为 ⟶ 先寒、凉、风后为湿、凉。

夏季遇多雨时其属性特征为 ⟶ 先潮、湿、后为燥、热。

夏季遇干旱时其属性特征为 ⟶ 先燥、热后为热、干。

秋季遇多雨时其属性特征为 ⟶ 先潮、湿、热后为风、寒、凉。

秋季于干旱时其属性特征为 ⟶ 先风、燥后为风、凉、寒。

冬季遇少雪只是霜冬时其属性特征为 ⟶ 先寒、霜后寒、潮湿。

冬季遇暴风雪时其属性特征为 ⟶ 先严寒、霜、潮湿后为严寒、风、潮湿。

五、不同区域气候的自然地理属性特征的基本情况

哈萨克族医学认为不同地区和区域具有不同的地理特征和变化，而这些不同的气候条件影响着所处地域的人群，因此要求医师首先要熟练掌握自然界中不同地域的地理气候环境以及它们在季节、昼夜中的气候变化属性，即正常的变化规律与异常的特征，并引用到医学领域，应用于临床中，作为诊断疾病的性质、预测疾病的预后和转归的理论基础，也就是说，把气候对人体的影响始终贯穿于一切医事活动中。

下面简要论述要求医生熟练掌握的不同区域每个季节的气候变化属性特征，如；

1. 高山区域的自然气候特征

春天的属性特征→先潮湿、寒继而为风、湿。

夏天的属性特征→先暑热、风继而为热、潮湿。

秋天的属性体征→先热、潮湿继而为燥、霜。

冬天的属性特征→先严寒继而为寒、潮湿。

2. 中山区域的自然气候特征

春天的属性特征→先潮、湿继而为潮、热。

夏天的属性特征→先热、燥继而为暑、燥。

秋天的属性特征为→先燥、风继而为燥、露。

冬天的属性特征为→先燥、严寒继而为寒、潮、霜。

3. 位于阳面的区域自然气候的特征

春天的属性特征→先风、燥继而为热、风。

夏天的属性特征→先风、热（暑）继而为干、燥。

秋天的属性特征→先燥、露继而为寒凉、燥。

冬天的属性特征→先严寒、风继而为寒凉、风。

4. 位于阴面区域自然气候特征

春天的属性特征→先潮湿、寒凉继而为潮、寒凉。

夏天的属性特征→先热、湿继而为潮、湿。

秋天的属性特征→先湿、燥继而为露、燥。

冬天的属性特征→先霜、严寒继而为寒、湿。

5. 盆地区域的自然气候特征

春天的属性特征→先寒、湿继而为湿、热。

夏天的属性特征→先潮、热继而为干、燥。

秋天的属性特征→先干燥、风继而为燥、寒凉。

冬天的属性特征→先寒、凉继而为寒、潮湿。

6. 丘陵区域的自然气候特征

春天的属性特征→先寒、湿继而为潮湿、燥。

夏天的属性特征→先暑热、燥继而为燥、热。
秋天的属性特征→先热、燥继而为风、寒凉。
冬天的属性特征→先霜、寒继而为寒、潮湿。

7. 干旱区域的自然气候特征

春天的属性特征→先寒凉、露继而为燥、热。
夏天的属性特征→先暑、燥继而为风、燥。
秋天的属性特征→先燥、风继而为燥、寒凉。
冬天的属性特征→先霜、寒继而为霜、露、寒凉。

8. 风口区域的自然气候特征

春天的属性特征→先风、寒凉继而为燥、热。
夏天的属性特征→先热、风继而为燥、干、风。
秋天的属性特征→先风、燥继而为风、霜。
冬天的属性特征→先风、严寒继而为湿、风。

9. 沼泽，潮湿区域的自然气候特征

春天的属性特征→先寒凉、潮湿继而为潮湿、热。
夏天的属性特征→先暑热、潮湿继而为潮、湿。
秋天的属性特征→先湿、风继而为风、寒凉。
冬天的属性特征→先霜、严寒继而为潮、寒冷。

10. 森林山区区域的自然气候特征

春天的属性特征→先寒、潮湿继而为湿、热。
夏天的属性特征→先暑热、潮继而为燥、露。
秋天的属性特征→先风、燥继而为干燥、露。
冬天的属性特征→先霜、严寒继而为湿、寒凉。

11. 树林稀薄山区区域的自然气候特征

春天的属性特征→先风、寒凉继而为热、风。
夏天的属性特征→先暑热、燥继而为风、热。
秋天的属性特征→先干燥、风继而为燥、寒凉。
冬天的属性特征→先寒、潮继而为寒、凉风。

12. 森林茂密区域自然气候特征

春天的属性特征→先潮、湿继而为干燥、热。
夏天的属性特征→先暑热，湿继而为暑热、干燥。
秋天的属性特征→先风、湿继而为湿、风。
冬天的属性特征→先霜、寒继而为风、湿。
………

以上只是举例讲述哈萨克族医学要求医生熟练掌握不同区域中四季气候属性的变化特征。哈萨克族祖先又把每个季节当中的每个月份再分托勒合木（上旬）、托勒合斯木（中旬）、托日合木（下旬）三个阶段，并把这三个阶段，从内再细分其自然属性特征。如：融化之春上旬属性，先是湿凉、寒后转为湿热；融化之春中旬属性，先是凉，寒湿后转为湿热；融化之春下旬属性，先是湿凉、热后转为湿热等等。

哈萨克族认为气候不仅在每月的上、中、下旬变化着，而是在昼夜尤其是每个昼夜的12个时辰段在不停的变化，并且各自具有特有的自然属性的变化规律。

哈萨克族将在一个月当中月初、月中、月末的3天（即3个昼夜），称为这个月内的危险之日（威胁之日），认为此时气候极易起变化影响人体，应慎防。月初的第一个昼夜属性是先为阳、寒，后转阴、湿；月末最后的昼夜属性是先为阳、湿、燥，后转阴、寒等。并且哈萨克族将一个昼夜以两个小时为一个时辰段共分十二时段，其以当地时间为准划分如下：

1. 耶色克柯尔干（esekqərʁan）　（凌晨4～6时）
2. 唐尔滕（taŋerteŋ）　（早晨6～8时）
3. 萨斯克（sæske）　（上午8～10时）
4. 图斯（tys）　（中午10～12时）
5. 合依木（qjəm）　（下午12～14时）
6. 别新（beʃin）　（傍晚14～16时）
7. 贝瓦克（bejwaq）　（黄昏16～18时）
8. 克什（keʃ）　（晚上 18～20 时）
9. 英尔特（iŋirt）　（上半夜20～22时）
10. 哈坦（qatan）　（深半22～24时）
11. 奥额木（awəm）　（深夜0～2时）
12. 唐加克（taŋʤaq）　（下半夜 2～4时）

又把这十二时辰段以六六分成形成左右俩翅，并归属阴阳。

一昼夜的右翅属白昼（即属阳和明元），它们是：

（1）耶色克柯尔干　（2）唐尔滕
（3）萨斯克　（3）图斯
（5）合依木　（6）别新

一昼夜的左翅属夜间（即属阴和暗元），它们是：

（1）贝瓦克　（2）克什
（3）英尔特　（4）哈坦
（5）奥额木　（6）唐加克

哈萨克医医学认为这一昼夜的十二个时辰段当中有4段是对人体（人命）有危险的或

者说给人命带来危险的时辰段，也是人们应该警惕、提防的时辰段，它们是：

（1）耶色克柯尔干	（凌晨 4-6）	其属性特征为风；
（2）图斯	（中午 10-12）	其属性特征为热；
（3）贝瓦克	（黄昏 16-18）	其属性特征为湿；
（4）哈坦	（深夜 22-24）	其属性特征为寒。

四个危险时辰段分别归属的风、热、湿、寒属性特征，只是代表或着说明其属性特征的主要基础。虽然此时各自独占一个属性，但其前后气候会发生变化，同时可相互转化，这也是自然界气候规律的基本属性。

为什么这四个时辰段对人体（人命）造成危害的原因会在以后的阿勒玛斯木(循环、转换、轮回)学说中进一步论述。总之与这四个危险时辰段依附着其他八个时辰段以及它们之间的相互差异属性，尤如四个危险时辰段一样，每时每刻体现着（展示着）自己的属性特征，医生应熟练地掌握十二时辰段的划分以及它们之间的气候变化规律。

第三节　哈萨克族医学中人对气候变化的三大承受力论

哈萨克族医学将十二种气候变化与十二时辰、十二个月、每个季节（每一个季节的三个阶段）、每周、十二生肖属相等等联系起来，说明人体的解剖结构、生理现象、病理变化等方面，人类对自己生活环境的气候形成了与其相协调的先天禀赋和后天调养的自我调节机制和适应能力以及承受力。也就是说，气候以其复杂性和变化性挑战着人类的适应能力和承受力，从而成为了哈萨克族医学当中解释人类在不同气候条件下对气候变化承受力的体质属性特征的理论基础。因为哈医祖先发现，有些疾病的种类和危险性的变化似乎从某种意义上反映了季节甚至昼夜气候的变迁，随着自然气候的不同，人类就有相适应的变化，以适应生命活动的需要。人类为求生存与自然界气候间每时每刻都在保持着和谐的自身调节状态。因此要求医生在明确掌握人类出生时对气候变化承受力的体质属性特征时，首先要掌握出生时和出生前后的气候变化。并且将十二种气候变化与十二时辰、十二个月、每个季节（每一个季节的三个阶段）、十二个生肖年、性别等等联系起来综合分析，说明人体对风、寒、湿、热的承受力的体质属性特征，从而作出正确的诊断和治疗。

人类对气候变化的三大承受力论，是哈萨克族医学中将人类出生时的复杂气候变化渗透于人体体质属性特征，并论述人体独一无二的最复杂功能特征的基本理论，还有待于在以后的临床实践中进一步研究。也就是说，哈医学中的人类对气候变化的承受力论其规律深奥，有待进一步探索研究，是属于哈让格突固尔（暗元）。

活着的人不断改变和更新自我，以适应不断变化的气候环境，维持正常的生命状态，这种过程在哈萨克族医学中称为托孜木塔勒得克（即人类承受气候变化的耐力），它包括别日克（禀赋力）、施达木得（忍耐力）、施达木斯孜（无耐力）三种耐力。虽然每个人的外观看上去基本上保持着因有的原貌，但其身体内部以自身的体质状态适应着每时每刻的气候环境的复杂变化。当身体能够承受这些复杂变化就可以保持正常状态，否则就会生病。如果气候变化幅度远远超过身体的承受能力时，就可能导致死亡，如冻死等。而先天之本与后天之本的机体体质属性以及承受力的限度是由出生及生活环境的气候属性所决定。下面分别简要说明它们对风、寒、湿、热四大突显性气候的三种承受力。

一、人类的生肖属相对气候变化的三大承受力

哈萨克族医学认为人类的生肖属相和出生时刻的气候变化应处于相互协调、相互尊崇、相互衔接、（联络）、相互转化、相互关联的五种和谐状态，并且先天禀有和后天具备对风、寒、湿、热四大突显性气候变化的三大承受力，才能适应于复杂多变的气候变化和保持机体正常的心身状态。

哈医将出生在不同生肖属相之年的人对风、寒、湿、热四大突显性气候变化的三大承受力示意如下。

生肖属相	别日克（禀赋力）	施达木得（忍耐力）	施达木斯孜（无耐力）
鼠	热、湿	风	寒
牛	湿、寒	暑热	风
虎	风、寒	湿	热
兔	风、寒	暑热	湿
蛇	湿、热	湿	寒
马	风、寒	热	湿
龙	热、湿	风	寒
羊	风、寒、潮	湿	热
猴	风、热	湿	寒
狗	寒、潮	寒	热
鸡	热、风	热	寒
猪	湿、寒、潮	寒	风

当符合以上的相互协调、相互尊崇、相互衔接、（联络）、相互转化、相互关联的五种和谐状态时，才能保持一个正常的健康之体。若出现不和谐的情况，会使机体在生理和功能上或多或少的出现异常差异，则会产生疾病，成为患者。因此哈萨克族医学要求医生掌握以上承受力的规律以及表现形式，对所产生的疾病作出正确的诊断。

二、人类出生季节对气候变化的三大承受力

哈萨克族医学认为季节与人类出生时刻的气候变化应处于相互协调、相互尊崇、相互衔接、（联络）、相互转化、相互关联的五种和谐状态，并且先天禀有和后天具备对风、寒、

湿、热四大突显性气候变化的三大承受力，才能适应于复杂多变的气候变化和保持机体正常的心身状态。

哈医将出生在不同季节的人对风、寒、湿、热四大突显性气候变化的三大承受力示意如下。

季节	别日克（禀赋力）	施达木得（忍耐力）	施达木斯孜（无耐力）
春天	湿、潮	风	寒
夏天	暑热、酷暑	潮湿	寒
秋天	风、干燥	干燥	潮湿
冬天	寒、潮	寒	干燥

三、人类出生月份对气候变化的三大承受力

哈萨克族医学认为每个月份与人类出生时刻的气候变化应处于相互协调、相互尊崇、相互衔接、(联络)、相互转化、相互关联的五种和谐状态，并且先天禀有和后天具备对风、寒、湿、热四大突显性气候变化的三大承受力，才能适应于复杂多变的气候变化和保持机体正常的心身状态。

哈医将出生在不同月份的人对风、寒、湿、热四大突显性气候变化的三大承受力示意如下。

月份	别日克（禀赋力）	施达木得（忍耐力）	施达木斯孜（无耐力）
三月	湿、寒	潮湿	风
四月	湿、暑热	暑热	寒
五月	湿、风	热	寒冷
六月	暑热、湿	潮、热	燥
七月	酷暑、暑热	酷暑	潮寒、露
八月	热、暑热	燥	风
九月	风、湿	风	霜
十月	风、燥	干燥	湿
十一月	风、寒	寒	暑热
十二月	寒、霜	露	燥
一月	寒、露	潮、寒	热
二月	寒、潮	潮、寒	酷暑

四、出生在不同时辰段人类对气候变化的三大承受力

哈萨克族医学认为人类出生时对气候承受力的体质属相特征除以上论述的与生肖属相、四季、某个月份的联系之外，还紧密关联在出生的某个周、某个昼夜的某个时辰段，因此要求医生在诊断疾病的过程中熟练掌握出生时刻前后的和切脉诊疗时昼夜气候的变化，特别注意四个危险时辰段前后的气候变化，把它们之间相互联系、衔接作出正确的诊断，以确立正确的治疗原则和治疗方法。那么出生在四个季节当中的每个昼夜的十二时辰段的人对气候变化的三大承受力来讲，还要以此时的季节主气候为主。如四季气候自然属性在正常轮回时春天属湿，其春天的别日克（禀赋力）是湿、潮，施达木得（忍耐力）是风，施达木斯孜（无耐力）是寒；夏天属热，其夏天的别日克（禀赋力）是暑热、酷暑，施达木得（忍耐力）是潮湿，施达木斯孜（无耐力）是寒；秋天属风，其秋天的别日克（禀赋力）是风、干燥，施达木得（忍耐力）是干燥，施达木斯孜（无耐力）是潮湿；冬天属寒，其冬天的别日克（禀赋力）是寒、潮，施达木得（忍耐力）是寒，施达木斯孜（无耐力）是干燥，而这四个季节的主气候渗透到每个昼夜当中的每个时辰段时，在与其他气候相遇挟杂共同发挥着自己特有的对气候变化的承受力。

下面对出生在不同季节的不同时辰段的人类对气候变化的三大承受力进行分别论述与示意。

1. 出生在春季十二时辰段的人类对气候变化的三大承受力

哈萨克族医学认为春季从本质上讲其属性是湿性的，因此出生在春季不同时辰段的人对气候变化特别是对风、寒、湿、热四大突显型气候的变化表现出相应的三大承受力，以适应于复杂多变的气候变化来保持机体的正常的心身状态。

哈医将出生在春季不同时辰段的人对风、寒、湿、热四大突显型气候变化的三大承受力示意如下。

时辰段	别日克（禀赋力）	施达木得（忍耐力）	施达木斯孜（无耐力）
叶斯叶克和热干	湿遇风	湿遇热	湿遇干、燥
唐叶热铁恩	湿遇潮	湿遇露	湿遇干、燥
沙斯克叶	湿遇燥	湿遇霜	湿遇潮
图斯	湿遇暑热	湿遇酷热	湿遇霜
合依木	湿遇燥	湿遇燥	湿遇风
别什尼	湿遇露	湿遇潮	湿遇热
贝瓦克	湿遇潮湿	湿遇寒冷	湿遇风
克什	湿遇霜	湿遇燥	湿遇热
英尔特	湿遇露	湿遇潮湿	湿遇酷暑
哈坦	湿遇寒冷	湿遇风	湿遇热
奥额木	湿遇风	湿遇寒	湿遇干燥
唐加克	湿遇热	湿遇暑热	湿遇燥

2. 出生在夏季十二时辰段的人类对气候变化的三大承受力

哈萨克族医学认为夏季从本质上讲其属性是热性的，因此出生在夏季不同时辰段的人对气候变化特别是对风、寒、湿、热四大突显型气候的变化表现出相应的三大承受力，以适应于复杂多变的气候变化来保持机体的正常的心身状态。

哈医将出生在夏季不同时辰段的人对风、寒、湿、热四大突显型气候变化的三大承受力示意如下。

时辰段	别日克（禀赋力）	施达木得（忍耐力）	施达木斯孜（无耐力）
叶斯叶克和热干	暑热遇风	暑热遇湿	暑热遇干
唐叶热铁恩	暑热遇湿	暑热遇燥	暑热遇干燥
沙斯克叶	暑热遇干燥	暑热遇干燥	暑热遇湿
图斯	酷暑遇热	酷暑遇热	酷暑遇寒凉
合依木	暑热遇干燥	暑热遇热	暑热遇寒
别什尼	暑热遇热	暑热遇热	暑热遇露
贝瓦克	暑热遇湿	暑热遇风	暑热遇热
克什	暑热遇热	暑热遇露	暑热遇寒冷
英尔特	暑热遇潮	暑热遇潮湿	暑热遇热
哈坦	暑热遇风	暑热遇风	暑热遇燥
阿吾木	暑热遇风	暑热遇风、霜	暑热遇热
唐加克	暑热遇霜	暑热遇霜、风	暑热遇燥

3. 出生在秋季十二时辰段的人类对气候变化的三大承受力

哈萨克族医学认为秋季从本质上讲其属性是燥性的，因此出生在秋季不同时辰段的人对气候变化特别是对风、寒、湿、热四大突显型气候的变化表现出相应的三大承受力，以适应于复杂多变的气候变化来保持机体的正常的心身状态。

哈医将出生在秋季不同时辰段的人对风、寒、湿、热四大突显型气候变化的三大承受力示意如下。

时辰段	别日克（禀赋力）	施达木得（忍耐力）	施达木斯孜（无耐力）
耶色克柯尔干	风遇露	风加露	风加热
唐叶热铁恩	风遇潮湿	风遇潮湿	风遇寒
沙斯克叶	风遇干燥	风遇干	风遇湿
图斯	风遇酷暑	风遇酷暑	风遇寒冷
合依木	风遇燥	风遇燥	风热遇燥、湿
别什尼	风遇暑热	风遇热	风遇热、干燥
贝瓦克	风遇风	风遇寒	风遇热、暑热
克什	风遇霜	风遇湿	风遇热
英尔特	风遇湿潮	风遇风	风遇热、湿潮
哈坦	风遇潮湿	风遇寒冷	风遇酷暑
阿吾木	风遇露	风遇潮	风遇干
唐加克	风遇寒冷	风遇霜	风遇燥

4. 出生在冬季十二时辰段的人类对气候变化的三大承受力

哈萨克族医学认为冬季从本质上讲其属性是寒性的，因此出生在冬季不同时辰段的人对气候变化特别是对风、寒、湿、热四大突显型气候的变化表现出相应的三大承受力，以适应于复杂多变的气候变化来保持机体的正常的心身状态。

哈医将出生在冬季不同时辰段的人对风、寒、湿、热四大突显型气候变化的三大承受力示意如下。

时辰段	别日克（禀赋力）	施达木得（忍耐力）	施达木斯孜（无耐力）
耶色克柯尔干	寒遇霜	寒遇寒冷	寒遇热
唐叶热铁恩	寒遇冷	寒遇露	寒遇热
沙斯克叶	寒遇潮湿	寒遇热	寒遇寒
图斯	寒遇热	寒遇热	寒遇寒冷
合依木	寒遇干	寒遇干	寒遇潮湿
别什尼	寒遇燥	寒遇燥	寒遇潮湿
贝瓦克	寒遇潮	寒遇潮	寒遇风
克什	寒遇露	寒遇露	寒遇湿
英尔特	寒遇风	寒遇风	寒遇热
哈坦	寒遇霜	寒遇霜	寒加潮
阿吾木	寒遇潮湿	寒遇潮湿	寒加风
唐加克	寒遇湿	寒遇露	寒加热

五、出生在不同昼夜气候中的人对气候变化的三大承受力

哈医认为白昼出生和夜间出生的人对风、寒、湿、热四大突显性气候变化的三大承受力是有区别的。

1. 在不同的白昼气候出生的人对风、寒、湿、热四大突显性气候变化的三大承受力

托孜木塔勒得克（承受力）	晴天白昼	阴天白昼
别日克（禀赋力）	燥、酷暑	潮、酷暑
施达木得（忍耐力）	干、燥	湿、潮湿
施达木斯孜（无耐力）	湿、潮湿	干、燥

2. 在不同的夜间气候出生的人对风、寒、湿、热四大突显性气候变化的三大承受力

托孜木塔勒得克（承受力）	晴天夜间	阴天夜间
别日克（禀赋力）	潮湿、露	湿、寒冷
施达木得（忍耐力）	湿、暑热	潮、湿
施达木斯孜（无耐力）	燥、干	热、暑热

六、归属于四大突显型气候的人类性别特征

哈萨克族医学把人类的性别特征。归属于四大突显型性主气候的属性，并运用于临床

的诊疗过程。举例如下。

性别	男	少男	青年男子	中年男子	老年男子
属性特征	寒、风	湿	风	寒	风
性别	女	少女	青年女子	中年女子	老年女子
属性特征	湿、热	寒	热	湿	寒

七、归属于四大突显型候的人体脏器属性特征

哈萨克族医学把人体外显十二器官和内藏十二脏腑以其功能位置等来归属于风、寒、湿、热四大突显型气候的属性，以指导临床的诊疗，表现形式如下。

寒性脏器	鼻系、汗毛系、皮肤系、眼系、耳系、手系
湿性脏器	脑系、心系、肝系、肾系、舌系、淋巴系
风性脏器	胃系、肠系、肺系、肌肉系、关节系、颈部系
热性脏器	腹部系、骨系、外生殖器系、口腔系、足系、内生殖器系

以上举例论述了许多气候与人体的紧密关联，其主要目的是运用于医学、运用于临床的诊疗中。比如说医生将每个月的上、中、下旬为顺序出生的或者以一周的前、中、后为顺序出生的或一昼夜中的某个时辰段为顺序出生的每个人的禀固力、忍耐力、无耐力的三大承受力的特征属性按序排列，再排列患者切脉（诊脉）时间的气候变化的属性，把它们共同所表现出来的属性相联系，进行综合分析得出结论，有关祥细的内容会在以后的哈萨克族医诊断学中进一步论述。下面举一例子综合说明以上所述的内容在哈萨克族医学中是如何运用于临床的。

例如：出生在春季 3 月份属鼠的患者，在晴朗的上午就诊时，医生首先要联想到鼠年出生的人所承受的禀赋力是热、湿；而在 3 月份出生的人所承受的禀赋力是湿；又因春天出生的人所承受的禀赋力为潮湿、湿，那么如果把它们的顺序排列的话，则产生了热、湿、湿、潮湿、湿的排列属性，综合起来则为湿、热、潮湿。而三月份所承受的忍耐力为潮湿，在综合分析所出现的结论中，湿出现了 3 次，而潮湿出现 2 次，热单独出现（只出现一次），其排列结果为湿、潮湿、热，再加上切脉时晴朗白昼的属性是燥、暑热，则最终的排列顺序为湿、潮湿、热、燥、暑热。此时不能加入无耐性的承受力，即无耐力的属性特征，因为其无耐力的属性是患者疾病的基本特征（基本原因）。因为无耐力的属性被算是疾病之诱因，它的对立面为湿、潮湿、热、燥、暑热，而当湿被暑热所抵消只剩下潮湿、热、燥三种属性，此时脉象表现是特甫别（实脉），病情轻的患者极易康复，这时的最终归属是别日克（禀赋力）是潮湿，也是其基本的属性特征，从而得出此患者对燥、潮湿、热表现为施达木得（忍耐力），而对风、寒表现为施达木斯孜（无耐力），有了这个结论之后，对进一步分析诊断疾病性质和转归有很大帮助。

人类的出生时间归属于360天当中的某个昼夜，而出生于白昼和出生于夜间的人在体质属性特征上对气候变化的承受力存在着完全不同的属性是自然界当中的气候属性特征所决定的。在本章节不再细解其特殊规律。哈萨克族医学要求医生运用自己的聪明智慧、思维能力养成 10 年不漏一天的对气候变化进行记载的习惯，并了解反思、掌握比较、对照验证以及牢记所记载的经验，从中理出有效的对策为我所用，同时也解释给公众，运用于临床才算是真本事，因为自然界本身就是人类防病治病的最佳选择。

第四节　热阿依（raj,气候）学说在哈萨克医上的运用

一、热阿依（气候）与人体的关系

哈萨克族医学认为自然界中阿勒特突固尔（六元）在轮回、循环、协调、衔接的过程中所产生的气候的变化规律出现反常（太过和不及）以及阴阳失调就会导致机体温热、寒凉、干燥、稀湿、醒动、静眠、紧硬、松软、吸收、排泄十种物质生理平衡状态的异常变化，若这十种状态中的其中一种太过或不及失去平衡的话，会使机体产生疾病。正常的气候变化是按自然客观规律出现和发展的，人体与之保持着相对的适应与平衡状态，除了少数个别人之外，大多数人一般不会引起疾病。有时气候的变化不能直接或间接的成为病邪影响机体，但它可能为其他的致病源创造致病条件和环境。例如：多数人不论其寿命长短，在整个生命过程中不得任何疾病，也就是说不受疾苦折磨，但是突然患一种重病，出现晕倒、卧床不起等症状，或一倒即死，可以看出气候变化有时也不是直接或间接的病因。

哈萨克族医学认为每日当中的气候变化不属其本质性的转化，而是辅助的表面变化。也就是说，主气不变，只是在辅助之气的挟杂之下，产生以主气为主的复杂变化。并认为，自然界中十二种气候现象及其特征是就一年间上下交融、错综互见的正常存在的气象变化情景而言，其中寒、湿、风、热四大主气候变化是宇宙的突显性气候。对于人类来讲，若每个季节与时辰的气候在正常情况下，四大主气的移交是正常性天气，而在突然发生反常变化之时，或者是在人体胡瓦提（正气）虚弱时，可成为灾难性天气，或称危险性气候（病气、邪气），从而在引发加重和继发所有的慢性疾患及宿疾的同时，也可导致正常机体产生疾患。

二、二十种热阿依（气候）的变化过程对人体所产生的影响

1. 当天气晴时(即天空晴朗，阳光灿烂时)，给每个人都会带来轻松、舒畅的心情与感觉，此时的气候不管是归属于吾孜叶克（阳），还是归属于科孜叶克（阴），对于处在病情加重的危重病人，以及因对气候变化而加重其病情变化的患者来讲，可遮蔽病情的变化，因为此时处于相对的舒适状态。也就是说，不能及时查觉和及时发现病情变化，即使有发

觉的也属少数。而对因精神刺激后引起的癔病或者精神病患者来讲则不利，可能加重疾病的症状。

2. 天气朦胧或转阴之前的潮湿、阴雾之气候，可加重因风、寒、湿为病邪的各类患者的病情，如心情抑郁、身倦无力、心神慌乱、全身酸痛、楚痛等症状加重，甚至有些人因全身酸痛、剧痛而卧床不起。另外这种气候不管是对正常之体还是对于患者都有可能出现自己无法比喻、无法形容的全身自觉症状，甚至影响情绪，导致精神萎靡。

3. 当天气暑热、炎热炽烈时，对于温热型血质的患者来讲很不利，特别在春天或秋天遇到这种气候，更为危险。而对于寒湿型血质的患者来讲，因以上气候原因可使人产生精神振奋、心情愉快、全身舒适的感觉。而对大多数正常之体来讲这种气候属于感觉舒适易适应的气候。

4. 当气候严寒或暴风雪时，会给人类带来众所周知的、无情的、甚至残忍夺命的灾难。因此，人类此时必须及时提早预料、认真提防并采取各种防寒措施。哈萨克医认为这种气候的变化，不管是温热型血质的人、寒湿型血质和其他各种血质的正常的人来讲，还是对各种急慢性虚弱患者来讲，都是冷酷无情、难以忍受的、危害性气候。

5. 阳光明媚的多见于春天的暖和气候，对人类以及所有有生命的动植物都予以温和、舒适的环境，这种气候特别对老年人和儿童来讲是很有利的，对于蔑谢勒（佝偻病）的儿童来讲，此时多晒阳光是很有必要的。

总之，不管是阴性的还是阳性的气候变化，除温暖、晴明、凉爽的气候为人类赋予舒适感觉之外，别的气候变化在一定条件下均可成为直接或间接致病源或致病条件，给人类带来不同程度的疾苦。

三、气候的异常变化成为病因时对人体所产生的影响

哈萨克族医学认为十二种气候直接或间接的影响机体成为致病源时，在宿疾加重的同时会使人体产生以下不同性质的自觉或他觉症状，综合起来有以下几种。

玉斯努力克色孜力斯（ysinwlik sezilis，冻觉之意） 是指由严寒、暴风雪所致的人体的冻伤，包括全身冻伤和局部的冻伤。

库由力克色孜力斯（kyjwlik sezilis，晒或烫的感觉） 是由酷热炽烈所致的机体灼伤或晒伤，它可使患者出现皮肤灼、热、痛，甚至脱皮、肤色变黑以及面部出现晒斑等症状。

巴特木德克色孜力斯（batəmdəq sezilis，疼痛的感觉） 是指由于寒凉阴雾等气候变化，导致人体出现压痛、刺痛、胀痛、重痛、冷痛、隐痛、麻木痛等各种疼痛症状，有时这些疼痛夹杂在一起，让人无法形容。

曾吾力克色孜力斯（ze,iwlik sezilis，晕觉） 是指由闷热导致人体出现眩晕、头痛眼花、晕倒、神志不清、休克等症状。

吾特肯迪克色孜力斯（øtkindik sezilis，中淫气） 是指由风、寒、暑为病邪所产生的人体中风、中寒、中暑等病。

热哈特迪克色孜力斯（raxatteq sezilis，舒适感） 是指由温暖、晴明、微风、凉爽气候使人体产生舒适感，心身稳定，心情愉悦，可促使病情提早康复。

四、四大突显性气候影响人体及所产生的疾病症候群

哈萨克族医学认为阿勒特突固尔（六元）在不断轮回、循环、相互转化、相互衔接等过程中所产生的这十二种气候成为致病源和致病条件（灾难之气、危害之气、淫气），直接或间接影响人体时产生错综复杂的人体生理、病理反应，使人体产生各种各样急性或慢性自觉症状和他觉症状。

但是把十二种气候变化过程成为致病原因的属性特征最终归属于风、寒、湿、热四大突显性气候的属性特征，把它们在病理变化过程中的致病特点以及侵袭人体后所产生的不同的自我感觉和复杂的临床表现，用风、寒、湿、热各自的突显型或参合型的特性来解释。下面简要论述风、寒、湿、热的性质特征以及成为病因之后的致病特点和症状表现。

（一）夏勒达玛（ʃaldama，风）

夏勒达玛（风）以速达、快捷、善行易变、易侵入各个角落的特征为其属性。由于风与寒相遇时才能成为致病的病因，因此其最终属性是归属于寒，在六元中归属于天元。虽然与十二种四季气候中的风的属性与名称相同，但运用于医学时，在本质属性上包含着深刻的人体内生理性的表现与病理性的症候群的含义，以及病因的属性特征与疾病的属性特征，因此在论述上有所不同。

当风为病邪，犹如线从针眼穿过一样的侵袭机体的先天禀赋（先天六大之本），并产生阻碍性、阻断性的疾病（疾苦）之后，表现出的疾病症候群是各种各样、变化多端、善变游走的，并由此来发挥和显示着其特有的属性特征作用。而在描述由风侵袭人体所产生的症候群时，主要以风邪包裹性的、破坏性的、损伤性的属性特征内涵为基础条件。

风邪以其侵入体内的速度与程度的不同，分为哈尔毛勒夏勒达玛（即风邪迅侵性疾病群）和哈普铁克提克阿衣哈斯克夏勒达玛（风邪和病虫所致的疾病群）两种形式。

1.哈尔毛勒夏勒达玛（qarmawəl ʃaldama，迅猛速入的风之意，一般指风邪迅侵性疾病群） 是指当衣着单薄，或因活动后体热汗出脱衣之时，风邪迅猛侵入机体，成为产生疾病的主要原因和致病条件。风邪从不同途径与部位侵入机体之后，以其速达、快捷、善行易变的属性特征，所产生的疾病的性质和症状也是善变多样的，并不断产生新的疾病和

症状群，机体病变的性质也随之发生变化，但以剧烈的、拘急的绞痛性的自觉症状为主要的临床表现。

2. 哈普铁克提克阿衣哈斯克夏勒达玛（qaptektik ajqasqə ʃaldama，一般是指风邪和病虫由皮肤交织缓袭后所致的疾病） 当风邪与病虫相合缓慢的、逐渐的由表至里的侵犯整个机体时，由于侵入过程缓慢而长，并且在不知不觉中滞留于体内为其主要的致病特点，因此局部或全身性的症候群的出现也是渐进的。引起的症状有抽搐、颤抖、头晕、中风、全身游走性疼痛和全身性酸楚难忍的疼痛等。所产生的疾病有：坏血病、梅毒、各种痨病、痹症等。

风邪偏盛成为突显型时，或者与其它淫邪相合参杂侵袭机体时，以其侵入的途径及部位的不同，所产生的自觉症状与他觉症状及体征的程度也是不同的，哈医大致归纳为以下几类临床表现形式。

1. 夏勒达玛哈热斯合勒（ʃaldama qarəsqələ，风邪侵聋） 是指风邪呈突显型时乘衣被单薄、汗出之机，尤其是经过肚脐这一途径（天元性）迅速侵入机体之后，使得汗凝气滞，腹部（胃系、肠系）剧烈、拘急性绞痛，表现为蜷屈、捂腹、跺脚等一系列疼痛难忍的他觉症状与体征。

2. 夏勒达玛佳尼斯合勒（ʃaldama ʤanəsqələ，风毒蚀体） 若风邪缓慢地与导致中毒性、腐烂性、化脓性以及加重病情的病因库尔特（病虫）相互联络、结合，共同从同一个途径中侵袭（病源性天元），并滞留于某个脏器（病源性地元），导致中毒、腐烂、化脓（感染）性的机体破坏，如鼻梁塌陷或腐烂性的疼痛的自觉与他觉症状的过程。而鼻梁塌陷或腐烂性疾患使患者忧郁不堪，因为这种疾患一般是多由风邪毒盛与乱淫纵欲的恶习相合所致，哈萨克医称之为“蔑日孜”（梅毒）。

3. 夏勒达玛哈尼斯合勒（ʃaldama qanəsqələ，风痨之意） 此病多见于13～25岁间体虚之人，风邪与加重病情的病因湖尔特（病虫）束滞于机体的胸胁部、腹股沟部、肘部、胯部（臀部）、膝部、腋下部、颈部、手腕部等部位之后，产生结节性肿胀的体征，并引起关节酸楚疼痛、肢体麻木、隐痛无力。由于风邪侵入过程比较缓慢，因此不会立即产生任何明显的自觉症状，经过常年累月逐渐潜伏之后，其表面才开始溃烂。虽然患者无明显疼痛等自觉症状，但逐渐出现发烧，合并咽喉部充血水肿、化脓、溃烂甚至失音等症状，而病变部位最后腐臭、流脓，有时是难以治愈的，甚至导致死亡。哈萨克民间称之“胡勒哈那”（结核病、风痨病之意）

4. 夏勒达玛克科尔勒（ʃaldama Kekirli，风性呃逆、风袭胃系、风性打嗝之意） 哈萨克族医学认为机体应有由口腔系向体外排除体内多余的杂气的功能即打嗝之象。打嗝少则无事，若打不出嗝或频繁打嗝均为异常之象，是患者胃系与肠系被风邪所袭，从而使得肠系、胃系产生病理性的空间，额什克夏勒达玛（内风之意）加重，故出现频频打嗝的现象。这是机体为了协调并调节内风过盛，从而由口腔系排除体内多余之风的生理功能。此类疾患一般多伴有腹胀、腹部拘急甚至呕吐等症状。

5.夏勒达玛吾特尔玛勒（ʃaldama otərmalə，风性矢气、风袭肠系之意） 哈萨克族医学认为正常机体应有从肠系排除体内适量矢气的功能，若矢气受阻或矢气频繁均为异常之象。风性矢气是指风邪侵袭肠系、胃系并产生病理性空间时，使机体正气松散不聚，虚弱失固，从而额什克夏勒达玛（内风之意）失调加重，而机体为了协调并调节内风过盛，从而由肠系排除体内多余的风。此类疾患一般多伴有腹胀、腹部拘急、疼痛难忍甚至腹泻等症状。

风性束滞体内肠系、胃系，如果不产生呃逆与矢气，及时排除体外，进行协调或调节，外泄受阻，则有可能转化为危急夺命的疾病。

(二)斯孜纳（səzəna，湿）

斯孜纳（湿）因为只有在和热相遇时才能对寒性物产生熏蒸作用，出现雾、潮之象，故湿的最终属性归属于热，而导致的疾病性质与属性是以热为致病条件的，也就是说湿以其易凝、沉重、粘滞、雾朦等特征为其属性来导致疾病，而产生疾病的条件是以热为根源的，在六元中归属暗元，也是属于气候变化现象之一。虽然与十二种四季气候中的湿的属性与名称相同，但运用于医学时，其在本质属性上包含着深刻的人体内生理性的表现与病理性的症候群的含义，以及病因的属性特征与疾病的属性特征等，一般多为其他的致病条件创造机会，因此在论述上各有所不同。

当遇雨天或涉水，使衣着长时间的淋湿，或长期居住潮湿之地，致湿邪广泛侵入机体时，可导致全身固定性的湿性疾患，从而引起全身性疼痛；特别是湿邪极易自足系、手系、颈部系、关节系等部位侵入并滞留，导致全身或某个脏器疾病时，在损伤人体先天禀赋的同时，湿盛也可导致后天摄生的破坏。也就是说，湿邪容易引起天禀与后天摄生之间衔接与协调关系的损坏或断绝。

湿邪以其侵入的途径、速度及停留的部位不同，有以下几类表现形式。

1.湿邪骤然侵入，并且固定于全身或某个脏器，在引起全身无力、倦怠懒惰、易怒的同时，还伴有关节活动转侧不利、转筋、麻木、疼痛以及头顶重、酸痛等症状。

2.湿邪侵犯内脏时，多数表现为口腔系、胃系与肠系的疾患，如不思饮食（纳差）、厌食、胸闷、腹胀、腹泻、少尿、舌体胖、舌苔浮而粘腻、脉象以波动脉为主等。

3.湿邪呈突显型广泛侵袭人体时，会导致全身或局部浮肿、肿胀等症状，如关节红肿、变形、畸形，但以关节肿胀为多见。同时可引发痹症、痨虫病等属科孜叶克（阴）性疾患。

4.湿邪与其他淫邪掺杂侵袭人体时，以掺杂淫气的程度及侵入人体部位的不同，其表现的症状和体征也不相同。如湿邪与热相遇成为致病的根源，并不知不觉地逐渐侵入时，由于这类疾病的病因长期潜在，病程较长，因此其临床表现一般多为缠绵难愈、不易康复的湿热交织的杂症。举例如下：

(1)斯孜纳旭克尔列吾克（səzəna ʃykirlewik，湿重热轻或湿性黄疸之意） 指湿邪为主与热邪相合侵犯人体，滞留于体内的胃系、肝系等脏器，并累及皮肤系，它们之间相互联络、衔接，表现为以胃系、肝系为主的全身皮肤发黄的损伤性疾病。也就是说，湿为淫邪，广泛累及内脏与皮肤肌表，表现为整个机体黄染的疾病。

（2）斯孜纳克孜勒达吾克（səzəna qəzəldawəq，热重湿轻或湿性胃病之意） 指由于湿邪为主并与热邪相合，以侵袭力度大、侵入速度快为特征侵犯整个机体或某个脏器。虽然克孜勒达吾克在哈萨克语中是热、赤色之意，但在此一般多指颜色、肤色、面色等的变化特征，当与湿结合之后使之更盛更极，侵袭机体与脏器的力量也较强而且迅速，并产生让人难以面对的疑难杂病，如关节酸痛、刺痛全身隐痛等。有时这些症状相互交替掺和，使患者产生难以形容的自觉症状。其总的特点是，当天气转晴或晴朗时，这些症状可减轻，而在天气云雾或阴雨时则加重，并感全身沉重困倦、酸懒发沉、烦躁不安。

（3）斯孜纳哈尔玛吾勒得克（səzəna qarmawəldəq，湿性黏病） 是指湿邪严重侵犯机体，广泛而明显地累及并黏滞定居于全身或某个脏器，产生心悸发慌、胸胁闷痛、躁乱、心烦、面色青紫、喘息性呼吸困难，甚则口唇、指甲明显青紫等一系列湿性自觉与他觉症状，活动可加重全身浮肿等症状。

(三)俄孜格玛（əzʁəma，寒）

俄孜格玛（寒邪）的最终根源是寒性的，属阴，是所有疾病的主要病因之一。俄孜合玛在哈萨克族语中是阴冷、寒冷、严寒、寒邪等意，是热的对立面，属于六元中的寒元，也属于气候变化现象之一。运用于医学中时，主要代表所有寒性疾病或寒性症状的表现；所有寒性的病因、致病条件、致病诱因；所有寒性方药以及寒性饮食的属性与特征。也就是说，所有阴性疾病、病因、药物、饮食均属于它。

当气候之寒过盛，侵袭人体，使机体恒寒失去常态，内外之寒相遇，寒邪与体寒重叠，导致体寒过极，引起一系列以寒为特征的症状，即寒性疾苦，如畏寒、喜热饮、手足厥冷、小便清长、痰白、涎水增多等。

1. 俄孜格玛（寒邪）以其侵入的速度和损伤的程度可归纳为以下两种：

（1）当寒为病邪侵犯局部脏器时，以疼痛（刺痛）剧烈为主要症状；若侵犯体内筋脉、血脉等肌肉系时，可引起全身紧缩拘急为主的症状，并且可导致关节活动广泛受限。

（2）若寒邪快速而散在侵袭人体的每个角落时，即使是短暂的，也可引起难以忍受的、痛苦的症状，或者导致残疾，甚至死亡。

2. 俄孜格玛（寒邪）当外伤肌表、内伤脏器时以其侵入途径、程度与部位的不同，则有不同的表现形式，举例如下。

（1）夏申德俄孜格玛（ʃaʃəndə əzʁəma，刺入性或刺痛性的寒邪之意） 指由于暴风雪的严寒之气在较短时间内不断迅速地侵袭机体之后，产生的全身或局部的各种疼痛（刺痛、绞痛）为主要的临床特征，如胸部及两胁刺痛、双侧少腹绞痛、牙痛、全身体表的隐痛等自觉与他觉症状。

（2）塔森德俄孜格玛（tasəndə əzʁəma，寒极冻死或冻僵性寒冷之意） 指在刺骨的严寒季节，由于寒邪极盛侵袭人体之后导致的机体全身或局部的冻伤，甚至是冻僵死亡。

（3）哈森德俄孜格玛（qasəndə əzʁəma） 指在早春或深秋，天气虽然看上去无雨雪、渐暖，但由于气候变化无常，产生的寒气不知不觉地侵入人体引起各种以干性风寒为主要表现特征的一系列掺杂性症状，如汗凝症、风寒感冒、伤寒、副伤寒等病。因为初期症状几乎相似并且交替出现，其中特别是副伤寒与风寒感冒的临床症状相似，表现为游走性全身楚痛或刺痛、发热、口干等，医生要结合其他诊断方法综合分析。

（四）胡孜纳（quzəna，热）

胡孜纳（热）的最终根源是热性的，属阳，是所有疾病的主要病因之一。胡孜纳在哈语中除了形容热之外，还有高、峰、顶、峭壁的涵义，是寒的对立面，属于六元中的热元，也是属于气候变化现象之一。但运用于医学中时，主要代表所有热性疾病或热性症状；所有热性的病因、致病条件、致病诱因；所有热性方药以及热性饮食的属性与特征。也就是说所有阳性疾病、病因、药物、饮食均属于它。

胡孜纳（热）性疾病的分类

哈萨克族医学认为导致机体恒热异常升高的原因以其侵入的病邪性质分以下两大类。

1. 寒邪侵入人体之后，虽然产生一系列寒凉性症状，但由于寒邪的破坏性侵袭导致机体的恒寒旺盛，最终引起机体的对抗，当机体调动体内的所有热源进行反抗时，表现出使机体发热的一系列症状。也就是说，六元之寒元过盛，导致机体之寒极盛，使机体正常之寒失衡，寒邪化热并产生热性症状。

2. 热邪为病因侵袭人体所导致的疾病的性质可分为燥热（以干燥为主的热）和暑热（以酷暑为主的热）两种症候群，其各自表现特征是：

（1）燥热（燥热所伤） 由于热性气候过于干燥，因此当热成为病邪侵袭人体时，首先导致整体体液的耗伤、减少或不足，表现为唇干舌燥、鼻燥或流鼻血、咽干难咽、唇裂、皮肤干燥或皲裂增厚、皮肤弹性减少、皱纹增多、自觉舌似肿胀等一系列体液耗伤、阴虚火旺的全身灼热性表现，并伴有心悸、胸闷、烦躁等自感危急的自觉症状。

有时因气候热盛也可引起人体的大汗淋漓等体液流失过多的体征，若这时体液得不到及时补充，也可导致口唇干燥、口渴、皮肤干燥变硬增厚（干裂粗糙）、口干舌燥等燥热性症候群。

不管是消耗性的，还是需要补充的，还是疾病性的燥热，都是因与机体先天禀赋相适应、相协调并需要补充的体液的供应不足，并持续时间过长而导致的。若体液得不到及时补充，会引起皮肤干裂起皮、指甲干燥塌陷、毫毛失去弹性易断落、面色无光泽等体液耗伤加重的症状与体征。

在治疗上不管是以消除燥热与暑热为主，还是以补充体液为主，还是以提高机体对疾病的抵抗力为主也好，都有以调整机体干燥与稀释的平衡状态为治疗的根本。其治疗原则是滋养补阴、补气，即补充营养、补充体液、补充胡瓦提（气、功能）。

（2）暑热之症（暑热所伤）　当热性气候过于暑闷，暑热成为病邪侵袭人体时，一般产生以下两大类自觉与他觉症状。

①由于气候中的暑热挟参其他病邪，成为主要的病因袭击机体时，产生一系列身体炽热症状，如全身灼热、口渴难忍（烦渴）、眩晕、心跳加快伴心悸、心慌不宁、易惊等。疾病性质是以伤阴为主的暑热之症，此时以扑灭机体炽盛的暑热为目标，治疗原则宜退热解暑。

②当暑期挟杂风雨（湿邪）侵入机体之后，导致不思饮食（食欲不振）、乏力倦怠、精神萎靡不振、懒惰、胸闷忧郁、消瘦、舌质正常、舌苔厚腻黏等一系列暑热挟湿的症候群时，因其疾病的性质是热邪为主，挟杂湿邪，故其治疗原则是散热除湿。

胡孜纳（热）为主的疾病症候群

以胡孜纳（热）为主要症候群的疾病，以病邪侵入人体的部位与程度及导致的疾病性质，可综合归纳为以下几种表现形式。

1.乌合塔玛胡孜纳（oqtama quzəna，寒盛激热）　指虽然疾病的症状表现以发热为主，甚至热炽盛累及脑系，使人迷糊、神志混乱，但致病的病源是由寒邪过极（严寒）导致的热性症候群，哈医称之为乌合塔玛胡孜纳。此类病好比民间常说的春季之雨雪可加速冬季积雪的融化，外寒之邪侵入机体后，机体调动体内所有宿热（盛阳）来对抗，因此引起全身的灼热，并且易累及脑系。这类疾患可直接通过用寒凉降温法进行治疗。如这类病人在严寒中赤裸行走，也可使素体之热无需药物治疗也能自行消退复原，也就是说，寒性病用寒凉法进行调整，使机体逐渐从失衡状态又恢复到正常状态，即寒因寒用。

2.硕合塔玛胡孜纳（ʃoqtama quzəna，严热所伤）　硕合塔玛在哈萨克语中是火炭、火热之意，而硕合塔玛胡孜纳是火烧火燎、火烫之意。它又从内包含以下三种内容。

一是指胡孜纳（热）为病邪，侵入人体之后所引起的以全身灼热炽盛，触之烫手，以及患者出现谵语、躁动不安，病初伴寒战，继而因战汗出而病情缓解的症候群。这时的治疗方法以包裹发汗为主。

二是指胡孜纳（热）为病邪，侵入人体后引起的以全身炽热旺盛，触之烫手为主要表现，并伴有大汗淋漓、烦闷、唇燥口渴、皮肤干燥增厚、自感舌似肿胀等一系列症候，同时出现因体液得不到及时补充所致的皮肤干裂粗糙，指甲干燥下陷，毫毛失去光泽断裂等症状加重的热性表现。此类疾病的治疗原则是滋养补阴、补气为主。

三是指严热（酷暑）由表及里迅速侵入机体后所造成的机体体液急剧耗伤，把血液迅速由稀释状态转化为浓稠状态，并表现出全身灼热、触之烫手、烦躁、喜冷饮、两颧潮红、双目红赤、血尿、舌质干裂、舌苔黄、脉数并伴痛疼、浮肿、活动困难、皮肤发红等一系列酷热的临床表现。

3. 托合塔玛胡孜纳（Toqtama quzəna，热邪留滞） 是指胡孜纳（热）为病邪侵入人体之后，如果全身发热、发抖、寒战、发冷等症状在短暂时间内快速出现时，一般易治；如这些症状不定时并且持续较长时间缓慢出现时，一般属于暗元的慢性消耗性疾病，预后难测，多为难治或不治之症，一般治疗效果不理想，甚至会导致死亡。

4. 纳合塔玛胡孜纳（Naqtama quzəna，热邪挟风） 是指其表现形式与硕合塔玛胡孜纳相似，但多见于卧床不起的慢性重病患者，症状为高热、头痛剧烈、颈项强直，有些患者甚至出现背部牵痛、角弓反张，厌声畏光等症候。或出现相似于“硕合塔玛胡孜纳”以战汗出而使病情缓解的临床表现。

总之，不论是风、寒、湿、热，都可以单独侵犯机体而产生不同的疾病或症状，有时也许可能产生同一种或相似的疾病或症状。它们既可成为致病源直接侵犯人体，也可与其他致病条件相遇，成为致病的诱因。这四种淫邪不管以病因的形式存在也好，或者为其他的致病源或诱因创造条件也好，犹如小孩们打架不过多久又重归于好似的，又相互混杂在同一患者身上交替出现（不同的症状与体征）。有时一种（突显型）或两种（参合型）侵犯人体时，出现的主要表现特征也随之变化。也就是说，成为使患者产生明显的自觉与他觉症状的首要条件。

除此之外，每个人的出生地和生活居住区域的气候自然属性，决定他们的个性特征和对气候所产生的三大承受力的表现特征。因为出生地和生活居住区域的气候属性会渗透到出生在或生活在这一地带的人对气候变化的承受力的属性特征中，这些内容在前面的章节中已阐述。因此哈萨克族医学要求医生比一般的人和外来的人应该更加熟练掌握生活在某一个区域（生态环境）的人对气候变化所产生的三大承受力的属性特征，同时熟练掌握自己居住区域的地理环境、时间转化、气候变化以及季节变迁的规律，并根据具体情况采取有效的诊疗方案、预防措施以及与之相适应的生活方式等。

哈医学认为每个人在形成、出生以及生活当中所受的灾难遭遇与享受的快乐，还有对整体（机体）生理和情绪的调节、疾病的治疗、康复以及用于治疗的药物，都在自己生存的自然环境中具备着，只要人类合理利用这一自然资源，便可调节心情，健康长寿，预防疾病，治疗疾病。

气候成为致病源或致病诱因影响人体（机体），继而产生疾病的过程可示意如下。

先天禀赋　　（禀赋力）

↓

形成正常的生理功能

↓

组成正常的机体　　（忍耐力）

↓

在某昼夜中出生

↓

出生的季节

↓

当生活中与气候变化不适应时

↓　　（无耐力）

气候成为致病源或致病诱因

↓

从而产生疾病

五、人体脏腑器官与热阿依（气候）的关系

哈萨克族医学认为构成人体的每个脏腑与器官都有对应的气候属性，因此人类的属性特征与自然界中的气候变化时的特性有着不可分割的密切关系，是相互关联的统一体，即生命和外部环境、人和自然每时每刻处在紧密的联系之中，并将二十四个脏腑器官归属于十二种气候现象。

（1）外显的十二器官的十二种气候归属为：

气候变化	外显的器官	气候变化	外显的器官
风	毫毛系	温暖	手系
寒	皮肤系	严寒	关节系
湿	眼系	暴风雪	舌系
寒潮	鼻系	朦胧	颈部系
暑热	耳系	云	腹部
热	足系	晴	外生殖器系

（2）内藏的十二脏腑的十二种气候归属为：

气候变化		内在器官		气候变化		外显的器官
风	——	脑系	——	严寒	——	肾系
寒	——	口腔系	——	温暖	——	肺系
湿	——	肌肉系	——	暴风雪	——	胃系
晴	——	骨系	——	朦胧	——	肠系
暑热	——	肝系	——	云	——	腺体系
热	——	心系	——	寒潮	——	内生殖器系

第四章　阿勒玛斯木（almasəmdar Ilimi，转换、轮回、循环）学说

第一节　阿勒玛斯木(almasəmdar，转换、轮回、循环）学说的概念与产生

哈萨克族医学家乌太波衣达克在《奇帕格尔利克巴彦》一书中，把认识和研究自然界和人体内的“阿勒特突固尔（六元）学说”、“吾孜叶克科孜叶克（阳阴）学说”“热阿依（气候）学说”、“斯尔哈提斯别甫克尔（病因）学说”等学说的内容汇聚起来，运用于人体，从而引申用来阐明昼夜转化的，四季变迁的，机体与脏器间经血脉、网络衔接协调而转化、循环、净化血液过程的，机体对饮食消化、吸收、化生的，疾病发生发展的，治疗后病情转归的六大轮回、转化、循环、补充过程以及把它们相互协调、相互衔接、相互补充、相互转化、相互联系融合起来的哈萨克族医学中的阿勒玛斯木学说。阿勒玛斯木在哈萨克语是转化、转换、化生、替换、轮回、循环等之意。并把以上的内容汇总起来以蔑孜格勒迪克阿勒玛斯木（季节的替换、轮回、循环）过程、瓦合特提克阿勒玛斯木（昼夜的替换、轮回、循环）过程、罕德克阿勒玛斯木（体液或血液的化生、转化、循环）过程、奥加勒得克阿勒玛斯木（饮食的化生、转化、循环）过程、斯尔哈提得克阿勒玛斯木（病情发生发展的自然趋势)、达日木道勒克得克阿勒玛斯木（治疗后的病情转归的转换、轮回、循环）过程等六大阿勒玛斯木学说的内容进行简述。并认为在这六大相互循环、转化、转归的过程中，体液（血液）的阿勒玛斯木（化生、转化、循环）过程起主导（核心）支持作用，饮食的阿勒玛斯木（生化、转换、轮回、循环）过程起填补或补充作用，而昼夜、季节的阿勒玛斯木（替换、轮回、循环）过程起预测估计、协调调节作用。由于四季、昼夜、热阿依（气候）的不同变化导致机体对四季甚至每日的饮食的不同需求与生活环境的不同改变，也就是说人体生理、病理及疾病预后的阿勒玛斯木（转换、轮回、循环）过程与四季的变迁、昼夜的转换过程有着密不可分的关联。而后世的哈萨克族医学家们也非常重视阿勒玛斯木学说，并在传承古代医学家对蔑孜格勒迪克阿勒玛斯木（季节的替换、轮回、循环、)、瓦合特提克阿勒玛斯木（昼夜的替换、轮回、循环)、罕德克阿勒玛斯木（体液或血液的化生、转化、循环)、奥加勒得克阿勒玛斯木（饮食的化生、转化、循环)、斯尔哈提得克阿勒玛斯木（病情发生发展的自然趋势)、达日木道勒克得克阿勒玛斯木（治疗后的病情转归的转换、轮回、循环）六大阿勒玛斯木学术思想的基础上，在临床运用中不断完善其内容，成为哈萨克族医学理论特别是生理、病理学的理论基础，并指导着临床和生活实践。

第二节　蔑孜格勒迪克(mezgildik，季节的)、瓦合特得克(waqəttəq，昼夜的) 阿勒玛斯木(almasəm，转换、轮回、循环) 对人体的影响

哈萨克族认为宇宙中夜转化为昼，昼又为夜无条件地让位移交，春天为夏天的到来具备条件，夏天为秋天备礼，秋天为人类赐予严防冬天的措施，冬天又为春天让位，是季节与昼夜自然转换、轮回、循环的规律过程。换句话讲，把昼→夜、夜→昼、春→夏、夏→秋、秋→冬、冬→春的六个阿勒玛斯木（替换、轮回、循环）过程，归为六种以时间为基础的自然转换、轮回、循环的规律过程。哈萨克族称之为阿勒特萨拉勒瓦合特克阿勒玛斯木，人类摄生中的食、衣、住、行都是在这六种以时间为基础的自然转换、轮回、循环过中完成和进行的。哈萨克族医学认为这蔑孜格勒迪克阿勒玛斯木（季节的替换、轮回、循环、)、瓦合特提克阿勒玛斯木（昼夜的替换、轮回、循环）、罕德克阿勒玛斯木（体液或血液的化生、转化、循环）、奥加勒得克阿勒玛斯木（饮食的化生、转化、循环）、斯尔哈提得克阿勒玛斯木（病情发生发展趋势的转换、轮回、循环）、达日木道勒克得克阿勒玛斯木（治疗后的病情转归的转换、轮回、循环）汇聚、联合在一起直接影响人体的体质（正气）以及体液（血液）的盛衰强弱，因此人类只有在适应这六大阿勒玛斯木（替换、轮回、循环）过程和配合四季变迁时的热阿依（气候）变化以及各种其他体内外的转换、轮回、循环过程，也就是说，保持人与自然界之间、人与人之间、每个人的自身内部处于一个相互协调、相互尊崇、相互衔接（联络）、相互转化、相互补充的五种平衡和谐的状态，提早预防各种病因的侵袭，为人类后天摄生创造有力条件时，才能保持机体温热、寒凉、干燥、稀湿、紧硬、松软、吸收、排泄、醒动、静眠等十种物质的生理平衡状态，反之疾病丛生。

一、蔑孜格勒迪克阿勒玛斯木（mezgildik almasəm，季节的替换、轮回、循环）过程对人体的影响

哈萨克族医学把在四季自然替换、轮回、循环变化过程中人体内所产生的各种生理反应与病理变化所表现的时间过程，称之为蔑孜格勒迪克阿勒玛斯木（季节的替换、轮回、循环）。并以四季自然的替换、轮回、循环变化规律的属性特征，提醒人们采取不同的生活方式、预防措施。要求医生熟练掌握阿勒玛斯木学说在疾病的诊断和鉴别疾病方法、处方用药和确定指导原则等方面的运用。下面分别简述其内容。

1. 哈萨克族医学认为春天是大地苏醒，植物萌芽，水位上涨，虫源复活之季，并为夏

天的到来具备条件，也是宿疾复发以及各种疾病蔓延和传染的季节，如伤寒、霍乱、天花、麻疹、白喉、百日咳等等。乌太波衣达克在《奇帕格尔利克巴彦》一书中，有关于上述内容的详细记载。哈萨克族医学提倡在这一季节首先采取各种各样的防病措施，防止疫病的传染与蔓延。同时认为，春天也是人体体液（血液）随洪水的来临而增多、泛溢，并不断更新、净化体内污血之季。对于有些血液过于增溢的人来讲，此季可能会引发发疯、发狂之疾。因此哈萨克族医学建议此时经过刺脉、刺络拔燋等方法来放血驱逐血液中的污秽、余毒，调整机体体液，防止疾病的发生，否则血液会腐熟，影响机体的阳阴与生理平衡。在采用放血疗法时，应把握放血量，如放血量过多，会把新鲜净血也放出。放血后立即用春天的初乳及熏肉类来及时补充。哈萨克族医学特别提醒：放血容易止血难，要求医生在熟练掌握止血原则及方法之后再使用放血疗法。

春天同时是潮湿、寒凉之季，也是机体胡瓦体（抵抗力）下降体寒偏盛之时，故禁用吐、泻之法及寒湿之药，以伤正气。

2. 夏天属炎热、暑热之季，是植物繁盛，万物畅发之时，也为秋天的丰收备礼。此时人体虽然随汗出而感舒畅，腠理疏松趋于丰满，但体液不十分成熟充实，因此夏季禁用吐、泻之法，防止脱水的产生。夏天一旦得病，应立即配用滋阴、止吐、止泻、驱毒、退热类药物。并提倡在属性为热、风的此季，应多骑马，多饮平性的马奶，来调节温热性熟食的热性的作用过盛，及时纠正体液（血液），调养机体。

3. 秋天属风、热、早晚凉爽之季，对于各种因湿邪、热邪所引起的疾病患者来讲，有减轻和治愈疾苦的作用，骑马更适宜。此时人体血液随水谷、水果的成熟而成熟旺盛，也是人体收藏、丰满壮实之时，故用吐、泻之法，驱赶排泄积食与多余胆汁（过多的胃酸），清理肠胃，保持机体正常的平衡状态。并提倡多吃水果，以防血液趋于干燥，及时稀释体液，催促血液循环，调节血液的正常浓度。

4. 冬天属严寒、凛冽之季，人们为了防寒壮阳，宜在此季多食新鲜羊肉、牛肉、马肉及熏肉、酸奶等散寒补阳，强身补健的食物。因此时脉管中血液的沉渣物逐渐堆积，浓度变得黏稠，故提倡多用泻下之药及饮食，驱除体内沉积之物，稀释血液，改善血液循环与黏度。

总之春季用放血法净化体内污血，夏季用补液法防止脱水，秋季用吐泻法驱逐体内多余的胆汁，冬季用泻下法驱除体内多余的沉渣之物，这是哈萨克族医学中预治疾病的总则，也是人体随四季气候变化采取相应的合理饮食与防治措施的原则。也就是说，人体从饮食中所吸收的体液（血液），春天趋于充溢、净化；夏天趋于丰满、添补；秋天趋于充实、储藏；冬天趋于干燥、阳盛，而冬季沉积在脉管中的污秽物又可在春天体液（血液）泛溢中净化自行调节。人体就这样于六种以时间为基础的自然替换、轮回、循环的规律过程中，继续其自然吐故纳新的生活规律来延续生命，保护生命。否则，疾病丛生，生命终止。

哈医提醒：春天和秋天气候善行多变，病邪易于侵袭，病虫易于传播，故疾病极易流行，应仔细观察和预测气候变化，及时添减衣物，预防寒、风、湿邪及病虫的侵袭。冬天寒气凛冽、暴风雪，轻者可造成一时的疾苦或残疾（如冻伤、骨折等），重者死亡，更应慎防。

二、瓦合特提克阿勒玛斯木（waqəttəq almasəm，昼夜的替换、轮回、循环）对人体的影响

哈萨克族医学把在昼夜自然的替换、轮回、循环变化过程中人体内所产生的各种生理反应与病理变化所出现的时间过程，称之为瓦合特提克阿勒玛斯木（昼夜的替换、轮回、循环）。并以自然昼夜的替换、轮回、循环变化过程的属性特征，提醒人们采取不同的生活方式、预防措施，要求医生熟练掌握病情发生发展的时间及趋势、治疗后病情转归的时间预测、处方用药的时间和指导原则等。

前面在热阿依（气候）学说中，我们论述过哈萨克族将一个昼夜以两个小时为一个时辰段共分十二个时段，每段都有相对应的名称，并以六六分成形成左右两翼，其中属阳（明元）的时辰段归白昼，是右翅，它们是：(1) 耶色克柯尔干（凌晨 4～6 时）、(2) 唐尔腾（早晨 6～8 时）、(3) 萨斯克（上午 8～10 时）、(4) 图斯（中午 10～12 时）、(5) 合依木（下午 12～14 时）、(6) 别新（傍晚 14～16 时）；属阴（暗元）的时辰段归夜间，是左翅，它们是：(1) 贝瓦克（黄昏 16～18 时）、(2) 克什（晚上 18～20 时）、(3) 英尔特（上半夜 20～22 时）、(4) 哈坦（深半 22～24 时）、(5) 奥额木（深夜 0～2 时）、(6) 唐加克（下半夜 2～4 时），共同组成支撑昼夜的两大支柱。并且认为，其中的 4 个时辰段即：(1) 耶色克柯尔干（凌晨 4～6 时），属性是风性；(2) 图斯（中午 10～12 时），属性是热性；(3) 贝瓦克（黄昏 16～18 时），属性是湿性；(4) 哈坦（深半 22～24 时），属性是寒性的，是关键时辰段，是给人类带来危险和灾难的时段。

那么，为什么说这 4 个时辰段是突显的对人体（人命）造成危害的时段呢？哈萨克族医学认为：

1. 第一个突显时辰段是耶色克柯尔干（凌晨 4～6 时，为下半夜到拂晓星星消失之前的时辰段），这一时辰段是加日克突固尔（明元）与哈让格突固尔（暗元）相互转换的相交点，此时肯斯提克突固尔（天元）和苏吾克突固尔（寒元）聚集吻合相争，即寒与温（热）交替的临界点，并使俄斯特克突固尔（热元）减弱，对土日阿克突固尔（地元）产生极大影响之因。与此同时，此时也是夜间的过度寒凉与白昼的极湿、温凉相互转换的交界点处于相持状态，在持续一段时间后出现属性上的偏差而被转换。这一时期因气候及机体内发生错综复杂的变化，故对人体的生理功能和病理反应产生极大的影响。也就是说，此时是明元与暗元转换的相交点，也是寒与温交替的临界点，它们在此时共同聚集影响人体，从而极易导致体内温热、寒凉、干燥、稀湿、紧硬、松软、吸收、排泄、醒动、静眠等十种物质的生理平衡状态的失衡。

2. 第二个突显时辰段是图斯（中午 10～12 点，以太阳位头顶为标准的时辰段），这时为加日克突固尔（明元）和俄斯特克突固尔（热元）与肯斯提克突固尔（天元）聚集在一个交点上，正是土日阿克突固尔（地元）和俄热斯特克突固尔（热元）独霸，对人体产生极大影响之时。这是因为温、燥、热与风、燥、凉之气处于相互转化、相争的交界点。也就是说，这时是明元与热元、天元、地元相互联接共同排斥寒元，使其减弱到极点之时，是燥热、暑热与燥风寒交替的相交点，也是极盛的热元集聚地影响人体之时，从而极易导致人体内温热、寒凉、干燥、稀湿、紧硬、松软、吸收、排泄、醒动、静眠等十种物质的生理平衡失衡，

3. 第三个突显时辰段是贝瓦克（黄昏 16～18 点，为太阳落山到星星出来的这一段时辰段），这时加日克突固尔（明元）与哈让格突固尔（暗元），俄斯特克突固尔（热元）与苏吾克突固尔（寒元），肯斯提克突固尔（天元）与土日阿克突固尔（地元）聚焦相交，处于不能相互排斥或推移的交叉点。此时它们相持相争，当争夺到优势或势力减弱后再相斥分离，各奔突显之处，展示其特有的属性特征，所以贝瓦克（黄昏）给人类带来极大的危害和灾难。也就是说，此时是明元与暗元、热元与寒元、天元与地元处于集聚的针锋相对的不能相互排斥的竞争状态，但最终还是分散，相互让位转换，因此与其他三个关键时辰段相比较，此时对人体的危害性以及带来的灾难最大，从而极易导致人体内温热、寒凉、干燥、稀湿、紧硬、松软、吸收、排泄、醒动、静眠等十种物质的生理平衡失衡，产生疾病或加重宿疾。

4. 第四个突显时辰段是哈坦（深半 22～24 点），是以在深夜面朝西，杰特哈热阿克什（北斗星）正对着自己右肩时的时辰段。此时哈让格突固尔（暗元）与加日克突固尔（明元）、苏吾克突固尔（寒元）与俄斯得克突固尔（热元）相互交叉转换，肯斯提克突固尔（天元）与土日阿克突固尔（地元）相聚在一个点，是众所周知的。与此同时，将加日克突固尔（明元）推向减弱的极点，而湿、风、凉与寒、热、凉气候交叉处于一个积聚的交点上。也就是说，此时为暗元与明元，寒元与热元交替转换的相交点，与此时处于错综复杂变化状态的天元与地元相联系，把明元排斥到极点使其衰退，使得暗元极盛之时，同时也是湿风寒与热潮寒交替的极点，从而极易导致人体内温热、寒凉、干燥、稀湿、紧硬、松软、吸收、排泄、醒动、静眠等十种物质的生理平衡失衡，产生疾病或加重宿疾。

这四个时辰随其前后多端的、错综的变化而显其各自的所属特性与转化机理，从而在一个昼夜中从四方交织成网，直接或间接地影响人体的各个方面。因此，哈萨族克医学十分重视和强调这四个关键时辰的替换、转化过程与人体生理现象、病理变化、疾病转归、情绪波动之间的联系，并广泛运用于预防学、诊断学、鉴别诊断学、治疗学等中，成为哈萨克族医学基础理论中阐明人与自然紧密关系的主要内容之一。

第三节 罕德克（qandəq，体液或血液）及奥加勒得克（æwʤaldəq，饮食的）阿勒玛斯木（almasəm，转化、轮回、循环）在人体的表现

哈萨克族医学将血液在人类生命过程中参与机体不间断的、川流不息的循环过程，并吸收营养、排泄废物、发挥温煦机体、延续生命的过程，称之为罕德克阿勒玛斯木（血液的化生、转化、循环）；而把饮食在人类生命过程中经口腔系进入胃肠，并经过胃系和肠系的功能将有益部分在体内吸收储藏，无益部分向体外排泄的过程，称之为奥加勒得克阿勒玛斯木（饮食的化生、转化、循环）。这两个过程是人体对饮食吐故纳新的过程，也是维护生命的源泉。体内禀有的罕德克阿勒玛斯木（血液的化生、转换、轮回、循环）与后天的水谷精微相衔接、关联、协调，发挥着人类特有的本质属性。机体内饮食的消化与吸收（化生）过程与时间的转换有直接的联系，因为这一过程需要适当的时间与之配合。也就是说，阿勒玛斯木（转换、轮回、循环）本身就是机体在消化与吸收（化生）并储藏后天饮食中精微物质所需要的时间过程。而整体与脏器之间发生的生理反应与病理变化过程，也是在六种以时间自然替换、轮回、循环为基础的时间内完成。例如：人若一昼夜不进饮食，可从机体内的物质基础调动已储的营养物质，继续其体内的物质的阿勒玛斯木（转化、轮回、循环）过程，因此不会立即死亡。这一过程是在生命中会不间断的进行，直到命终。

正常人在进一顿饮食之后，在一定的时间内，因在进行阿勒玛斯木过程，不会产生饥饿感。饥饿信号本身就是与时间有关的一种生理反射，这一感觉是促动、刺激人类寻觅饮食思维过程的首要条件，使机体奥加勒得克阿勒玛斯木（饮食的化生、转换、循环）过程及时得到补充，继续完延续生命，促进生命，保护生命的功能。

哈萨克族医学把通过摄入饮食延续生命，促进生命，保护生命的过程与蔑孜格勒迪克（季节的）、瓦合特得克（昼夜的）、罕德克（体液或血液的）、奥加勒得克（饮食的）阿勒玛斯木（转化、轮回、循环）之间的重复循环的衔接过程可简易的示意为：

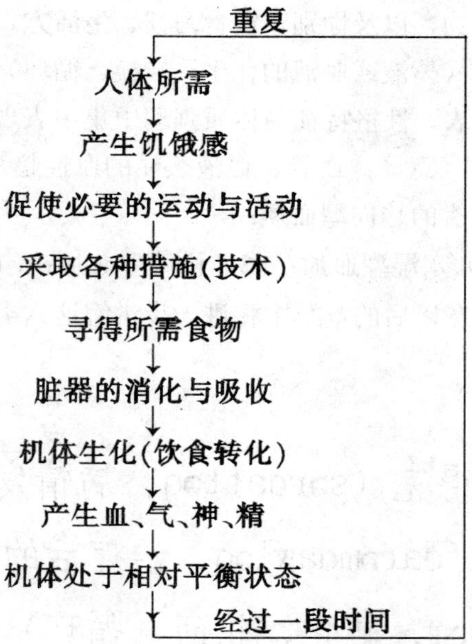

哈萨克族医学认为人类这一奥加勒得克阿勒玛斯木（饮食的化生、转换、循环）过程，在白昼与夜间区别进行，将生命维持到终。白天，奥加勒得克阿勒玛斯木（饮食的化生、转换、循环）是指通过脏器的运动与功能活动，完成对饮食有规律，有时间差异，有限制地转化、生化，并及时补充所需部分的过程。夜间，奥加勒得克阿勒玛斯木（饮食的化生、转换、循环）是指机体在休息、睡眠这一相对静止状态下，脏器功能集聚不散地完成对机体内储藏的饮食精华部分重新吸收，均匀分布的过程；但此时心系、肺系的功能不会停止，与白昼一样完成自己的职责，否则证明生命中断。此时机体中罕德克阿勒玛斯木（体液或血液的化生、转换、循环）起主导、支柱作用；奥加勒得克阿勒玛斯木（饮食的转换、轮回、循环）起填补或补充作用；蔑孜格勒得克（季节的）、瓦合特得克（昼夜的）阿勒玛斯木（转换、轮回、循环）起调节、估计、预测的作用。

填补、补充作用只是奥加勒得克阿勒玛斯木（饮食的化生、转换、循环）中的一部分，是指饮食经机体的口腔系摄入之后通过胃肠道，再经过体内其他具有消化吸收功能的脏器共同协调衔接，相互联络、转化之后，经机体先天禀有的消化吸收过程，进而转化为机体的精微物质，如气、血、精、热量等。在这一过程中，脏器中的口腔系起摄入输送的作用；胃系和肠系起消化、吸收作用；肝系起造储精、气、血作用；心系起舒张、收缩的推动作用；肾系起过滤、排泄作用；肌肉系起传递作用；骨骼系起支撑、支架作用；肺系起清洁作用；腺系起预防作用；脑系起用力、协调作用；生殖系起繁衍作用。而每个脏器与其他脏器间相互补充，处于相互协调、相互尊崇、相互衔接（联络）、相互转化的平衡和谐状态，保持机体的完整性。有关各脏器其他具体功能，在以后章节中进一步阐述。

哈萨克族医学认为，人类以其各自出生时对定居环境、季节、昼夜、生肖属相、时辰段等时气候变化的三大承受力，以及性别、饮食习惯、生活方式等的不同，而导致每个机体在体内罕德克阿勒玛斯木（体液或血液的化生、转换、循环）中具有先天禀有的不同血性特征表现，并在机体的外表、性格特征与体质强弱中集中表现于外，哈萨克族医学称之为罕德克昂尕克提克别衣木（意译：血管、血液表显的血性趋势），即哈医学中的血质趋向论，并把它分为以下六大类的趋向型血质：

（1）温热型血质；（2）寒湿型血质；（3）稀薄型血质；（4）黏稠型血质；（5）内向型血质；（6）虚弱型血质。在以后的章节中将进一步讲解这六类血质之人的性格特征与体质表现等。

第四节　斯尔哈提得克（sərqattəq，病情发生发展趋势的）、达日木道勒克得克（darəmdawləq，治疗后的病情转归的）阿勒玛斯木（almasəm，转化、轮回、循环）在人体的表现

哈萨克族医学将阐述病因以及病情的发生发展趋势，转化、轮回、循环过程随时间的转换而不断发生变化的过程，称之为斯尔哈提得克阿勒玛斯木，即病情的自然转归；而把疾病治疗后其病情发生、发展、转归的趋势中的转换、轮回、循环过程，称之为达日木道勒克得克阿勒玛斯木，即治疗后的病情转归。

机体内的六种阿勒玛斯木（转换、轮回、循环）过程不是保持在一个不变的水平，由于各种原因，在六种以时间为基础的转换、轮回、循环过程中，即在蔑孜格勒迪克（季节的）、瓦合特得克（昼夜的）阿勒玛斯木中，有时罕德克（体液或血液的）、奥加勒得克（饮食的）阿勒玛斯木（转化、轮回、循环）过程，会出现异常病理变化而导致各种疾病，同时产生疾病的病因随时间的转换也发生相互的转化。

从本质上讲，使机体产生疾病的根源是来源于自然界阿勒特突固尔（六元）中的库尔特（病虫之总称）。当一种或几种库尔特（病虫、致病源），一种或几种危害之气从机体某个脏器或部位寻找适合自己繁殖、生长的舒适环境途径之后，在机体正气虚弱特别是加尔西力胡瓦提（卫外之气、免疫力）削弱时，或在机体过度疲劳时，或在外邪（寒、风、湿、热）太过，特别是在突然遭受寒邪侵袭使体内寒盛创造产生疾病的有利条件时，定居于体内占据有利的病理空间位置，内外结合，疾病丛生，如痈、肺痨、疥、疖等等，甚至死亡。所以哈萨克族医学要求医者一定要根据斯尔哈提得克阿勒玛斯木（病情的自然转归）机理，明确诊断疾病的标准，从而正确地鉴别诊断，同时要把握达日木道勒克得克阿勒玛斯木（治疗后的病情转归），才能达到治疗疾病的目的。反之，则会使患者终身残疾痛苦，甚至死亡。

哈萨克族医学将斯尔哈提得克阿勒玛斯（病情发生发展的自然趋势）和达日木道勒克得克阿勒玛斯木（治疗后的病情转归）的过程用以下四种简图表示：

示意图 1：

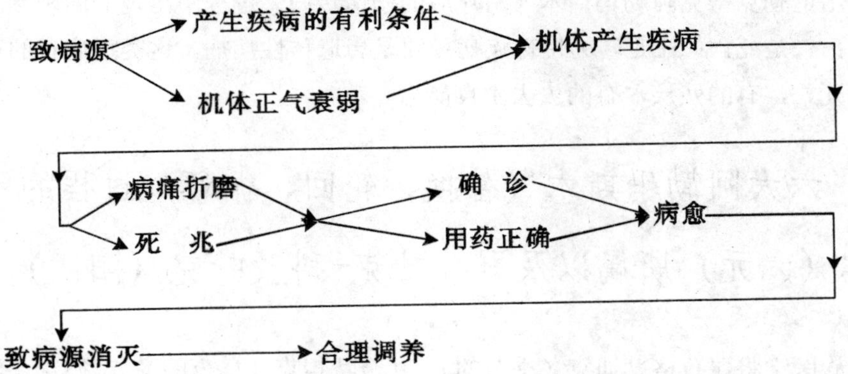

示意图 2：

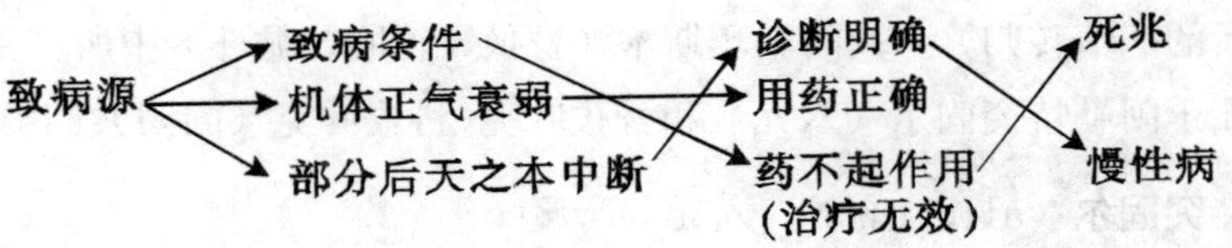

示意图 3：

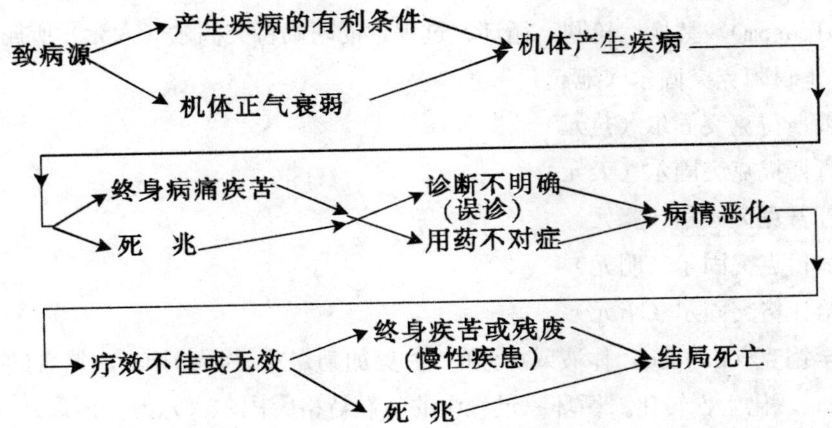

示意图 4：

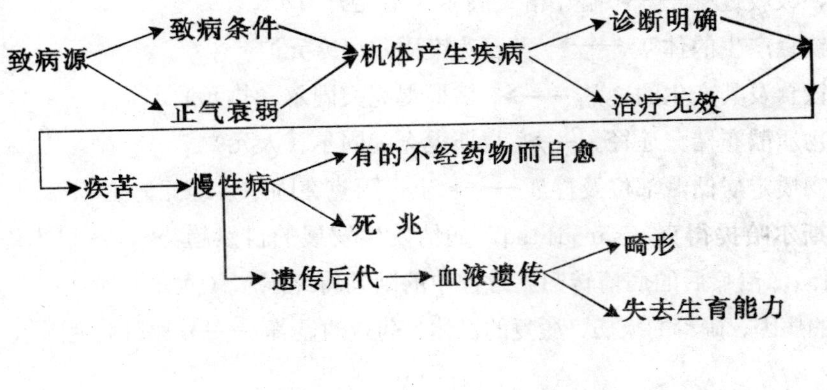

从以上示意图中可综合分析得出斯尔哈提得克阿勒玛斯木（病情发生发展的自然趋势）和达日木道勒克得克阿勒玛斯木（治疗后的病情转归）过程中出现的四种预后：一是好转、治愈；二是死亡；三是转为慢性疾病；四是患遗传性疾病，这类疾病有的可能不治而愈，有的死亡，有的残疾，有的失去生育能力。

第五节　六大阿勒玛斯木（替换、轮回、循环）过程的阿勒特格吐尔（六元）所属以及吾孜叶克-科孜叶克（阳阴）归类

哈萨克族医学将蔑孜格勒迪克（季节的）、瓦合特得克（昼夜的）、罕德克（体液或血液的）、奥加勒得克（饮食的）、斯尔哈提得克（病情发生发展的自然趋势）、达日木道勒克得克（治疗后的病情转归）六大阿勒玛斯木（替换、轮回、循环）中所产生的各种现象与变化过程归属于阿勒特突固尔（六元）和吾孜叶克-科孜叶克（阳阴）归类。

一、阿勒特突固尔（altə tuʁər，六元）所属

（一）蔑孜格勒迪克（mezgildik）（季节的）、瓦合特得克（waqəttəq）（昼夜的）阿勒玛斯木（almasəm）（替换、轮回、循环）过程中的阿勒特突固尔（六元）所属：

1. 春→ 土日阿克突固尔（地元）
2. 夏→俄斯得克突固尔（热元）
3. 秋→肯斯提克突固尔（天元）
4. 冬→苏吾克突固尔（寒元）
5. 昼→加日克突固尔（明元）
6. 夜→哈让格突固尔（暗元）

（二）罕德克（qandəq，体液或血液的）、奥加勒得克（æwʤaldəq，饮食的）阿勒玛斯木（almasəm，化生、转化、循环）过程中的阿勒特格突固尔（六元）所属：

1. 饮食的摄入——→ 加日克突固尔（明元）
2. 消化、吸收过程——→哈让格突固尔（暗元）
3. 寒性饮食产生的体寒 ——→ 苏吾克突固尔（寒元）
4. 热性饮食及其产生的体热 ——→ 俄斯得克突固尔（热元）
5. 精微物质散布储藏途径 ——→ 肯斯提克突固尔（天元）
6. 精微物质定居储藏部位及性质——→土日阿克突固尔（地元）

（三）斯尔哈提得克（sərqattəq，病情发生发展的自然趋势）、达日木道勒克得克（darəmdawləq，治疗后的病情转归）过程中的阿勒特突固尔（六元）所属：

1. 已知的病因、确诊的疾病、康复的机体、药效的显著、——→加日克突固尔（明元）

2. 未知的病因、误诊的疾病、不愈的疾患、药效不显著 ⟶ 哈让恰突固尔（暗元）

3. 寒性病种、寒性病邪、寒性药物 ⟶ 苏吾克突固尔（寒元）

4. 热性病种、热性病邪、热性药物 ⟶ 俄斯得克突固尔（热元）

5. 传播途径、病变范围、致病空间 ⟶ 肯斯提克突固尔（天元）

6. 病变部位、疾病性质、最后的转归 ⟶ 土日阿克突固尔（地元）

二、吾孜叶克-科孜叶克（Tzek-kezek，阳阴）**归类**

（一）蔑孜格勒迪克（季节的）、瓦合特得克（昼夜的）阿勒玛斯木（替换、轮回、循环）过程中的吾孜叶克-科孜叶克（阳阴）归类：

春、夏、昼 ⟶ 属吾孜叶克（阳）

秋、冬、夜 ⟶ 属科孜叶克（阴）

（二）罕德克（体液或血液的）、奥加勒得克（饮食的）阿勒玛斯木（化生、转换、循环）过程的吾孜叶克-科孜叶克（阳阴）归类：

饮食的摄入、热性饮食及其产生的体热、精微物质散布储藏的途径 ⟶ 属吾孜叶克（阳）

消化、吸收过程、寒性饮食产生的体寒、精微物质定居储藏部位及性质 ⟶ 属科孜叶克（阴）

（三）斯尔哈提得克（病情发生发展的自然趋势）、达日木道勒克得克（治疗后的病情转归）过程中的吾孜叶克-科孜叶克（阳阴）归类：

已知的病因、确诊的疾病、康复的机体、药效的显著、热性病种、热性病邪、热性药物 ⟶ 属吾孜叶克（阳）

未知的病因、误诊的疾病、不愈的疾患、药效不显著、寒性病种、寒性病邪、寒性药物 ⟶ 属科孜叶克（阴）

第六节　阿勒玛斯木（转换、轮回、循环）学说在哈萨克医学中的运用

在综述以上具体内容时，哈萨克族医学将认识和研究自然界和体内的“阿勒特突固尔（六元）学说”、“吾孜叶克科孜叶克（阳阴）学说”、“热阿依（气候）”、“斯尔哈提斯别甫克尔（病因）学说”、“阿勒玛斯木（转换、轮回、循环）学说”等学说的内容相汇聚，把人体生理、病理、病情发生发展的自然趋势、疾病治疗后的转归之间相互协调、相互衔接、相互补充、相互转化、相互联系的过程融合起来进行综合分析，也可总汇示意为：

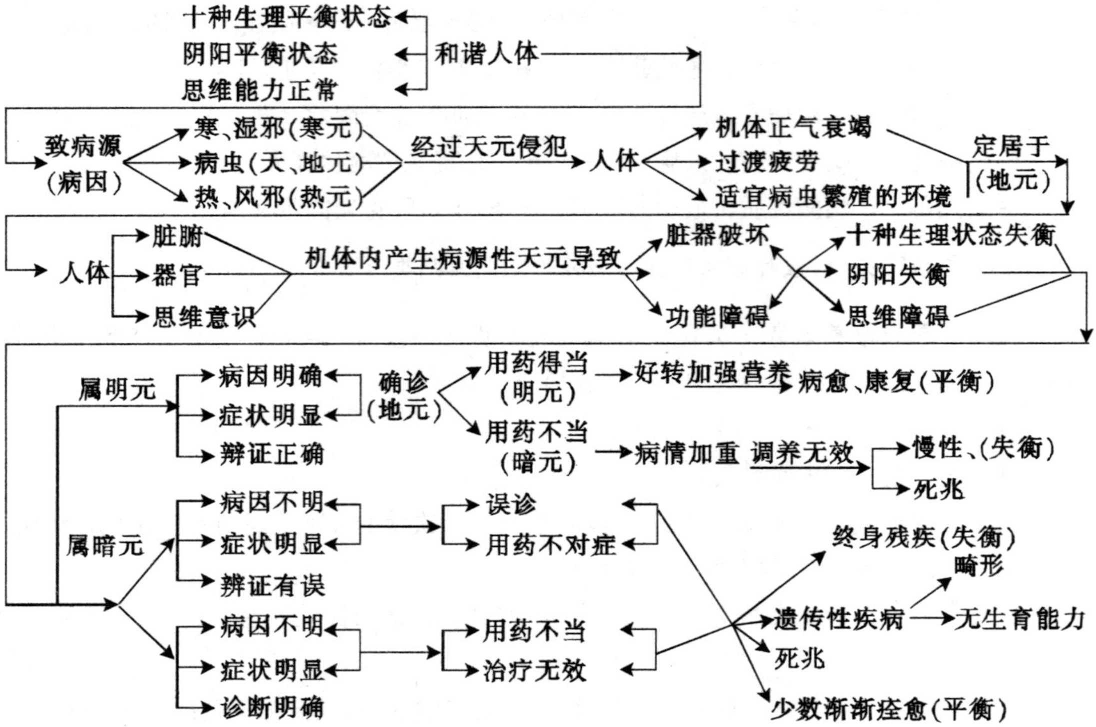

综上所述，机体先天禀有的阿勒玛斯木（转换、轮回、循环），每时每刻不间断进行吐故纳新，与昼夜、季节的阿勒玛斯木（替换、轮回、循环）没有直接的关系；而后天饮食的阿勒玛斯木（化生、替换、循环）与时间有直接的关系，因为人适量进食后立即有饱感，但经一段时间后又产生饥饿感，在一定的时间内必须要摄入适量饮食，即是定时定量的，不是连续的暴饮暴食。而斯尔哈提得克（病情发生发展的自然趋势）和达日木道勒克得克（治疗后的病情转归）阿勒玛斯木（转化、轮回、循环）过程也与时间有直接的关系。

阿勒玛斯木学说体现了哈萨克族医学中的天人相应的思想，人类只有在与自然相适应，顺从六种以时间为基础的自然转换、轮回、循环的规律过程，并与机体内的阿勒玛斯木（化生、转换、循环）相适应时，才能保持温热、寒凉、干燥、稀湿、紧硬、松软、吸收、排泄、醒动、静眠等十种物质的生理平衡状态；才能完成创造生命、延续生命、促进生命、保护生命、运动生命的过程；才能避免灾难，不得疾患，健康长寿。

第五章　苏勒（sølilimi，体液）学说

第一节　苏勒（søl，体液）学说的概念及形成

哈萨克族医学中的苏勒（体液）学说是论述有关机体内产生的一切正常与异常液体的概念、生成、分部（分类）、排泄以及与其他脏器、胡瓦特（气、功能、能量）之间关系的理论。哈萨克族医学家乌太波衣达克在《奇帕格尔利克巴彦》一书中，把人类以每个机体先天禀有的体质、性别、高矮、胖瘦以及发育旺盛期、发育停缓期等与体质有关的需要后天从自然界阿勒特突固尔（六元）中经过蔑孜格勒迪克（季节的）、瓦合特提克（昼夜的）、罕德克（体液或血液的）、奥加勒得克（饮食的）四大阿勒玛斯木（转化、轮回、循环、吐故纳新）之后摄取的营养物质转化为适合自己的、适量的、相互协调的、及时排泄并不断补充的正常体液（在先天六大之本中被称为“苏”），以及在斯尔哈提得克（病情发生发展的自然趋势）、达日木道勒克（治疗后病情转归）两大阿勒玛斯木（转换、轮回、循环）中所生成的病理（病变性）液体，总称为苏勒得叶尔即（体液总称）。

正常体液在阿勒特突固尔（六元）学说中以先天禀有的六大财富（先天六大之本）之一的“苏”来论述，“苏”和“苏勒”都是体液之意。

乌太波衣达克经过长期临床观察和经验积累，从苏勒（体液）的出入、分布、调节、控制等多方面的协调关系中，发现它与人体生理活动与病理反应之间的关系十分密切。认为正常的体液，在人体整个生命活动当中，以一定的分布比例，处于营养、滋养全身及体腔的作用。例如有起饮食摄入、输送作用的；有起帮助消化吸收作用的；有起润滑作用的；有起生育作用的；有起营养全身温煦机体作用的；有携带身体废物排出体外作用的等等，而且处于不断的排泄、消耗并及时的补充状态，维持机体正常的稀湿、松软功能的体液，包括血液、淋巴液、胃液、津液、汗液、小便、粪便等等。

乌太波衣达克在研究过程中，就体液如何更新、净化，甚至是否可以更新反童的问题进行了大量的临床观察和研究。他探索、预测每一个正常机体对饮食的定时所需和机体在不断地对无益部分（如汗液、唾液、小便、粪便等）定时排泄的过程，同时探讨体液是在一定时间内随先天禀有的阿勒玛斯木（转换、循环、吐故纳新）的功能在延续，还是只对机体起填补、补充作用，还是每时每刻对体液进行不断地更新、返童。要是在更新，那么在多长时间内进行更新，还是不断地、少量地更新。如果体液每时每刻、每天都在更新返童的话，那人的寿命则为什么是有限的，为什么不能长寿不老。他对这些核心问题进行了长期观察和研究，从观察中发现，人在春季极易产生饥饿感、疲倦、乏力，而在夏季则不

明显，秋季一般不易产生饥饿感，力气充足的人的生理反应和在春季习惯了放血疗法的人，如果来年春季不继续放血治疗，则产生剧烈头痛、呕吐等现象。以此为依据，滋生了人体体液循环、更新变化与季节替换时产生的各种自然变化有密切关系的想法和观点，从而对体液的更新返童问题进行了深入的反思与研究。例如，带着体液的更新、补充过程是每时每刻的在进行，还是以每天、每周、每月、每季节、每一年为期限有规律地更新、净化、返童的问题再次进行观察研究。在这一过程中，发现人体对体内的污秽物、衰退的废旧物的排泄过程有一定的规律和需要一定的时间，从而明确了体液的更新过程不是不间断、无限进行的观点，得出了人体体液在体内也有一定的有限的生存时间。也就是说，体液在体内经过一段时间的循环之后，会消耗、衰退、老化，趋于废旧。而这些物质随机体每天定时向体外输送排泄无益沉淀物的功能一起排出体外，又从每天饮食中的阿勒玛斯木（化生、转化、循环、吐故纳新）得到所需补充的部分。与此同时，发现季节的替换对体液的更新（返童）、循环也有一定的影响。具体地总结了在春天随洪水来临，体液泛溢，更新的过程加快，是一年当中的最高峰。人体组成部分因体液的加速更新而在某种程度上讲，衰弱废旧的也快，所以春天人易产生饥饿感；而在其他季节根据体液趋于丰富、充实、凝滞等成熟状态，决定衰弱的程度，并表现出不同的反应。从而总结出人体体液春天趋于充溢、更新、净化；夏天趋于丰满、添补；秋天趋于成熟、充实、储藏；冬天趋于凝滞、阳盛、浓稠，并趋于衰弱、退化（老化）的独特的哈萨克族医学观点。明确指出，人的寿命期限与机体内体液的寿命期限的有限性有紧密联系，并认为体液的盛衰强弱，不只与季节更替有关，而且年的递更也有一定的影响。人体体液每十二年其转化、更新达到一次循环高峰。认为人类民间习惯性使用的十二生肖年也许与人体体液十二年反复一次更新高峰的变化规律有一定的关系。观查中又发现和总结出了人体在生长、发育期的体液更新，返童速度（程度）较快，而在成熟期和衰竭期较为缓慢。也就是说，人类生命中的前两个十二年（即25 岁）以后体液的更新变化速度开始变得较慢，人类寿命一般最长不超过 9 个生肖年，即 109 岁。人体智牙的长出是体液成熟的最高峰。而头发开始变白，一般与体液更新速度缓慢有关，是衰退的表现。同时发现，如果体内苏勒（体液）的生理平衡状态遭到破坏（如发生痈、疖、肺痨、瘤等），出现异常病理变化时，则产生病理性毒液（如浓液、黄水等），从而形成了哈萨克族医学中解释机体体液正常（生理）与异常（病理）的苏勒（体液）学说。而后世的哈萨克族医学家们在传承古代医学家对人体苏勒（体液）的认识的基础上，在长期对人体苏勒（体液）的生理反应和病理变化的临床观察中，在掌握正常体液与病态体液的区别的过程中，不断的填补、完善苏勒（体液）学说的内容，并贯穿于哈萨克族医学的始终，即预防学、诊断学、鉴别诊断学、治疗学等学科中。因此，苏勒（体液）学说成为哈萨克族医学基础理论的重要组成部分，是哈萨克族医学防病治病的基础并指导着临床。

第二节　苏勒（体液）的基本内容

一、苏勒（søl，体液）的分类

哈萨克族医学把苏勒（体液）分为哈勒甫特苏勒（生理性体液）体液和斯尔哈提苏勒（病理性体液）体液两大类，

（一）哈勒甫特苏勒（qalptəsøl，生理性体液）的分类与功能

1. 生理性体液的分类

哈萨克医学中生理性体液以其分布的部位和功能的不同分为以下三大类：示图如下

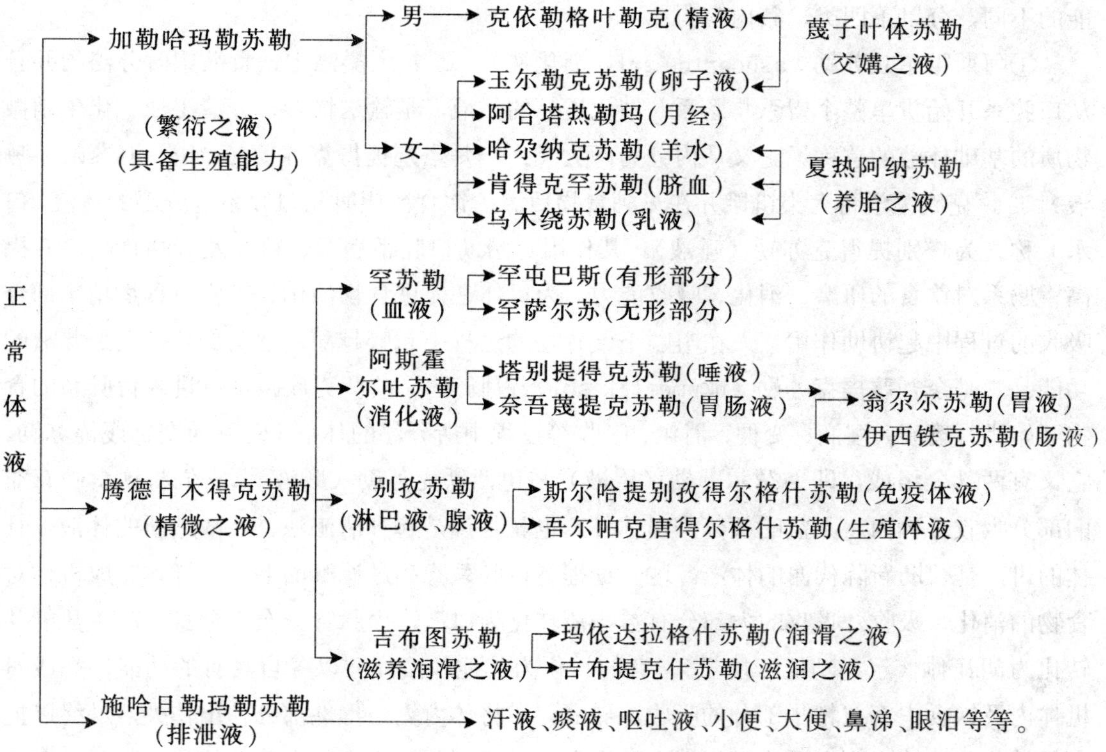

2. 生理性体液的生成及功能

哈萨克医学中的正常体液，是指人体通过对后天饮食消化吸收后所产生的、适合自己的、适量的、相互协调转化的具有营养、温煦、滋养全身、繁衍后代等功能的，而且在转化、循环、吐故纳新的过程中其衰老、废旧的产物及时排泄，并且不断的需要补充的体液。认为正常体液的排泄过程（如大小便等）也是人体享受和舒服的过程。它们以其分布部位的不同其功能也各不相同。

（1）加勒哈玛勒苏勒（ʤalʁamalə søl，繁衍之液）　是人类繁衍后代的基础体液，是机体通过后天摄取营养物质所化生的精微体液。在阿勒特突固尔（六元）学说中，以有

机整体后天享有的六大财富（六大之本）之一的吾儿帕克塔尼斯（繁衍后代）来论述。两者论述的都是人类禀有和享有的后天繁衍后代的物质基础与功能，包括女子生殖系产生的卵子液、经水、促成（或滋养）胚胎的体液（羊水）等，与男性精液等。

男子精液和女子卵子液是显示自己性别特征的，并且是具有形成胚胎功能的体液。这两种体液只有在男女交媾时才能完成繁衍后代的作用。两液相遇融合，形成一个新体液，称之为蔑子叶体苏勒（交媾之液）。人类性别的区分源渊也是在它们融合过程中形成的。胚胎形成之后母体内产生促成（或滋养）胎儿的哈尕纳克苏勒（即羊水），胎儿出生后母体产生养育婴儿乌木绕苏勒，即母乳。

(2)腾德日木得克苏勒（təndərəmdəq søl，精微之液）　它以其分布部位的不同和功能的不同，分以下四类，其内容为：

①阿斯霍尔吐苏勒（asqoərtəu søl，消化液）　是指人类滋生饮食欲望时分泌的并且从口腔系开始贯串整个胃系与肠系（消化道）的体液，是输送饮食、分清泌浊、化生精微物质的基础体液的总称。它又从内分为两大类：一是塔别提得克苏勒（tæbettik søl，唾液）。哈萨克族医学将人类饥饿并在见到食物后滋生饮食欲望时从口腔系内分泌的体液（口水）称之为塔别提得克苏勒（唾液）。其作用是帮助口腔系润湿、粉碎及吞咽食物，并提高胃肠系对饮食的研磨、消化、吸收能力，为机体在促进食物消化、完成对食物精华部分吸收的过程中起协助作用。人在咀嚼干硬食物的过程中越嚼越甜，逐渐变软，也是此液的功能。二是奈吾蔑提克苏勒（næwmettik søl，胃肠液）。哈萨克族医学将进入胃肠系的食物开始进行磨研、湿润、变稠、消化、吸收等过程中所分泌的体液，总称为奈吾蔑提苏勒。它又有两部分组成，即翁尕尔苏勒（胃液）与伊西铁克苏勒（肠液）。它们将饮食中有益的部分吸收于体内，无益的部分排出体外，也就是说是起分清泌浊、吐故纳新的体液。具体的讲，是帮助新陈代谢的体液。这一过程是胃肠系犹如过滤酥油毛渣一样，完成机体对食物的消化、吸收。吸收的大部分有益物质转化为血液，由脉管分布于全身，产生热能并转化为胡瓦体（气、功能、能量）。有的转化为其他体液，并以各自具有的功能，完成对机体内及饮食中有益精华部分的吸收、储藏，和将体内无益毒性部分输出体外，最终以把有益精华部分输送到心系为目标。心脏造血并输送到整个机体，是其功能的一部分。而饮食所化生的精微之液，一部分转化为血液，一部分由心系的输送、吸回功能转化为机体之热，而机体之热又转化为机体的阿尔哈吾（正气、精气、能量、力气），就这样不停的完成自己的功能。

②别孜苏勒（bez søli，腺体液、淋巴液）　哈萨克族医学将机体中每个脏器周围分布的腺体和淋巴所分泌的液体称之为别孜苏勒，指腺体液、淋巴液。哈萨克族医学认为，人体中除了生殖系的腺体（别孜）分泌出的吾尔帕克唐得尔格什苏勒（生殖体液）之外，机体中每个脏器周围都分布着腺体和淋巴，起保护附近脏器的作用，它们是“勇士”，也是抵抗力、免疫力的源泉，称之为斯尔哈提别孜得尔格什苏勒（免疫体液）。

人体先天禀有的每个脏器附近的淋巴结或腺体，在其附近的脏腑器官生成疮疡并发炎产生天元性、地元性病变（如痈、疖等）时，它们把炎症（病虫、毒气）当作敌人，调动所有的"人力及英雄"（抗病能力）进行对抗，由此来显示自己是防卫、保护机体的英雄。当遇较多或较大的炎症（病虫、毒气）时，首先是其附近和内部的最大的别孜（淋巴结和腺体）肿大、肿胀，而小的不易肿胀，发炎。如果疮疡肿胀蔓延，会导致别孜苏勒流动的停止，从而产生滞溜。积聚的液体填塞于淋巴或腺体内部，使淋巴结和腺体撑扩，产生肿胀、痛苦。别孜的流动路线造到阻止时，大小别孜都会肿大，肿胀。哈萨克族医学将这一现象称之为别孜初什窝努木（淋巴结肿大），这种反应有时也可能是腺体和淋巴本身的炎症（内部肿胀）所引起。因此这也是哈萨克族医学不提倡人类忌食动物的淋巴、腺体类的来源所在。

③吉布图苏勒（ʤibitw søli，滋养、润泽、润滑液、津液之意） 哈萨克族医学将人类在生命的六大阿勒玛斯木（转化、轮回、循环）过程中不停地不间断地产生并对机体脏器等起湿润、滋养、润滑、保护作用的体液总称为吉布图苏勒（滋养、润滑之液、津液）。它们是存在于机体内开放或密封部位（包括体腔内），起湿润、滋养、保护作用，并使脏器及关节活动得到正常发挥，保持人体完整性的有利体液。明确的讲，它不使这些部位变得干燥、僵硬、变的污秽（脏污），并防止磨损，犹如民间把皮绳用油涂擦濡润使其变软似的滋养着它们。把处于密封处如肘关节、膝关节、胸腔、肺系、腹腔、心包等和皮肉之下属于内脏的全部需要滋濡、湿滑的部位等处的体液称之为玛依达拉格什苏勒。而肉眼可见处于明显开放部位起润泽、湿润、保护作用的体液，称之为吉布提克什苏勒，如鼻腔、口腔、外阴、眼睛等。两者之间一般没有严格的区别，只是不同的命名而已。

④罕苏勒（qan søli，血液） 哈萨克族医学将人类在生命的六大阿勒玛斯木（转化、轮回、循环）过程中产生的在脉管中有规律地周流不息正常运行的具有营养、温煦、滋润全身功能的红色液体称之为罕苏勒（血液）。它是生命之魂（生命延续之本）。罕苏勒（血液）是由主管、统帅功能的心系，以其跳动动力控制和指挥。因为没有心系的跳动，则没有脉管的蠕动，脉管不蠕动则血液不会流动。也就是说，只有心系的不断（不停）运动，脉管才能完成其在隧道运输血液的功能（职责），通过脉管循行全身，同时调节全身的血流量，以符合机体血液供给的生理需求。它在人类生命过程中不停地不间断地完成罕苏勒（血液）的阿勒玛斯木（生化、转化、循环）来延续生命。其中罕苏勒（血液）在参与机体不间断的川流不息的循环过程中，发挥营养、温煦、滋润全身，吸收营养，排泄废物的功能。

哈萨克族医学认为，血液的成分分有形和无形两大部分。有形部分是机体通过奥加勒得克（饮食的）阿勒玛斯木（化生、转化、循环、吐故纳新）所化生的精微沉淀物质，称为罕屯巴。它是生命之魂，是在罕苏勒（血液）的阿勒玛斯木（化生、转化、循环）中起营养、黏稠、干燥、凝结的功能；而罕沙尔苏（无形部分）在血液流动过程中，有稀释血液有形部分的功能，主要起不使血液变稠、变黏、变干的作用，以调节血液的浓度（稀释与干燥），保证血液在体内脉管中不间断、不停顿的循环过程起帮助、辅助作用，并创造有利条件，使有形部分在全身周流，保持其生理功能的正常发挥。

若由于各种原因导致血液失去稀释能力，血液逐渐变稠，贴附在脉管壁，使脉道变窄，血液流动受到阻碍，即使心跳加快，血流仍缓慢，全身体液减少，人体由燥转化为干，最终死于脱水。所以，不断的、及时的补充体液，是维持机体生理平衡的首要条件。

例如：渴死是苏勒（体液）干燥耗尽而死，当断绝了饮食来源，导致体内罕苏勒（血液）、别孜苏勒（淋巴）以及其他所有有滋润、濡滑作用的体液失去其干燥与稀释的功能，最终使血液稀释的补充来源枯竭。罕苏勒（血液）逐渐越变越黏稠、干燥，而干燥黏稠的血液粘附在血管壁上，血液失去在脉管中的流动功能。犹如煎煮沙哈尔（哈萨克族民间用植物碳等煎煮，自制钾肥皂的过程）时逐渐越变越黏稠，最后粘附于锅壁上一样。此时心系不管怎么用力，因在脉管壁上粘附的阻塞性的物质使血液失去了流动功能，使心系推动血液流动的功能失去作用，心脏无奈地适应和接受这一事实，因过度劳累而停止跳动。这一过程是人体体液从干燥过渡到干涸阶段，使得整个机体偏于干枯，并逐渐枯竭而产生死兆的过程。

哈萨克族医学认为，每个机体在体内罕德克阿勒玛斯木（体液或血液的化生、轮回、循环）中与每个人各自出生时对定居环境、季节、昼夜、生肖属相、时辰段等时气候的三大承受力以及性别、饮食习惯、生活方式等的不同，而具有先天禀有的并在机体的外表集中显示出气色颜面、性格特征与体质强弱等多方面的表现，哈萨克族医学称之为罕德克昂尕克提克别衣木（意译：血管表显的血液血性趋势），即哈萨克族医学中的血质趋向论。并把它分为以下六大类的血质趋于型：（1）温热型血质；（2）寒湿型血质；（3）稀薄型血质；（4）黏稠型血质；（5）内向型血质；（6）虚弱型血质。

总之，血液和淋巴液是机体体液之父，没有它们，生命则不可能延续。其他体液也都具有干燥与稀释的生理功能，以及补充血液和淋巴液的作用。而正常的各类体液在完成各自吸收和贮藏机能的同时，也具有排泄对机体无益部分的功能。

3.施哈日勒玛勒苏勒（ʃəʁarəlmalə søl，排泄之液）

哈萨克族医学把机体在生命过程中将对机体有害无益的体液经饮食的阿勒玛斯木（化生、转化、循环、吐故纳新）过程自然、并及地的排出体外（如汗液、尿液、痰液、吐沫等体液），称之为施哈日勒玛勒苏勒（排泄之液）。也就是说，是罕苏勒（血液）、别孜苏勒（腺体液、淋巴液）和其他体液在发挥其功能的过程中（在营养全身的过程中）所产生的，以及饮食当中多余的或对机体无益的部分，以人类先天禀有的功能，由汗液、痰、鼻涕、唾液、大便、小便等途径排出体外。

汗液是由机体运动或活动产生的，将体内多余的、无益的部分带出体外的同时，还有消除、清洗体表附着的污秽物质作用的体液。

尿液是各种体液渗汇于（贮入）膀胱的，体内在饮食阿勒玛斯木（化生、转化、轮回、循环、吐故纳新）中所产生渗合汇集的对机体有害无益的、多余的必须及时外出的体液。

尿液和汗液的义务（功能）都是排出体液中多余的或无益的部分。

而痰液、唾液、鼻涕的义务（功能）是排出由心系、肺系在各种阿勒玛斯木（转化、轮回、循环、吐故纳新）过程中产生的余毒，而痰液、唾液、鼻涕量的过多过少以及颜色的变化，则为疾病产生和疾病性质与特征的表现。

粪便是体内脏器经过过滤功能之后将腹部胃肠多余、堆积的糟粕和病毒输送于体外的、软稠的、对机体无益的滤渣物，没有体液的参与，则粪便干结不易排出体外。因此哈医学认为体液随大便的排出也在排出体外。而粪便的稀与稠、多与少，颜色的异常变化，则是鉴别诊断体内疾病性质的基础。

第三节 斯尔哈提苏勒（sərqattəq søl，病理性体液）的概念分类

一、斯尔哈提苏勒（病理性体液）的概念

哈萨克族医学把因致病源（病虫、淫气）侵袭人体在体内产生病变后，如疮疡、痨病等，经斯尔哈提得克（病情发生发展的自然趋势）阿勒玛斯木（转换、轮回、循环）所形成的异常的（病理性）的液体如脓液、脓血液、血尿、黄水，称之为斯尔哈提苏勒（病理性体液）。病理性苏勒（体液）的排放、排泄过程是人体经受痛苦的过程，如切开排脓、拔罐引脓等，也是与正常体液排泄过程中对人体所产生的知觉的区别所在。

二、斯尔哈提苏勒（病理性体液）的分类举例

病理性体液	病理性汗液	盗汗、黄汗、大汗淋漓等等
	病理性尿液	乳尿、黄尿、黏稠尿、血尿、脓尿等
	病理性粪便	稀便、脓便、血便、干便等等
	病理性鼻涕	清涕、血涕、脓涕等等
	病理性眼泪	情绪变动、各种眼疾所引起的眼泪
	病理性痰液	白沫痰、血痰、脓痰等
	病理性呕吐液	吐血、吐胆汁、呕吐积食等
	病理性胆汁	绿胆汁、黑胆汁等等
	其他病理性液	脓、脓血、黄水、黄血水等

当机体经过斯尔哈提得克（病情发生发展的自然趋势）阿勒玛斯木（转换、轮回、循环）机体产生的异常体液排出体外或其自行流出时，体内余毒、病虫可随之而出。开放处肉眼可见的疮疡，如痈、疖等，一开始发现或待脓液成熟（此时病变部位的中央发白变软，

周围变紫，外面皮肤脱落）时，用针刀刺破或用刺络拔罐的方法把病性体液（毒液）拔出体外，随脓血的引出可使其肿很快消除，疾病极易康复。

以上异常体液的具体内容，将在哈医病理学、诊断学、内科学、骨伤学、外科学等学科中会经一步论述。

第四节 苏勒（søl，体液）学说在哈萨克族医学上的运用

哈萨克族医学把苏勒（体液）学说广泛运用于说明人体禀性、生理反应、病理变化、鉴别诊断、康复治疗等的各个方面，并要求医生必须仔细观察、熟练掌握体内体液流动循环形成过程及作用部位，经过问诊和望诊，在检查患者与观察常人的过程中了解体液反应于体表的不同表现，通过观察患者的面容、表情、体质、排泄物及整体的变化，来预防不该发生的、甚至是不可弥补的疾苦的发生，为正确的诊断和治疗提供有利条件。哈萨克族医学认为，体液的属性趋势随每个机体的差异而各不相同，但医者只要熟练掌握他们各自不同的特点，就易于诊断和鉴别诊断。体液中血液的血性趋势与机体体质和性格特征紧密关联，形成了每个机体独有的体质与性格；另一方面也会成为致病的原因（诱因），表现出所要得的疾病的表现趋势。

前面我们讲述了每个人身体的具体状况，如性别、年龄、高矮、胖瘦、发育时期等各不相同而导致体液在每个人身上的正常平衡点也不相同。它们以各自先天具有的、不同的体液和血液的干燥与稀释功能为主，集中地表现出属于每个人固有的性格特征、体质强弱和血质趋向。也就是罕德克昂尕克提克别衣木（意译：血管表显的血液血性趋势），即哈萨克族医学中的血质趋向论，并把它归为以下六大类血质趋势的人：

1. 温热型血质；2. 寒湿型血质；3. 稀薄型血质；4. 黏稠型血质；5. 内向型血质；6. 虚弱型血质

这六大类血质趋势的人，从外表看来，温热型血质和寒湿型血质是机体本质的属性，其实不然，只是命名而已，它们本质的阴阳属性归类如下：

血质	属性
寒湿型血质、稀薄型血质、虚弱型血质	属阳
温热型血质、黏稠型血质、内向型血质	属阴

以上六大类血质的表现形式，不可相互转化。其中温热型者与寒湿型者既可见于正常人，也可见于病人，绝大多数的人属于这两类血型，而其他稀薄型、黏稠型、内向型、虚弱型四类占少数。其中有的是先天具有的，有的是后天引发的，基本处于病理状态。每型的表现趋势在一定的年龄段里旺盛、成熟，达到极点；并且在一定的条件下转化，成为机体产生疾病的主要诱因（将在以后的篇章中详细讨论）。下面简要论述以上各型血质的人

得病趋势、治疗原则及性格特征之间内在的区别与比较。

1. 温热型血质　体质强壮，肌肉瓷实，面部丰满，肤色润赤，性格特征表现为稳重少语，做事干脆果断、踏实，傲慢神秘，自控能力强，表情不易外露。

哈萨克族医学认为，这类人只要一得病，则血热上冲头部而头痛，或致胃酸过多而呕吐，有时两种症状可同时出现。因此，这类人应防止突然或迅速的低头。其预防和治疗原则，以放血为主，达到清热凉血、净血的目的。同时采用催吐调整方法来驱除沉渣物。这也是阿勒玛斯木学说预防和治疗疾病的根本原则。即机体应在春季放血，达到净血、凉血、调整体液的目的，以及秋天催吐驱逐多余胃酸及沉渣物的原则。以上放血与催吐疗法可同时进行，也可单独使用。若不及时放血调整体液血性，因血热而使血液变稠，导致血管壁粘附沉渣物增多，使血管变硬变窄。若预防及时，放血之后，血中沉渣物随污血排除，体内污秽则减少或消失，从而保持了机体体液的正常平衡状态。

2. 寒湿型血质　肤色黑褐不变，颜面丰满；性格特征表现为性格稳定，好动多语，自高自大，自以为是，爱争议，易争执，脾气固执。

此类人得病后易于治疗，很快得到康复。其治疗原则与方法是，运用温煦血液的辛、温、热、大热的药物和饮食，驱散积累于机体的寒湿之邪，来调养机体。也可刺络放血，引寒湿外出；但不能用切割的放血疗法。

3. 稀薄型血质　肤色不一，眼发怒光，性格特征表现为不固定，不稳定，缺乏思维，自吹自擂，易暴怒、激动，小事斤斤计较，易记仇，失去自持力，为了报仇全力以赴，甚至会杀人，即使受到惩罚也不会打消杀人的欲望。

此类人体质柔弱，容易得病，或旧病反复发作。因此治疗原则以强身补血为主，将血液调整到适宜浓度，要选用对症的药物和饮食，及时调整。除此之外，还可配合按摩疗法、心理疗法。

4. 黏稠型血质　肤色偏黑，性格特征表现为少动懒慢，不愿出门，穿着厚衣，避寒就暖，只要受一点凉风则会病倒，经不起寒冷刺激。但发汗可自感舒服。由于不喜活动，使血流不畅，精神萎靡不振，总有压抑感。自己不承认或意识不到这是病态，因此很难说服他活动与运动。

此类人的治疗原则是活血散瘀、稀释血液，一般多采用药浴疗法活血、行血、散瘀、祛邪。选用对症的药液，配合热的作用，发汗祛邪，加快血流，使机体血液中的沉渣物随汗液而分散、分解，同时及时补充饮食，使黏稠的血液转化为稀释，达到调整体液的目的。

5. 内向型血质　虽然肤色不一，但面色偏白，眼睛无神，平时望去，与常人无明显区别，难于捉摸，但是只要情绪激动则因发抖发颤而抽搐甚至晕倒。但这病要与癫痫病区别，医生一定要鉴别诊断。

多见于胆小或娇弱之人，在过于聪明或过于迟钝的人中少见或不易被发现，只有在他们内心的矛盾自己无法解决的情况下，丧失意识突然晕倒时才会被发觉。也有一些一生气就会晕厥。一般男女都可见，但相对较年青妇女多见。所以及时解除其心理矛盾，引导或树立坚强的信心和宽容，是治疗和预防此类血质发病的根本。对因娇弱而致的内向状态，一定要通过教育、开导、说服的方法来培养，绝不能随之而娇生惯养。

6. 虚弱型血质　面色无华，多皱纹，口唇苍白，眼无神，有时面色灰暗，消瘦，给人以有一点风就会刮倒的单薄感，不想活动，甚至无力活动，精神萎靡，语音低缓，皮肤若不慎刺伤，则会血流不止，易头痛，鼻子容易流血，注意力不集中，痴呆，失调性肥胖症。

这类人又分四类，其治疗方法也各有差异。其中最严重的一类是：只要是因各种原因引起机体产生疾病时（如感冒等），都可导致机体任何部位的出血（如七窍、外阴、皮下、内脏等），并难以止住，最终因失血而死亡。主要是因为血质虚弱、体液稀薄无华、无营养所致。还有一种是由于近亲成亲而致的女性的坠胎、小产，或出生的婴儿是体弱、畸形等。应以预防为主，禁止婚外性生活及近亲七代成亲，可增强血液质量，而达到康复的目的。具体内容在以后的诊断学中会进一步论述。

哈萨克族医学要求医生在诊断疾病、治疗康复的过程中，熟练掌握苏勒（体液）学说的详细内容，始终牢记前面我们论述的人体从饮食中所吸收的体液（血液）春天趋于充溢、净化、更新；夏天趋于丰满、添补；秋天趋于成熟、充实、储藏；冬天趋于凝滞、阳盛、浓稠，而冬季沉积在脉管中的污秽物又可在春天体液（血液）泛溢中净化自行调节的稀释与干燥的生理功能，熟悉掌握体液随每天的循环排泄将血液中的废旧物质排出体外，而且不断的在白昼的生命活动中定时由饮食来继续补充的过程。熟练运用春季净污血，夏季防脱水，秋季驱余胆，冬季泻沉渣的哈萨克族医学中预防、治疗疾病的总则。

第六章 胡瓦特（qwat ilimi，气、功能、能量）学说

第一节 胡瓦特（qwat，气、功能、能量）学说的产生与形成

哈萨克族医学家乌太波衣达克在长期临床观察中发现，有些人对一种病的抗病能力极强，有些人对几种病都存在防御能力与功能，而有些人对某些疾病的抗病能力强，对有些较弱；有些人体壮力大，有些人体弱力小；有些人聪明灵俐，灵活轻巧；有些人迟钝、呆板、笨拙；有些人有生育能力，有些则没有等等。并发现有些疾病通过后天的人工接种的方法可以预防，如天花等。因此，在《奇帕格尔利克巴彦》一书中的阿勒特突固尔（六元）学说中，把胡瓦特（气、功能、能量）以人类先天六大之本中的阿尔哈吾之称来论述的。胡瓦特先天称阿尔哈吾（真气），因阿尔哈吾（真气）具有促进生命、运动生命等功能，有转化为气、功能、能力、能量等特性，所以后天称胡瓦特（气、功能、能量），并明确指出胡瓦特就是阿尔哈吾。

他认为维持机体正常功能的胡瓦特是由先天禀赋的阿尔哈吾胡瓦特（机体共有之气）和后天发挥并促成的胡瓦特提克胡瓦特也称巴尔西力克胡瓦特（脏器独有之气）组成，它们是人类后天衣、食、住、行摄生过程中思维意识的支柱与促进生命的动力和核心。

而后天的胡瓦特提克胡瓦特在阿勒特突固尔（六元）学说中以人类先天禀有的六大之本中的吾什塔斯木和黑木勒之称来论述的。并指出人体脏器间的关系以及衍接是以元气、真气为基础并通过体液、各脏器独有的功能活动、运动以及吸收过程等途径来完成的，是生命形成的首要条件。

他经过多角度、全面观查，对胡瓦特的产生、分布部位以及功能作用进行了详细的分析，总结出了人体主要由两种胡瓦特组成，一种是先天禀赋的阿尔哈吾胡瓦特（整体共有之气），一种是后天补充并促成和发挥的胡瓦特提克胡瓦特也称巴尔西力克胡瓦特（脏器独有之气），两种综合起来组成了人体内的五大类胡瓦特的结论。机体整体共有之气（元气）是先天具有的，而脏器的独有之气是由各脏腑、器官的独有功能之气聚集而成。如视力之气在眼系；味觉与语言之气在于舌系；知觉与过滤之气在于皮肤系；嗅觉之气在鼻系；性别之气在于外阴系等等，24 个脏腑与器官各自的作用、能力和特殊功能之气在一个整体内与共有之气互相衔接，互相转化，构成一个有机体的整体功能之气等的观察，从而形成了哈萨克族医学中具有独特观点的解释人体各种的胡瓦特的定义、种类及其作用的胡瓦特（气、功能、能量）学说。

哈萨克族医学中的胡瓦特（气、功能、能量）学说是研究论述人体内先天禀有和后天形成和不断补充完善的通过人的活动、运动、力气、体质等表现于体外的，并成为防御和维持整体生命活动和脏器功能活动的最基本物质的源泉与动力的学说（理论体系）。胡瓦特在哈萨克族语中是气、力量、能力、功能、能量等意思。

而后世的医学家们在传承前人对胡瓦特学说的认识的基础上并在长期对人体胡瓦特（气、功能、能量）的研究中，不断的填补和完善着胡瓦特（气、功能、能量）学说的内

容，并与“阿勒特突固尔（六元）学说”、“阿勒玛斯木（转化、轮回、循环）学说”、“苏勒（体液）学说”等关联起来，贯穿于哈萨克族医学的始终，解释人类的禀性、能力、体质、气质等方面，并运用于预防医学、生理学、病理学、诊断学、鉴别诊断学、治疗学等学科中，因此，胡瓦特学说也成为哈萨克族医学基础理论的主要组成部分，是哈萨克族医学防病、治病的基础，并指导着一切医事活动。

第二节　胡瓦特（qwat，气、功能、能量）的分类及功能

一、胡瓦特（气、功能、能量）的分类

哈萨克族医学把胡瓦特（气、功能、能量）归即为阿尔哈吾胡瓦特（先天禀赋的整体共有之气）和后天发挥并促成的胡瓦特特克胡瓦特（整体脏器的独有之气）两组五大类，示图如下：

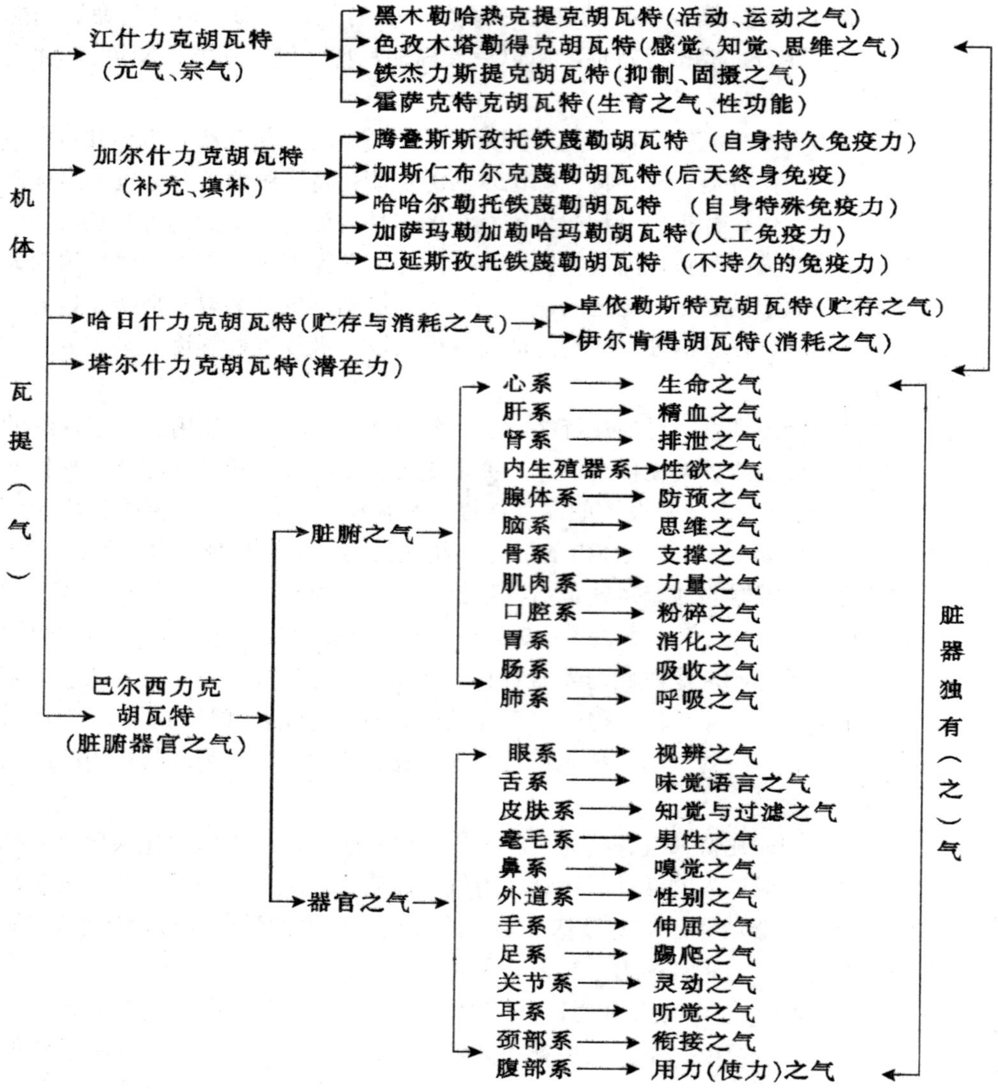

元气是先天具有的、整体共有之气，它是潜隐的，有时从外表无法了解和预测。而脏器的独有之气由各脏腑器官的功能之气集聚而成，并在后天的日常生活中经过锻炼或习惯不断的增减（补充与消耗）。

二、胡瓦特（气、功能、能量）的功能

胡瓦特以功能的不同分为了五大类，而对每一类的功能与作用，哈萨克族医学有详细的阐述。

（一）江什力克胡瓦特（ʤanʃələqqwat，元气、宗气）

它是人类在母体内篾子叶体（胎动之前）和蔑儿子叶体（胎动之后）期就禀有的，而且在出生后的整个生命过程中维持到生命终点的，是以先天之精与后天之精为基础而不断地化生，先天禀赋的胡瓦特，是元气、宗气。也是人类先天六大之本与后天六大之本自我调节、相互协调的，并在生命活动中起重要核心作用的胡瓦特（气、功能、能量）。它又从内分（1）黑木勒哈热克提克胡瓦特（qəjməl-x arektirlikqwat）（活动、运动之气）；（2）色孜木塔勒得克胡瓦特（sezimtaldəqqwat）（感觉、知觉、思维之气）；（3）铁杰力斯提克胡瓦特（teʤelistikqwat）（抑制、固摄之气）；（4）霍萨克特克胡瓦特（qosaqtəqqwat）（生育之气、性功能）四类。

1. 黑木勒哈热克提克胡瓦特（qəjməl-x arektirlikqwat，活动、运动之气）　哈萨克族医学将产生和促成活动与运动胡瓦特（气、功能、能量）称之为黑木勒哈热克提克胡瓦特（活动、运动之元气），它禀属于先天六大之本。

每个机体首先产生和必须具有活动（增殖）的元气，也就是说，在母体内（胎动之前）的蔑子叶体期具有增长的胡瓦特（气）与活动（胎动之后）蔑儿子叶体期的增加其发育和活动之元气。要没有这气的促进机能，则不会有胚胎的分化增殖与发育，因此它是机体活动、运动之气的前提，因没有活动则没有胡瓦特（气、功能、能量），没有胡瓦特（气、功能、能量）也不会有活动。若两者不衔接、不配合、不协调，不合谐则胎儿不能形成或坠胎小产，或凝结死胎。胎儿在母体内胡瓦特（气、功能、能量）的作用下，完善其在后天成长过程中要发挥的各种知觉、感觉活动的胡瓦特（感觉、知觉、思维之气）为前提，当在母体内完善和具备了这些功能之后，由母体之气降生。出生后继续发挥和完善着爬、站、走、跑以及劳动与运动等一系列活动功能。

2. 色孜木塔勒得克胡瓦特（sezimtaldəq qwat，感觉、知觉、思维之气）　哈萨克族医学将人类出世之后滋生的感觉力、知觉力、思维能力以及聪明才智的发挥总称为色孜木塔勒得克胡瓦特（感觉、知觉、思维之气）。

人类出世之后本能的滋生后天的色孜木塔勒得克胡瓦特（感觉、知觉、思维之气）来延续生命、促进生命、保护生命，如：婴儿一出生就知道憋气就张嘴，冷了、疼了、饿了就哭的直接的反应过程，这一过程也是衔接、协调、联系先天有后天黑木勒哈热克提克胡瓦

特（活动与运动之元气）过程。也就是说，由活动、运动之气便产生知觉、感觉和思维之气的功能，它也是真正只属于人类的胡瓦特，是智慧。它引导人类的思维过程，培养和促进人类的聪明才智，并不断的逐渐趋于成熟完善和旺盛，25 岁时达极点，待智牙长出以后，成熟旺盛期停止，但对事物的来龙去脉、真伪有一定的识别、分析总结能力，以后便逐渐的趋于衰退阶段，这也是划分成长旺盛期与停止期的临界交点。

如果机体禀有的元气不足，主要表现为与后天六大之本中的语音协调衔接、不能发挥正常的功能，如：出现语音低缓，说话无力，甚至哑巴等。而说话能力是由机体元气与脏器如心系、脑系、皮肤系、口腔系、耳系等之间的胡瓦特（感觉、知觉、思维之气）相互衔接、协调、转化、联系反馈后完成的，为保持机体的正常状态起着主要作用。如没有耳系的胡瓦特（听力），机体对语音没有任何反应，也不能完成相应的活动与运动。

人类禀有的元气功能可用语言来激发，并用机体的感觉、知觉、思维之气来完成，但是元气是不以后天机体的思维能力的约束、控制而改变，是以其先天禀有的特殊功能，自然地在体内空间运行。如:任何人都不能以自己的想象力来控制和抑制内藏十二脏腑特别是心系和肺系等脏器的活动与运动，如果是这样，人的生命会有随时随地的停止的可能。

机体元气的后天强弱（旺盛或不足）也可由日常生活中色孜木塔勒得克胡瓦特(感觉、知觉、思维之气)和黑木勒哈热克提克胡瓦特（活动、运动之元气）的涵养与习惯来适应和培养。例如：某女子将一个小牛从刚出生就每天来回地背往草原，坚持了五年，在一次比赛活动中她以惊人的力量背起了五岁的牛，使众人为之惊讶。当有人问她其中的奥秘时，她回答说，这有什么奇怪的，都是每天坚持锻练，养成习惯的结果。这一实例说明了，元气可随日益养成的习惯而增强或减弱，有时长期养成的元气（习惯力）可能与塔尔什力克胡瓦特（潜在力）相等，有时可能超越潜在的爆发力。

3. 铁杰力斯提克胡瓦特（teʤelistik qwat，抑制、固摄之气）　哈萨克族医学将机体先天禀有的调节机体其他之气过于旺盛的元气称之为铁杰力斯提克胡瓦特（抑制、固摄之气）

每个机体的成长、发育程度和活动、运动并不是任意的、无限的，而是需要一定的抑制、固摄之气来固摄与控制，才能保持人类正常的生理特性；感觉、知觉与思维意识也是有限度的、有分寸的，这些都是由机体先天禀有的铁杰力斯提克胡瓦特（抑制、固摄之气）来调节和完成。也就是说，机体的每次活动与运动是在先天禀赋的脑系的控制和指挥下开始和结束，但是要有一定限度的，而不是无限地进行。总的来讲，在每个人的机体中应该具有抑制和控制黑木勒哈热克提克胡瓦特（活动、运动之气）、色孜木塔勒得克胡瓦特（感觉、知觉、思维之气）的铁杰力斯提克胡瓦特（抑制、固摄之气）

人类只有在具备以上先天禀赋的三种元气，机体才能有规律的、有适度的、有限制的、有目的、不紊乱的、有序地完成自己在生存、生活中的具有阴或阳两方面属性的一切机体的运动与生产活动，发挥正常的聪明才智、思维能力，保持正常的机体生理状态。反之，产生疾病，引发疾苦，甚至死亡。

综上所述，不管是健康之人，还是慢性患者，只要有一口气、一点知觉就有继续延续生命的愿望，并产生从饮食中以其先天禀有的化生营养物质中精微物质的功能，使胡瓦特（元气）、体液及时得到补充，病情得到及时的控制，功能和能量及时得到补充，继续为各种运动、活动、思维寻觅并创造动力条件，一直将生命维持到命终。

以上所述的胡瓦特的功能强与弱时所表现出的反应的汇总示意为：

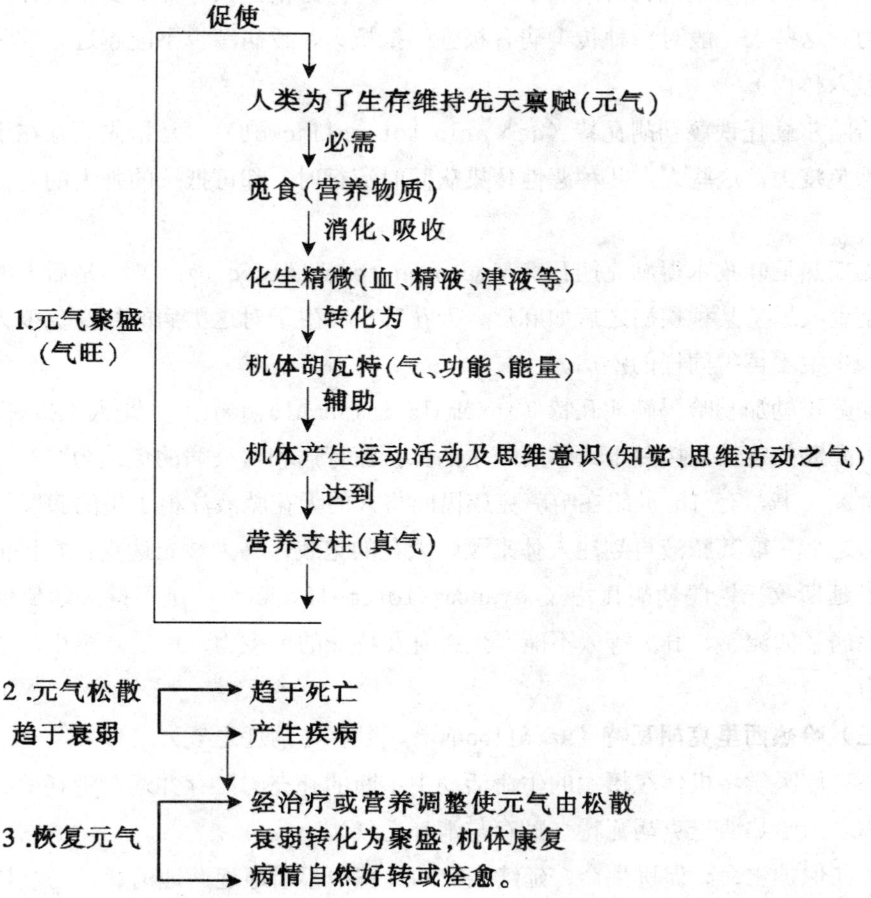

4. 霍萨克特克胡瓦特（qosaqtəq qwat，生育之气、性功能）　哈萨克族医学将人类为了延续后代而产生的爱情、生育、性欲之气并称之为霍萨克特克胡瓦特（生育之气、性功能）。

（二）加尔什力克胡瓦特（ʤanʃələq qwat，不断补充填补的卫外之气）

哈萨克族医学将机体从后天饮食中化生的精微物质来不断补充人体消耗的元气和防止致病源入侵的卫外之气称之为加尔什力克胡瓦特（卫外之气）。

人类为了生存并维持先天禀赋（元气），需要从后天饮食中不断化生对机体有益的精微物质来补充人体消耗的胡瓦特（元气）的和防止致病源侵入机体导致机体十种生理平衡状态的胡瓦特（卫外之气），它以已贮存、正贮存和将要贮存的形式存在于人体，同时对江什力克胡瓦特(元气)有时起主要的支柱、支撑作用，有时起辅助作用，并使人体产生抗病能力的胡瓦特（抵抗力），而且是在机体预防各种疾病、机体疾病趋于康复的过程中起根本性的有益的忠实作用的胡瓦特（免疫力）。哈萨克族医学把这种抵抗力和免疫力分以下五种。

1.特叶恩跌斯斯孜胡瓦特（teŋdessiz qwat） 是指先天存在于少数人体内的自身终身免疫力。这些人一般对一种传染病有极强的抵抗力，致病源也不能越过它的阻挡而致病（不能侵入体内）。

2.哈哈尔勒托铁蔑勒胡瓦特（qaxarlə tøtemeli qwat） 是指先天存在于少数人体内的特殊免疫力，这些人在几种恶性传染病同时流行时，都可抵抗的强大的自身特殊的免疫力。

3.加斯热尼吐孜木得勒克胡瓦特（ʤasərən tøzemtaldeq qwat） 是后天的终身免疫力，就是说人患了某种疾病之后如麻疹、天花等，产生了对这类病的终身免疫力，使该患者在这一生中不再得同样的疾病。

4.加萨玛勒加勒哈玛勒胡瓦特（ʤasamalə ʤalʁamalə qwat） 是人工接种的免疫力。即经人工配制的疫苗，接种于人体后产生的抵抗流行病和传染病的免疫力。在《奇帕格尔利克巴彦》一书，有 15 世纪在哈萨克族民间将人的天花脓液注植于牛的腹股沟处，使其肿胀化脓之后，取其脓液再划注人体来预防天花的记载，乌太波衣达克也在民间使用过。

5.巴延斯孜托铁蔑勒胡瓦特（bayansəz tøtemeli qwat)：是不持久地免疫力指人类对某种疾病（如流感、肝炎等）不能产生终身及特殊的免疫力，可反复感染，故称不持久的免疫力。

（三）哈热西里克胡瓦特（ʁarəʃləqqwat，贮存与消耗之气）

哈萨克族医学将机体在摄生的生命活动中不断的补充与贮存并逐渐消耗的、耗竭的功能之气称之为哈热西里克胡瓦特（贮存与消耗之气）。

人类在保护生命、促进生命、延续生命的过程中不断地逐渐地消耗，乃至耗竭体内已贮存、正贮存的胡瓦特。也就是说，哈热西里克胡瓦特是既要从元气和后天的饮食中不断的补充和填补来贮存能量，而且分出一部分（消耗之气）来供养整体或某器官所需。机体在睡眠状态或在劳累过程中从哈热西里克胡瓦特（消耗之气）中或多或少的摄取自己的所需，以保护（或保持）江什力克胡瓦特(元气)和加尔什力克胡瓦特（补充、填补）的正常平衡状态。若没有或失去这一贮存与消耗之气，人类在失去摄生的活动、运动的同时，也将会失去生命。也就是说，脏器的功能停止，生命中断。换句话讲，哈热西里克胡瓦特（贮存与消耗之气）在人类生存、生活的一切活动、运动中，它将牺牲自己，竭尽全力来为补充贮存之气创造条件，以保持元气的平衡。

（四）塔尔什力克胡瓦特（tarʃələq qwat，潜在力）

哈萨克族医学将机体内存在的潜在爆发力称之为塔尔什力克胡瓦特（潜在力），认为每个机体都会有先天禀有的连自己都意识不到或无法估计的潜伏的、隐藏的爆发力。这种力气只有在人类极度愤怒、极度惊恐、极度悔恨的情况下产生的特殊爆发力，使人类产生的连自己也没有预料到的对前人没有做过的、也做不了的事突然出现的并且旁人也为之感到惊奇的一种特殊的胡瓦特（气、力量，即潜在的爆发力）。

（五）巴尔什力克胡瓦特（barʃələq qwat，脏器、器官独有之气）

哈萨克医学将每个机体所禀有的具有各个胡瓦特功能的脏器独有之气，称为巴尔什力克胡瓦特（脏腑与器官的独有之气）。

外显十二器官以其各自独特的功能，产生相应的独有之气，即：眼系具有阔茹勒克塔尼木胡瓦特（视辨之气）；舌系具有索依列吾代木帕日克套胡瓦特（味觉与语音之气）；皮肤系具有色孜格尔勒克苏孜格勒克胡瓦特（知觉与过滤之气）；毫毛系具有叶尔可克特克叶尔力克胡瓦特（男性之气）；鼻系具有依斯克木迪克依斯帕日克套勒克胡瓦特（嗅觉之气）；外生殖器系具有陶额里迪克胡瓦特（性别之气）；手系具有色尔普木得力克胡瓦特（伸屈之气）；足系具有塔尔普木得勒克胡瓦特（踢爬之气）；关节系具有萨木达海勒克胡瓦特（灵动之气）；耳系具有叶斯图胡瓦特（听觉之气）；颈部系具有加勒尕格什胡瓦特（衔接之气）；腹部系具有库什阿勒木胡瓦特（用力或使力之气）。

内藏十二脏腑以其各自独特的功能也，产生相应的独有之气，即：心系具有坚什仁胡瓦特（生命之气）；肝系具有罕苏勒迪克胡瓦特（精血之气）；肾系具有施哈尔合勒克胡瓦特（排泄之气）；内生殖器系具有霍萨克特克胡瓦特（性欲之气）；腺体系具有江什力克胡瓦特（防预之气）；脑系具有托勒哈木得克胡瓦特（思维之气）；骨系具有蔑叠吾力克胡瓦特（支撑之气）；肌肉系具有库什海热特克胡瓦特（力量之气）；口腔系具有塔勒什克特克胡瓦特（粉碎之气）；胃系具有霍尔特合勒克胡瓦特（消化之气）；肠系具有吾依特合勒克胡瓦特（吸收之气）；肺系具有特尼斯塔勒格勒克胡瓦特（呼吸之气）。

巴尔什力克胡瓦特是机体中每个脏器所具备的适合自己的独特的适应能力和功能，是机体先天禀有的胡瓦特，它虽然是由每个脏器的胡瓦特（功能）所组成，但以每个人的活动与运动的差异来显示自己功能与能力的区别。例如一个力大无比的摔跤能手与平时弱不经风、连小羊都抱不起来的人的力量（力气）是无法比较的，也是众所周知的。也就是说，不管是先天禀有的整体元气，还是每个脏器所具有的独特的胡瓦特（气、功能），其功能与能量（力气）是有限度的，所以就形成了人与人之间完全不同的胡瓦特，如在思维的灵活与死板；活动与运动能力以及力量的大小、动作的快慢、成事率的高低等等都是有区别的，也就是说，由于先天禀有和后天促成的每个机体动作、行为、工作效率各不一样。因此哈萨克族有“天上的月亮和太阳相同吗，你和我一样吗”等民间比较人体胡瓦特差异的谚语。

第三节　胡瓦特（气、功能、能量）学说在医学中的运用

哈萨克族医学将胡瓦特（气、功能、能量、能力）学说的内容，与“阿勒特突固尔（六元）学说”、“热阿依（气候）学说”、“阿勒玛斯木（转化、轮回、循环）学说”、“苏勒（体液）学说”、“吾孜叶克-科孜叶克（阳阴）学说”等关联起来，说明人类的禀性、能力、体质、气质以及临床诊治的各个方面。

哈萨克族医学认为人体内的江什力克胡瓦特(元气、宗气)、加尔什力克胡瓦特（卫外“之气”)、哈热西里克胡瓦特（贮存与消耗之气)、塔尔什力克胡瓦特（潜在力)、巴尔什力克胡瓦特（脏器、器官独有之气）特别是与加尔什力克胡瓦特（卫外之气）中的腾叠斯斯孜托铁蔑勒胡瓦特（自身终身免疫力)、加斯仁布尔克蔑勒胡瓦特（后天终身免疫力)、哈哈尔勒托铁蔑勒胡瓦特（自身特殊免疫力)、加萨玛勒加勒哈玛勒胡瓦特（人工接种免疫力)、巴延斯孜托铁蔑勒胡瓦特（不持久的免疫力）五种免疫力之间处于相互协调、配合、补充、关联、转化的五种和谐状态时，机体的温热、寒凉、干燥、稀湿、紧硬、松软、吸收、排泄、醒动、静眠等十种物质的生理状态才能保持均衡，内在和外显的致病源、致病条件、诱因也不会轻易进入人体引起各种疾病。但是人体不管多么结实，力气再大，对疾病的抵抗力再强，也很难对抗毒物的伤害、毒物的咬伤以及意外的创伤等意外性灾难。当外来的毒性因素超越了机体内江什力克胡瓦特(元气、宗气)、加尔什力克胡瓦特（卫外之气)、哈热西里克胡瓦特（贮存与消耗之气)、塔尔什力克胡瓦特（潜在力)、巴尔什力克胡瓦特（脏器、器官独有之气）的五大胡瓦特特别是抵制疾病发生的加尔什力克胡瓦特的腾叠斯斯孜托铁蔑勒胡瓦特（自身终身免疫力)、加斯仁布尔克蔑勒胡瓦特（后天终身免疫力)、哈尔哈尔勒托铁蔑勒胡瓦特(自身特殊免疫力)、加萨玛勒加勒哈玛勒胡瓦特(人工接种免疫力)、巴延斯孜托铁蔑勒胡瓦特（不持久的免疫力）五种免疫力（卫外之气）时，如：毒物咬伤、机体由各种极毒物质的中毒、或突然大量失血等原因时会迅速减弱人体元气和后天之气，使机体抵抗力下降、虚弱、消瘦、甚至死亡，此时外邪极易侵入人体，导致病源性空间，并定居，产生病源性地元即疾病。防止这类病人的病情加重的方法，就是及时在一定的时间内立即抢救，对症进行综合治疗，使其病情得到及时的控制并趋于康复，若拖延时间则产生终身疾苦或死亡。

哈萨克族医学认为疾病在机体江什力克胡瓦特(元气、宗气)与加尔什力克胡瓦特（卫外之气）衰弱不能抵抗病邪或巴尔什力克胡瓦特（脏器、器官独有之气）不足或趋于衰弱时，致病源便会胜于正气之力，并选择最佳时机和途径乘虚进入人体，产生病源性的天元（空间)，定居于体内产生病源性的地元，也就是疾病，此时若哈热西里克胡瓦特（贮存与消耗之气）与治疗的药力之气相结合，可使机体巴尔什力克胡瓦特（脏器、器官独有之气）逐渐恢复，位于首位，患者抵抗力增强，病情趋于好转，痊愈康复。个别人体之所以

成为慢性疾病患者或体质较弱的主要根本，也是因以上几种胡瓦特的功能各有区别差异，并且不能协调配合的结果。哈萨克族医学中的通过人工接种的方法来提高机体的免疫力也是以胡瓦特理论为基础来论述的。因此一定要熟练掌握机体内各种胡瓦特的功能，进行正确的诊断、拟定适宜的治疗方案以及合理的用药原则。

在望诊的综合分析的诊治过程中，首先要了解处于不持久免疫力的人血性极易趋于稀薄型的特点，因此对于此类人在治疗原则和处方用药是以预防疾病的发生和抵制疾病的蔓延为主，也就是说一旦发现可能要发生的疾病苗头就立即用药，才能及时控制疾病，使之趋于康复，才能保证在一年之内不会发生同类疾病。

总之，哈萨克族医强调和要求医者在诊断、治疗、用药的过程中，最主要的是医生在望诊时，仔细观查每个机体的体质（形体、体形、高矮、胖瘦、性格、活动等）的区别，从而得知其胡瓦特（力气、抵抗力、免疫力）不同的强弱程度。也就是说，了解和掌握每一种胡瓦特不足时机体所表现的各种临床症状有那些，从而在对诊断疾病的综合分析中，首先要弄清楚是那一种胡瓦特的不足而导致的疾病，并在治疗中适用与之相适应的治疗原则和药物，这也是衡量一个医生水平高低的条件和标准。

哈萨克族民间有“这人皮肤好，伤口好得快”的说法。这就是说：当人体受伤后、伤口很快愈合的原因，是因这人的江什力克胡瓦特(元气、宗气)（元气）与加尔什力克胡瓦特（卫外之气）的基础较厚、较强，脏腑与器官的独有之气充足，抗病能力极强的原因，同时也证明了它们之间是处于协调配合，紧密联系的状态。

而“这人的皮肤不好，伤口好的慢，不易愈合康复”的说法，是因为这些人的江什力克胡瓦特(元气、宗气)与加尔什力克胡瓦特（卫外之气）有很大差异，平衡失调，不能协调配合或者因江什力克胡瓦特(元气、宗气)不足，加尔什力克胡瓦特（卫外之气）衰弱，巴尔什力克胡瓦特（脏器、器官独有之气）得不到充分发挥的结果。

综上所述，胡瓦特（气、功能、能量）的支柱、营养、推动作用，是先天具有的，是整体的共有之气，而机体中多种胡瓦特（气、功能、能量）的集中存在的整体形式，（即脏器的独有之气）是以后天之精（营养物质）为基础，只有后天营养充足的情况下才能发挥其各自的独特功能。如果没有胡瓦特（气、功能、能量），人体将成为僵硬的躯体。也因心脏的跳动、肺的呼吸之气停止而窒息死亡。换句话讲，只有在机体内各种胡瓦特（气、功能、能量）的延续推动促进和支持的作用下，人体共有元气与脏器独有之气处于相互衔接、协调、配合状态，人类才能生存（衣、食、住、行），维持并延续生命。

关于如何运用胡瓦特的功能来判断（诊断）疾病和治疗疾病，在哈医诊断学与治疗学中进一步阐述。

第七章　斯尔哈特色别普克尔列日（sərqat sebepkerleri ilimi，病因）学说

哈萨克族医学将破坏人体温热、寒凉、干燥、稀湿、醒动、静眠、紧硬、松软、吸收、排泄的十种物质的平衡状态并且导致人体产生疾病的原因、诱因及致病条件统称为斯尔哈特色别普克尔列日（病因），它是研究和论述各种致病因素的形成、来源、致病特点、性质的理论体系，也是哈萨克族医学基础理论的主要组成部分。

哈萨克族医学家乌太波衣达克在《奇帕格尔利克巴彦》一书中经过长期观查和总结前人的经验后，对疾病是这样下的定义："人类先天禀赋（六大之本）遭遇各种各样的病因（致病源、致病条件、致病诱因）的侵袭而破坏或者先天禀赋（六大之本）与后天摄生的（六大之本）之间的衔接、联系、联络等遭遇阻止后所产生的一系列症候群被称为疾病"。并把导致机体产生疾病的原因分为了：（1）热阿依（气候）性病因；（2）阿勒玛斯木（转化、轮回、循环）性病因；（3）朱勒得孜得克（星辰）性病因；（4）苏勒（体液）性病因；（5）胡瓦特（气、功能、能量）性病因；（6）俄斯特克特克（热）性病因；（7）苏吾克特克（寒）性病因；（8）吾什克特克（情志内伤）性病因；（9）加孜木得克（意外创伤）性病因；（10）喀哈尔勒（传染性）性病因；（11）扎哈尔勒（毒物所伤）性病因；（12）喀哈尔斯孜（无传染性）性病因等十二大类。他把病因对人体的侵袭比喻成"犹如人类在生存中始终对肉、油、马奶、奶茶等产生饮食欲望一样，病因也渴望找机会随时随地吞没、咬伤机体导致伤残，甚至死亡"。并详细论述了每一类病因的性质、致病特点等。从而形成了哈萨克族医学中较为系统的斯尔哈特色别普克尔列日（病因）学说，总结了除了外伤类以外的病因（致病源、诱因）都是在机体胡瓦特衰弱时才能寻得侵入机体的途径而致病，而且除了外伤类以外的病因均分阴阳，虽然把根源归属阴阳，但各有其特征区别的观点。而乌太波衣达克以后的哈萨克族医学家们在传承古代医学家对斯尔哈特色别普克尔列日（病因）学说学术思想的基础上，在实践和临床运用中不断的完善其内容，认为这些病因可单独的也可联合起来侵袭人体，给人类带来各种各样的疾苦，甚至是死亡。并汇总成：1. 热阿依（气候）性病因；2. 阿勒玛斯木（转化、轮回、循环）性病因；3. 木聂孜胡勒克（性格、个性）性诱因；4. 苏勒（体液）性病因；5. 胡瓦特（气、功能、能量）性病因；6. 俄斯特克特克（热）性病因；7. 苏吾克特克（寒）性病因；8. 吾什克特克（情志内伤）性病因；9. 加孜木得克（意外创伤）性病因；　10. 喀哈尔勒（传染性）性病因；11. 扎哈尔勒（毒物所伤）性病因；12. 喀哈尔斯孜（无传染性）性病因等十二大类，成为哈萨克族医学理论特别是内科学、外科学、生理学、病理学、诊断学的理论基础，至今指导着哈萨克族的预防与治疗。

哈萨克族医学认为以上的十二大病因（致病源、诱因、致病条件）大致上可引起机体的以下四大类疾病：第一类是阿特帕勒吾什克，指意外的创伤性疾病；第二类是布额勒玛勒吾什克，指由于肉眼能见到或看不见的聚集或分散的库尔特（病虫）或气候变化（淫气）为致病原因、致病条件或诱因，使机体正气虚弱、体液失衡所引起的一种或多种急性的传染病和不传染的各种急慢性急需治疗的、并且其治疗效果明显的疾病，其中也包括它们所导致的不可救药的严重疾病；第三类是图额勒玛勒吾什克，指由胚胎时期形成的多种外表和内脏的畸形与残疾，或者出生时从外表看上去是正常，但是在发育成长过程中可逐渐表现处的病态，均属此类。即先天性疾病，哈萨克医称之为呢沙那，如先天性唇裂、多指、瘸腿等等；第四类是胡额勒玛吾什克，指由父母和上一代遗传下来的疾患，即遗传性疾病。

当以上的致病源、诱因、致病条件成为产生疾病的病因，使机体产生疾病之后，就会出现我们在阿勒玛斯木（转化、循环、轮回）学说中所总结的疾病病因和治疗后病情转归的表现，即：

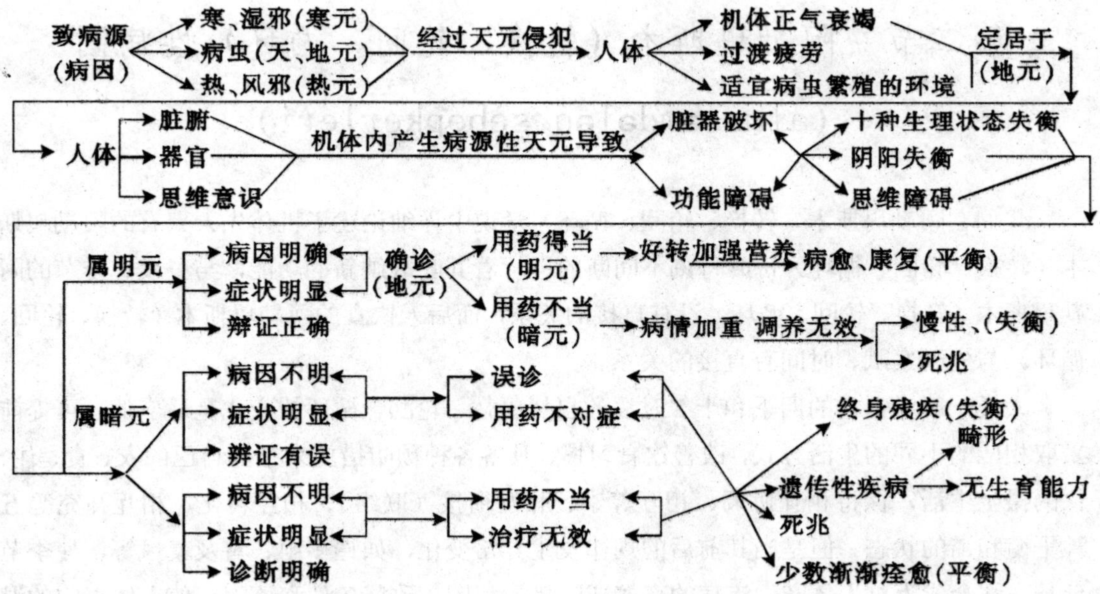

第一节 热阿依（气候）性病因（rajləq sebepkerleri）

我们在热阿依（气候）学说中详细论述了自然界中阿勒特突固尔（六元）在轮回、循环、协调、衔接的过程中所产生的气候的变化规律以及这一自然规律间的相互协调、相互尊崇、相互衔接（联络）、相互转化、相互补充等五种平衡和谐的状态出现反常，太过、不及、阴阳失调都会导致机体温热、寒凉、干燥、稀湿、醒动、静眠、紧硬、松软、吸收、排泄的十种物质的生理平衡状态的异常变化，若这一生理平衡状态的其中一种太过或不及失去平衡，会使机体产生疾病。正常的气候变化是按其自然的客观规律出现、发展，并且人类为求生存与自然界气候间每时每刻都在保持着和谐的自身调节和相对的平衡，除了少数个别的人之外，对大多数人则不会引起疾病。而气候的异常变化可能直接或间接的成为病邪影响机体，也可能为其他的致病源创造致病条件和环境。有些疾病的种类和危险性的变化似乎从某种意义上直接反映了季节甚至昼夜气候的变迁，当自然气候的剧烈变化，人类就有相适应的变化，以适应生命活动的需要，即人类对气候的三种承受力。当身体能够承受气候复杂变化就可以保持正常状态，如果气候变化的负荷远远超过身体的承受能力即承受力时就可能产生疾病甚至导致死亡，并要求医生在诊断疾病、辨证分析疾病病因时，应该明确掌握人类出生时对气候变化承受力的体质属性特征，气候变化成为病因对人体产生的各种病理变化。气候在何种情况下成为病因、产生那些病理反映我们在热阿依（气候）学说中较详细论述了一部分，剩下的我们在以后的诊断病理学中进一步论述。

第二节　阿勒玛斯木（转换、轮回、循环）性病因

(almasəmdələq sebepkerleri)

我们在阿勒玛斯木（转换、轮回、循环）学说中详细论述了机体先天禀有的阿勒玛斯木（转换、轮回、循环）每时每刻不间断的进行着其吐故纳新的功能，与昼夜、季节的阿勒玛斯木（转换、轮回、循环）没有直接的关系，而后天饮食的阿勒玛斯木（转换、轮回、循环）与先天禀赋、时间有直接的关系。

人类一般对正常的四季和十二时辰的自然更替、轮回、循环的变化是适应的，可提前采取相应的不同的生活方式，改善饮食习惯，具备各种预防措施来维护自己的衣、食、住、行的摄生生活，保持相互协调、相互尊崇、相互衔接（联络）、相互转化、相互补充等五种平衡和谐的状态。但是当其前后的规律发生异常变化，如遇多雨、雪及暴风等，使季节延长，都会成为对人体产生疾病的直接或间接的病因、致病条件和诱因，使人体正常的温热、寒凉、干燥、稀湿、紧硬、松软、吸收、排泄、醒动、静眠等十种物质的生理平衡状态失衡，产生各种我们意想不到或难以预测的身体或精神上的疾病，至于每个季节、时辰段的前后异常变化以及异常变化可能会给机体所造成的疾病性质等在阿勒玛斯木（转换、轮回、循环）学说、热阿依（气候）学说中详细论述过，只有熟练掌握其内容，才能辨别它们成为病因时对人体产生的各种病理变化。才能正确及时的调节人体正常的温热、寒凉、干燥、稀湿、紧硬、松软、吸收、排泄、醒动、静眠等十种物质的生理平衡状态，才能避免灾难，不得疾患，健康长寿。

饮食对人体的影响也在阿勒玛斯木（转换、轮回、循环）学说中详细论述过，饮食的摄入量、清洁程度以及转化过程也会成为直接或间接的病因影响和刺激人类的身体甚至精神。也就是说，暴饮暴食、饮食过量或各种原因的摄食不足，是体内饮食的消化、吸收、转化、循环过程的活动衰退，机体趋于虚弱，使得胡瓦特（正气）不足，抗病能力减弱，其他的病因也容易侵入体内，导致人体温热、寒凉、干燥、稀湿、紧硬、松软、吸收、排泄、醒动、静眠等十种物质的生理平衡状态失衡，继发其他的疾病，有关具体内容在诊断学、生理学、病理学等学科中进一步论述。

第三节　苏勒（体液）性病因（søldik sebepkerler）

有关苏勒（体液）在正常情况下对机体产生的生理功能、作用我们在苏勒（体液）学说中详细论述了。体液在因各种原因引起其生理平衡状态失衡的情况下，成为直接或间接的病因、致病条件、诱因，影响人体的温热、寒凉、干燥、稀湿、紧硬、松软、吸收、排泄、醒动、静眠等十种物质的生理平衡状态，若其生理状态失衡，会导致疾病或继发其他的疾病。哈萨克族医学认为体液的失衡趋势随每个机体的差异而各不相同，主要是由于机体体液与胡瓦特（气、功能、能量）之间的相互协调、相互尊崇、相互衔接（联络）、相互转化、相互补充等五种和谐的状态失去平衡所导致的疾病也错综复杂，因此医生必须仔细观察、熟练掌握体内体液流动循环形成过程及作用部位，了解体液反应于体表的各自不同的特点、不同表现，有关具体内容在诊断学、生理学、病理学等学科中进一步论述。

第四节　胡瓦特（气、功能、能量）性病因（qwattəq sebepkerler）

我们在胡瓦特（气、功能、能量）学说中详细论述了哈萨克族医学认为，对人体内的江什力克胡瓦特(元气、宗气)、加尔什力克胡瓦特（补充、填补)、哈热西里克胡瓦特（贮存与消耗之气)、塔尔什力克胡瓦特（潜在力)、巴尔什力克胡瓦特（脏腑、器官之气）的五大类胡瓦特（气、功能、能量）和加尔什力克胡瓦特（卫外之气）当中的腾叠斯斯孜托铁蔑勒胡瓦特（自身终身免疫力)、加斯仁布尔克蔑勒胡瓦特（后天终身免疫力)、哈尔哈尔勒托铁蔑勒胡瓦特（自身特殊免疫力)、加萨玛勒加勒哈玛勒胡瓦特（人工接种免疫力)、巴延斯孜托铁蔑勒胡瓦特（不持久的免疫力）五种免疫力只有处于相互协调、配合、补充、关联、转化的五种和谐状态下，才能保持机体内温热、寒凉、干燥、稀湿、紧硬、松软、吸收、排泄、醒动、静眠等十种物质的生理状态的正常平衡，当内在和外显的致病源，都不会引起疾病。如果在各种原因引起胡瓦特（气、功能、能量）的正常生理功能产生不足、失衡的情况下，成为直接或间接的病因、致病条件、诱因减弱人体江什力克胡瓦特(元气、宗气)和加尔什力克胡瓦特（卫外之气），使机体消瘦、虚弱，抵抗力下降，外邪及易入侵体内产生疾病。在机体江什力克胡瓦特(元气、宗气)与加尔什力克胡瓦特（卫外之气）衰弱不能抵抗病邪或巴尔什力克胡瓦特（脏器、器官独有之气）不足趋于衰弱时，致病源胜于正气之力，乘虚而入，产生疾病，个别人体之所以成为慢性疾病患者或体质虚弱的主要的根本性原因，也是因以上几种胡瓦特的功能各有区别差异，并且不能协调配合，的结果，所产生的疾病也错综复杂。因此医生必须仔细观察、熟练掌握体体内的五大类胡瓦特（机体共有之气）和加尔什力克胡瓦特（卫外之气）的五种免疫力的功能及作用部位，了解胡瓦特（气、功能、能量）表现在每个机体外表的各自不同的特点及致病后的临床表现。有关具体内容在诊断学、生理学、病理学等学科中进一步论述。

第五节　吾什克特克（情志内伤）性病因（uʃəqtəq sebepkerler）

哈萨克族医学理论将人为的或意外的人体器官创伤后引起的精神刺激、直接的精神刺激因素以及违背习俗禁忌而后怕从而造成体内温热、寒凉、干燥、稀湿、紧硬、松软、吸收、排泄、醒动、静眠等十种物质的生理状态的失衡，并导致体内相互协调、相互尊崇、相互衔接（联络）、相互转化、相互补充等五种和谐的生理平衡状态失衡的各种精神刺激性疾病的病因统称为吾什奴木达尔。哈萨克族人民在长期的生产、生活和与自然作斗争和观察自然变化与现象、人类心理变化的过程中，逐渐形成了本民族的传统习俗，哈萨克族信仰伊斯兰教，本教有许多习俗禁忌，这里的禁忌是禁止、避忌、戒惕、忌惮、顾忌等之意，如它有忌食 91 种食物、忌饮 85 种饮食、人类离不开的 12 种事物、不能损害的 7 种事物、对 41 种自然或客观现象采取不接近、不打骂、不践踏、不杀伤，并且要爱护、保护、提防和避免等措施来防止疾病发生的民俗禁忌，其目的是避免可能遭遇的各种难以预料的灾难、惩罚，从行为和观念上限制和拘禁。这些民俗禁忌从大的方面来讲以保护大自然，从小的方面来讲是保持每个人自身的洁身与卫生为目的，一般信仰伊斯兰教的人带着心理上的恐惧和道德上的信念自觉的去遵守，不敢践越。认为如果违背和践越以上的习俗原则，则会可能遭遇神秘的、不可理喻的、甚至难以理解的吉凶祸福，在各种禁忌的束缚下，小心谨慎地度过自己的一生，一旦发现自己有违背和践越行为，便会成为沉重的思想包袱，引起各种各样的心理压力，久而久之不同的精神因素成为致病源、致病条件和诱因影响人体，造成不同的精神刺激症状以及脏器功能的失调。除了以上宗教习俗的禁忌会给人类在精神上带来很大的压力和刺激，还有因在遭遇人为的伤害或意外的创伤时都有不同程度的引起精神刺激性疾病，以其致病的性质不同，哈萨克族称之为哈合怕勒吾什克或扎合怕勒吾什克。

哈萨克族医学认为引起精神刺激性疾病的最主要的是由于各种精神刺激性因素，它们犹如机体被直射的子弹所伤中一样，引起情绪、心情的海洋波涛般变化，刺激和影响人体，特别是刺激机体的主管脏腑脑系和统帅、主宰脏腑心系后，使人体在情绪上和情志上引起十二种反应。哈萨克族医学称阿特巴勒吾什克（情志所伤性）病因，也是引发疾病的原因、诱因及致病条件，但从情绪、情志反应的不同归为两大类。在正常情况下经铁杰力斯提克胡瓦特（抑制、固摄之气）的及时调节，一般不会成为病因、致病条件，但是突然和直接的刺激使得铁杰力斯提克胡瓦特（抑制、固摄之气）失调，导致体内温热、寒凉、干燥、稀湿、紧硬、松软、吸收、排泄、醒动、静眠等十种物质的生理状态的失衡，则引起精神刺激性疾病。其中第一类称为蔑热依勒（是舒服、高兴之意），是对人情绪产生舒服的良性反应，它们有喜悦、欢乐与兴奋三种；第二类称为色热依勒（是难受的、抑郁的之意）是对人情绪产生痛苦、难受的恶性反应，它们有愤怒、嫌脏、嫌憎、惊吓、悲伤、困惑、恐怖、懊悔、疑恐 9 种。这 12 种情志反应都是人类应具有的生理反应状态。明确的讲，它们当中的3种为一方，其他 9 种为另一方，哈医以犹如手掌中的拇指为一方，其他四指为另一方，只有在五指齐全时才能握紧东西一样来形容。它们都是人类应该有的生理反应，这两大类十二种刺激性情志反应成为病因和致病条件的原因归纳如下。

第一类，蔑热依勒　蔑热依勒（是舒服、高兴之意）是对人情绪产生舒服的良性的情志反应，是指夏特尼斯（喜悦）、穗斯尼斯（欢乐）与胡瓦尼什（兴奋）三种情绪组成一个使人类高兴的心境状态。它是人类达到盼望的目地，对周围一切意料之中的事，显得可爱、顺心而感到全身充溢、热情奔放的感觉，是一种积极的、充满生机的、令人振奋的情绪，会使人感到幸福而甜蜜的情绪反应，也是轻松愉快的体验。每个人听到好消息后一般在机体正气处于平衡和谐状态时，可控制情绪，只是在外表上产生一些高兴的样子、微笑面容、激动的流泪以及兴奋的心跳加快，面色红润的表现，但经过控制、固摄之气，调整好状态，控制好情绪很快使自己又恢复到舒适的、愉快的心态。如果这种消息来的突然，使情绪的反应出乎意料的、猛烈的、过于持久的作用于机体便会成为致病的病因或诱因条件，稍微不慎就直接影响机体的控制、固摄之气，使之失衡，情绪不能得到及时的控制，反而产生一系列的意想不到的精神刺激疾病，轻者成为患者残疾，重者趋于死兆。

第二类，色热依勒　色热依勒（是难过、畏惧、抑郁之意）是对人情绪产生痛苦、难受的恶性的情绪反应，是指愤怒、嫌脏、嫌憎、惊吓、悲伤、困惑、恐怖、懊悔、疑恐等 9 种异常心境状态，它是人类因为各种各样因素引起的消极的、低落的心理疾患和精神疾病的先兆。也在心理变态中起核心作用，给人的身心带来不同程度的影响和伤害。下面我们分 9 种情志变化进行简述。

1. 克可铁尼斯（kektenis，愤怒之意）　这种情绪的产生多见于温热型血质的人，是易于激动和极易产生敌意的情绪反应。当遇到仇敌，易产生激动、冲动、怒发冲冠甚至是处于备全一切武器和交通工具，集中力量去报仇的愤怒的状态，若达不到目的则有可能会产生自杀的念头或自伤。这类人一般抑制不住自己的情绪，为小事而气愤，从而做出杀人或自杀的举止。世上没有不气愤的人，气愤会使人产生敌意、忍受力差、忧郁、易找碴、挑剔等精神反应。但是每一个人的程度不同，有的可抑制自己的情绪，有的则不能控制，当铁杰力斯提克胡瓦特（抑制、固摄之气）失衡，便会引起精神分裂（离家出走）等疾病。男性多见于女性。

2. 色斯克尼斯（seskenis，嫌憎之意） 女性多见，是一种先天性具有的情绪反应，主要是因对某食物或事物感到“膈应”（厌恶）而引起皱眉、颜面怒色的一种嫌恶的、嫌脏的一种情绪反应，这种反应刺激神经或人体会产生恶心、呕吐、寒战，咽痛不能吞物，头痛，发热，口腔周围起疱等症候。轻者对症治疗，几天后就能痊愈。治愈后的患者由于以自己先天禀有的特别敏感的情绪，容易再次复发。重者可产生抑郁性疾病，甚至因医治无效而死亡。

3. 吉尔克尼斯（ʤijirkenis，嫌脏之意） 是因为目睹一件特别恐怖惊讶的事，或看见、闻到极脏的之物后不能承受的情绪反应，一旦受到刺激立即感到头晕、恶心、呕吐，全身酸痛，身重少动。这类患者只有把胃内的食物吐尽，才感到舒服。轻者治疗后可痊愈，重者因刺激而引起精神上的狂躁、抑郁，甚至因十分畏惧而死亡。

4. 硕什尼斯（ʃoʃənəs，惊吓之意） 在无意识的情况下，突然遭受意料之外的事情或恶梦惊醒而引起的不知所措、紧张惊骇的情绪反应，惊吓引发心跳加快、失眠、惊跑、打闹骂人、不省人事等症状和行为。轻者可自愈。但与癫痫不一样。还可引起孕妇堕胎。因此不管什么时候不能有意识地惊吓孕妇，因易堕胎，甚至可能造成不可挽回的损失。

5. 奎依克铁尼斯（kujiktenis，悲伤之意） 是指由于各种人为的和自然灾害失去所爱的人（亲人、爱人）或物而失去理智，不是用智慧去解决，而是因心胸狭窄失去理智，出现精神失常，笑哭异常，不思饮食，懒得穿衣打扮等。由于在梦中常可见到失去的人或物，所以这类患者一般喜闭眼卧床不起，久而久之精神忧郁。有时充满幻想，到了一定时候反而引起失眠，加重其哭丧的程度。并不断叹气，嗳气，办不成任何事，因多愁善感、丧气，逐渐面黄肌瘦，动作迟缓凝重。如不及时治疗，会成为疯子，少数不配合治疗和药物无效的人，会出现死兆。悲伤有时会引发人类的诗意，如产生悲歌、悲词、悲诗等。

6. 托日格斯（torəʁəs，困惑之意） 因突然失去富裕的生活、家人，只剩下一人无家可归，无处可去，而产生困扰的情绪反应。这种情绪会使人失去信心，失去生活的希望，没有理想，只是为了保护自己的生活，或为报复、报仇而困扰头脑，一直想一鼓作气，重建家园，寻回失物。若达不到目地，可引发发呆、发疯、失去理智等一系列精神刺激性疾病。哈萨克族医把这种病称为斯列衣蔑。

7. 吾热依列尼斯（yrejlenis，恐怖之意） 当知道要追究自己的责任，或听到可怕的或不好的消息时，不知所措，惧怕不安的情绪反应。引发只是想保护自己，保住生命，也根本想不到要与别人商量解决的办法，只是蒙着头不动弹。为了逃避现实，而引发退缩、胆怯、回避的心态。多数可产生忧郁性精神病。

8.沃克尼什（Tkiniʃ，懊悔之意） 因没有完成自己非常想完成的事，没能达到自己所要达到的目地和渴望的高峰，为奋斗与汗水的落空而感烦恼、后悔的情绪反应，这种情绪的人可引发痴呆症或多语症等，甚至失去生命。

9.图尔西格斯（tyrʃigis，疑恐之意） 这类病人在没有喧哗交谈的安静环境下与常人无区别，言行也没有任何反常，一般保持沉默。只是在有人交谈，交流谈话的情况下便产生恐惧、疑心感的情绪反应。可引发面色苍白或发青，手足发颤、发抖，甚至喧闹、打骂旁人的表现，但不回避，总觉得外面也有人可能欺骗、暗算着他，只是不停地自己打自己，找理由反抗，产生要打人的各种各样佯装的或保护自己的动作。还有一部分人则出现产生狂笑，一有动静便停下来发呆，或东张西望、躲藏，并易引发精神失常。

以上的情绪反应都会引发精神刺激，成为直接或间接的致病病因和诱因，所以民间对精神上的刺激特别忌讳。脏腑器官与情感的依附关系如下：

外显十二器官与情感的依附关系

嫌憎	————	毫毛系	愤怒	————	手系
嫌脏	————	鼻系	疑恐	————	足系
惊吓	————	外生殖器系	喜悦	————	耳系
悲伤	————	舌系	兴奋	————	皮肤系
困惑	————	颈部系	懊悔	————	腹部系
恐怖	————	眼系	欢乐	————	关节系

（2）内藏十二脏腑与情感的依附关系

嫌憎	————	心系	愤怒	————	骨系
嫌脏	————	脑系	疑恐	————	肌肉系
惊吓	————	内生殖器系	喜悦	————	肾系
悲伤	————	肝系	兴奋	————	肺系
困惑	————	口腔系	懊悔	————	腺体系
恐怖	————	胃系	欢乐	————	肠系

第六节 俄斯特和得克（热性）性病因（əstəqtəq sebepkerler）

哈萨克族医学中的俄斯特和得克（热性）病因：是指来自自然界阿勒特突固尔（六元）的各种热性病邪，如热性气候直接或间接侵入人体，过于热性饮食和药物导致机体内先天禀有的恒热遭到破坏、损伤，而使整个机体出现温热、寒凉；干燥、稀湿；紧硬、松软；

吸收、排泄、醒动、静眠十种生理状态失衡、疾病丛生的所有热邪，称为俄斯特和得克（热性）病因。

我们在“阿勒特突固尔（六元）学说”和“热阿依（气候）学说”中详细讨论过，自然界中的俄斯特克突固尔（热元）本身有时也会导致疾病（致病源或诱因），使机体产生病源性的体热。比如中暑、阳光晒伤等，也能说明（证明）俄斯特克突固尔（热元）本身有时也是致病源。人工热是人类后天六大之本所需、受益的物质财富，若不小心，人工热便会导致疾病（水火烫伤）、灾难（火灾），甚至死亡。也明确指出了俄斯特克突固尔（热元）成为致病源（病因或诱因）侵袭人体时所产生和表现的自觉症状和他觉症状都是灼热之象。若热盛的话，导致库尔特（气）发生紊乱，机体内的热更加炽盛，阻止血液的正常不间断地运行，促使机体的正常体温异常升高。

在热阿依（气候）学说中，气候中的异常之热影响机体所表现的疾病症状，如库由力克色孜力斯是指由酷热炽烈所致的机体灼伤或晒伤，它可使患者出现皮肤灼热痛、脱皮、肤色黑，甚至面部出现晒斑，还有中暑、发热等。除以上所述之外，当饮食过于偏热，还有用药不当过于辛热时，都会使机体产生疾病。

总的来讲，当俄斯特克特克（热性）侵袭人体之后，破坏了机体体液的正常平稳状态，使得固摄之寒失去抑制人体热气的作用，导致机体干燥太过，机体热盛，最终使体液干燥而脱水，产生多种疾病，并决定疾病性质。

第七节　苏吾克得克(寒性)性病因(swəqtəq sebepkerler)

哈萨克族医学中的苏吾克得克（寒性）病因，是指来自自然界阿勒特突固尔（六元）的各种寒性病邪。如寒性气候直接或间接侵入人体，或过于寒性的饮食和药物导致机体内先天禀有的恒寒遭到破坏、损伤而使整个机体温热、寒凉；干燥、稀湿；紧硬、松软；吸收、排泄、醒动、静眠十种生理平衡状态失衡，疾病丛生的所有寒邪，称为斯尔哈提克苏吾克（致病之寒）。

在阿勒特突固尔（六元）学说和热阿依（气候）学说中详细讨论过，自然界中的苏吾克突固尔（寒元）本身有时也会导致疾病，成为一切疾病之渊源，使机体产生病源性体寒。哈萨克族医学认为，自然界中之寒元本身的寒、凉、潮湿太过时，即使不是直接的病因，也可间接地引起疾病，或为其他致病源创造致病条件和环境。也就是说，它为库尔特（病虫）创造有利的致病条件与环境，使机体产生错综复杂的自觉症状和他觉症状。

寒邪致病，可使人体的固摄恒寒过盛，也是苏吾克突固尔（寒元）侵袭机体整体的表现。若寒邪侵袭较轻较浅，则病在表、较浮。而寒邪侵袭较重较深，则危及生命。当寒邪凶猛而严厉地侵袭机体，如严寒或暴风雪时，它不但加重全身各种疼痛，如胀痛、隐痛、刺痛、酸痛、咽痛、肋痛等症状外，还会引起麻木、绞痛、发抖、发颤等，乃至麻痹，瘫痪，甚至死亡。哈萨克族医学中的玉斯努力克色孜力斯，也是指由严寒、暴风雪所致的人体的冻伤。包括全身冻伤和局部的冻伤。除以上所述之外，当饮食过于偏寒，还有用药不当过于寒凉时，都会使机体产生疾病。

总的来讲，当苏吾克特克（寒性病因）侵袭人体之后，破坏机体苏勒（体液）、胡瓦特（气、功能、能量）的正常平稳状态，使得固摄之热失去抑制人体寒气的作用，导致机体正常的寒凉太过，机体寒盛，最终使苏勒（体液）、胡瓦特（气、功能、能量）失去平稳状态，产生多种疾病，并决定疾病性质。

第八节　加孜木得克（意外创伤）性病因（ʤazəmdəq sebepkerler）

哈萨克族医学中的加孜木得克（意外创伤）性病因，是指人类遭遇的人为伤害和意外创伤。这些患者虽然从外表看病因比较单一明了，但从内又以致伤的病因性质不同可分为以下四类：

1. 阔孜叶勒病因　是指以各种金属武器无意或有意地对人体所产生的伤害。

2. 波力加木得克病因　是指被人有目的、有计划的趁其不备所造成的一人或众人的不同程度的伤害。

3. 波力加吾斯孜病因　一是指在无防备时突然遭到人或野兽的侵害，及雪崩、地震等灾害的袭击；或突然摔到，高处坠落；被牲畜或顶或踢致伤；二是指旁人没有预料的，而伤者自己有意的、有目的自伤的病因。

4. 怕列力克病因　是指人因为性格急燥，甚至暴躁而不计后果，用各种行为方式伤害他人和造成自己的伤害。

以上的意外创伤性疾病，会导致人体关节、骨骼、肌肉的压迫性、粉碎性的创伤，以及关节脱臼、震伤性内脏损伤，及精神刺激性疾病。

第九节　喀哈尔勒（烈性传染性）性病因（qaharlə sebepkerler）

哈萨克族医学中的喀哈尔勒（传染）性病因，是指突然的、集聚的、重叠的几种病因交织在一起，猛烈地侵袭人体所导致的一种或几种急性传染性疾病。比如伤寒、天花、霍乱、白喉、麻疹等同时由肯俄斯特克突固尔（天元）这一途径传染。它可能引起人类的毁灭性的、使人噤若寒蝉的、极其愤慨的灾难。喀哈尔勒病因，是厉害、愤怒、怒不可遏之意。由于以上病因造成的后遗症，或失去情人的悲痛，会导致精神刺激性疾病。

第十节　喀哈尔斯孜（单一传染或无传染性）性病因 (qaharsəz sebepkerler)

哈萨克族医学中的喀哈尔斯孜（无毒所伤）性病因，是指在某一区域聚集发病的单独一种传染性疾病，起病缓慢、逐渐蔓延。喀哈尔斯孜病因，是不厉害、缓和之意。

以上两节中不管是突然的、集聚的、重叠的几种病因交织在一起猛烈地侵袭人体导致一种或几种急性传染性疾病，还是单独出现的一种传染性疾病，它们的病因都是由肉眼看不见的库尔特（病虫）在有适合自己生存环境和条件的情况下定居于机体，导致人体温热、寒凉；干燥、稀湿；紧硬、松软；吸收、排泄、醒动、静眠的十种生理平衡状态失衡而引起疾病丛生。每个疾病的病因库尔特（病虫）是不一样的，所导致的疾病的种类与性质表现也不同。因为各种各样的疾病的自觉症状与他觉症状没有完全相同的，虽然有些相同之处，但表现形式上是有区别的。所有疾病的致病源库尔特（病虫）如果是一种，那么病人的自觉症状与他觉症状就完全相同，治疗的药物和方法都是一致的，也不需要医生辨证分析了。这些病因引起的各种疾病的症状、病理反应在诊断学、病理学等学科中进一步论述。

第十一节　扎哈尔勒（毒物）性病因(zaharlə sebepkerler)

哈萨克族医学中的扎哈尔勒（毒物）性病因，是指毒害或毒物咬伤，如有毒食物摄入、有毒凶器的刺伤；蛇类、毒蝎等的咬伤。轻者造成局部损伤，出现出血、肿痛等；重者导致内脏的损伤，甚至死亡。并且可能引起惶恐不安、失眠等精神刺激症状。这些病因引起的各种疾病的症状、病理反应在诊断学、病理学、外科学等学科中进一步论述。

第十二节　木聂孜胡勒克（性格、个性）性诱因 (minez-quləqtəq sebepkerler)

哈萨克族医学家乌太波衣达克在《奇帕格尔利克巴彦》一书中，用星象（星座）学说解释宇宙中发生的一切自然现象，预测将要发生的变化，并从人类的星座属性来解释和预测人类的性格个性特征、生老病死，以及每个人一生的运气与出生生肖之年的性格、个性特征，和在本年可能会遭遇的灾难性疾病和事，联系起来进行综合分析，并运用于哈萨克族医学理论病因学说中的致病诱因和条件之一。远古时代的哈萨克人，兴记自己的属相，而不记出生的年月。因此他十分重视生肖纪年与人的关系，并将十二属相与人的性格、特征、命运及所得疾病等联系起来。这十二属相，以民间习俗的鼠、牛、虎、兔、蛇、马、龙、羊、猴、狗、鸡、猪的顺序排列，并引用于人类医学中，说明人类性格与个体差异。因此，人从出生开始十二周年为一循环周期，即十二年头为一本年，在母体内为一周岁，所以每个人的第一个本年为十三岁。余类推，以25、37、49、61、73、85、97、109周岁为人类的本年，并认为人在本年可能会遭遇到各种不测或灾难等，从而影响人类与自然界之间及人体内部所处的相互协调、相互尊崇、相互衔接（联络）、相互转化、相互补充五种平衡和谐的状态，甚至导致人体温热、寒凉；干燥、稀湿；紧硬、松软；吸收、排泄、醒动、静眠的十种物质的生理平衡状态的失衡。因此提醒人们，要在本年之时戒心避邪，度过这一危险之年。乌太波衣达克把人类的性格、个性归属于十二生肖之年和十二星辰星座，并把对每一种类型的人的性格、个体差异，如颜面气色、高矮胖瘦等归类论述。认为不同的人其个体差异也不相同，健康状态与疾病的程度也不相同，如出生在什么生肖年、什么星座的人易患什么病等等。详细论述了每个生肖年中的每个星座相遇时对人类造成的影响和发生疾病类型的比率、区别等。并要求医生在诊断疾病和治疗过程中一定要问患者的年龄，推算和了解患者是否是本年，是属那一星座的人。熟悉属相的推算顺序及方法，并熟记属于这一星座之人的性格、个性特征等，与此同时要与所出生生肖之年的性格、个性特征以及在本年可能会遭遇的灾难性疾病和事联系起来分析病情的发展趋势及转归，并掌握应要注意的事项。

后世的哈萨克族医学家们在传承古代医学家及民间对生肖与星座认识的基础上，在长期对人类的性格个性特征、生老病死以及对每个人一生的运气和所遭遇的吉凶祸福的观察中，收集和研究哈萨克族医学理论中将人类的性格、个性特征主要从出生的十二生肖之年和出生时所属的十二星座（星辰）两个方面来分析论述说明的观点，发现它们虽然不会成为直接的致病原因，但是会为疾病的发生、发展提供条件。因此认为与本年、星座所属有关的每个人禀有的性格、个性特征不能直接的成为病因，但是因情绪上的激动和剧烈波动可能会成为致病的诱因和条件。哈萨克族医学中所认为的以上两种原因会成为致病诱因和条件的观点，无论在以前，还是在现代医学的理论中，仍然没有充分的与疾病的发生有直接关系的论述。它虽然是古老的、传统的并带有民族宗教习俗色彩的观点，但还是具有一定的系统分析问题的观点，是系统理论的思想。由于它的有关内容可能为人类的心身健康提供有利条件，因此需要进一步、深入的探索，揭开其神秘性，是很值得研究的一门科学。这里只是作为一个了解，有关内容在诊断学中再论述。

乌太波衣达克还明确指出："人怎样才能脱离疾病的困扰和痛苦而趋于康复呢？首先一定要明确病因，作出正确的诊断；第二要选用正确的、对症的治疗方法和方药，才能及时康复；第三要自我调养，采取适当、合理的调养方法。如果逆之，患者忍受疾病痛苦的时间延长，甚至导致死亡。"同时指出了先天性疾病与遗传性疾病的发病原因与预防措施。

总之，哈萨克族医学认为导致人体疾病的病因是众多的，当它们侵袭机体损伤人体先天禀赋，或着阻止了与后天六大之本的衔接与转化过程时，使机体库尔特（气）松散不聚，体液失衡、机体虚弱而致病。故哈萨克族医学要求医者明确掌握导致疾病的病因的种类及内容，采取对症、有效的治疗原则，进行正确的诊断和鉴别诊断，使患者病情及时得到治疗。为了及时、准确、无误的治疗，必须将明确辨别病因列于首位。

十二种病因相互衔接、协调、转化所致的四大类疾病中，对库尔特（病虫）是聚集还是单独分散地传播与传染，首先要了解库尔特（病虫）是在有适合自己生存环境和条件的情况下，才能引发疾病的特性，应立即采取预防措施，防止疾病的蔓延及对人类的伤害，应及时针对病因进行治疗；对于特吾勒玛（先天性疾病）的患者，主要以调整后天饮食并及时补充所需的营养物质，来避免和减少它的发生；对预防胡吾勒玛（遗传的性疾病）的发生，明确制定了禁止近亲七代成亲和克制贪欲的禁忌原则。

第八章 木榭列尔（myʃeler ilimi，脏器）学说

第一节 木榭列尔（myʃeler，脏器）学说的概念及形成

哈萨克族医学中的木榭列尔（脏器）学说是哈萨克族基础理论体系中的重要组成部分，它主要包涵哈萨克族医解剖学、生理学等方面的有关内容，是研究脏腑与器官的内涵、概念、结构形态、生理功能，与苏勒（体液）、库尔特（气、功能等）、体内各种阿勒玛斯木（转化、轮回、循环）之间的相互协调关系，以及人体外显十二器官与内藏十二脏腑之间的相互联系的学说。也就是说，在哈萨克族基础理论的各个学说运用与临床时，对正常人体和病态人体进行辨证分析的理论基础、内容核心。

哈萨克族医学认为，人类不管男女老少都应该具有各自所属的外显相貌与内部构造，并通过各种生理功能相互衔接、联系的有机的整体。哈萨克族医学家乌太波衣达克在《奇帕格尔利克巴彦》一书中是这样论述脏器的：脏器能独立完成各自先天禀有的责任与功能，并有各自独特的形态结构，通过相互间的衔接进行联络，为生命的后天延续、生存、摄生创造条件的人体构成部分。这是乌太波衣达克在总结前人的经验和学术思想的同时，自己在长期广泛的医疗实践中不断观察、研究、实践后总结出的观点和对脏器的概念。他还经过对战乱中死去的人的尸体进行解剖，描述了脏器的形态结构、固定位置、与周围组织的衔接关系等。通过对人体的所有局部结构组成（脏腑、器官、网络、隧道等）作了细密的观察和研究，收集了近500多种解剖名称，并分肉眼直观的、外显的十二器官，和肉眼不可视的内在潜藏的十二脏腑两大类共 24 个脏器的具有哈萨克族医特色的脏器系统学说。同时做了大量的动物试验，发现人与动物的主要区别在行走上，人是用两条腿走路，而动物是四条腿走路，在外表上除了头部、皮毛、手足形态不一样之外，其他内脏的组织结构基本相同，特别是人体内脏的组织结构与马相似。

他在对动物进行解剖分析的过程中，不仅仅局限于对人类与动物脏器特征的比较，而且对脏器的生理功能进行了深入的了解，特别是对脑系和心系在人体中作用的主次关系，即哪个是起主要首领、指挥作用的问题，进行了深入细致的研究和特别的关注，并亲自作了大量试验，收集了大量资料。

例如，他对活狐狸极速剥皮后，观察所发生的现象，从中观察到，从体内向体外的脉管中有两种不同速度的血液流出，一种是喷射性的血流，一种是缓慢性的血流。于是从两种不同血流的脉管中各选一根，在不破坏脉管的前提下细致地剥离解剖，清楚地看到，剥离到终端时都与心系相连，而且心系中有两种进出的大脉管，从心系向机体流出的脉管中的血液速度快而猛，呈刺喷状，而从机体返回心系的脉管中的血液速度慢而缓，呈缓流状。

从而明确了脉管（血管）与心系的关系，并把刺喷状流出血液的脉管称为勒普玛昂尕克（动脉），把缓流状流出血液的脉管称为支木普玛昂尕克（静脉），又把那些衔接沟通动脉与静脉的细小网状脉管称为托热拉吾勒或额日斯克昂尕克（网状毛细血管之意）。明确了心系是通过脉管（血管）来控制整个机体，血流是由心脏向外扩展的动力流窜于全身，又由心脏的向内回缩的吸力来回收机体的血液返回心脏，就这样不断地循环，并将从饮食中所吸收的营养物质输送到机体的各个部位，补充机体所需，也就是说心脏通过血管来联络整个机体的观点。

他又对脑系和心系在机体如何发挥作用这一问题进行了深入的研究和试验。如通过对一个活羊直接对准脑部用石头猛砸，而对另一个活羊从胸前剖开把心脏立即拔出，从试验中发现，两者死亡的极快，而且死亡所用的时间都差不多。从而得出心系与脑系都是主宰、控制、指挥机体核心的、首领性脏腑的观点和结论，同时对脑系在机体中的引导、首领作用特别引起了他的关注。

比如刺儿从人体手系或足系表皮进入时，马上影响全身，人体作出相应的、反射性的生理反应，即立即将进入刺的手系或足系抽动。从外表望去，刺扎入人体手系或足系，只是手系或足系在马上作出反应，但在这一过程中，皮肤系、毫毛系、肌肉系、关节系、骨系等都在参与，是通过它们间的相互衔接、联络来完成的。还有，人类通过眼系观察到的恐怖之事也立即反应到脑系，使人类产生恐惧心理，而产生这一反应的首先是那个脏腑？是心系，还是脑系？通过深思，虽然对这一问题没能作出准确的答复，但从这些人体的生理反应中，他明确和分析了人体脏器间的协调、衔接关系，得出了一个脏器的功能是通过几个脏器的衔接、协调、联络关系完成的观点。因为有了这些相互衔接、协调、联络关系和生理功能，才能产生恐惧感、饥饿感、饱满感、口渴感、渴解感、疼痛感等。认为人类的行走、站立以及其他活动都是通过思维与动作的相互衔接、联络后才能完成。同时有了脑系是思维的脏腑，心系是沟通机体上下表里的脏腑的初步观点。并要求以后的医学家对此问题进行深入的研究、得出准确的答案。

乌太波衣达克以后的哈萨克族医学家继续对以上观点进行研究与探索，并且认识和确定了脑系是起指导、引导、控制机体作用的脏腑。同时对《奇帕格尔利克巴彦》一书中所分类和论述的具有哈萨克族医学独特性的外显十二器官和内藏十二脏腑仍在进行研究和探索。

乌太波衣达克经过对人体的仔细观察和对尸体的解剖，详细描述了脏器的形态结构、固定位置、与周围组织的衔接关系等。

因此他把从外观上望去显而易见的形态特征器官，和内在看不见的潜藏的脏腑的位置分布，划分为具有哈萨克族医学独特性的外显十二器官和内藏十二脏腑。其中以肉眼可直接观察到，易于描述与理解，并易于论述其生理功能与形态特征的、保持人体外表和谐完整性的人体组织结构，分成了十二大部分，称为人体外显的直观的十二器官，即图克可涅

（tykkene，毫毛系）、哈普铁克（qaptek，皮肤系）、塔尼塔勒（tantal，眼睛系）、木恩克（myŋk，鼻系）、霍斯活勒（qosqol，耳系）、居日木（ʤyrim，足系）、捂斯塔玛尔（ustamar，手系）、依勒格木（ijilgim，关节系）、提里索孜（tilsøz，舌系）、巴吾孜道勒克（bawəzdawləq，颈部系）、胡萨克（qwsaq，腹部系）、阿莱加普（arajʤap，外生殖器系）。把肉眼不可直接观察到、难以描述与理解，并难于论述其生理功能与形态特征，而且保持人体内部和谐完整性的人体组织结构分成十二大部分，称为人体内在潜藏的十二脏腑，即美亚克（mjaq，脑系）、奥尕孜（awʁaz，口腔系）、杰木提（ʤemit，肌肉系）、髓叶蔑克（syjemek，骨系）、巴尔尕克（barʁaq，肝系）、喀哈尔喀克（qaharqaq，心系）、叠木克（demik，肺系）、布尔格克（byrgek，肾系）、翁尕尔（oŋʁar，胃系）、依西铁克（iʃtek，肠系）、别则力克（bezelik，腺系）、努哈勒玛（nwxalma，内生殖器）。

这外显十二器官和内藏十二脏腑的协调、统一，是保持人体机体完整性和生命的首要条件。也就是说，脏腑与器官之间，脏腑与脏腑之间，器官与器官之间相互衔接、相互联系、相互补充、相互尊崇、相互关联的五种和谐状态和不停的功能活动，是人类延续生命、促进生命、保护生命、运动生命的条件。

每个机体的外表相貌由外显的直观的十二器官组成，其功能主要是从体外的食物、衣物、生活用具中收集生命所需要（饮食），使机体从饮食的摄入中吸收营养物质（水谷精微、气、血）来保护内在的脏腑，它们均属吾孜叶克（阳）。通过这外显十二器官把人体紧密的组合在一起，并与内藏十二脏腑紧密协调、相互衔接保护整个机体的整体性。内在十二脏腑的主要功能是通过各自的独特功能来不断的贮存、潜藏体内的胡瓦特（气、能量、精气）、苏勒（体液）等。精微物质和思维意识，均属科孜叶克（阴）。就这样人体内外脏腑与器官分属阴阳，脏腑和器官有条不紊地完成各自的生理功能，并相互协调衔接，紧密配合，构成一个有机的整体。

这 24 个脏腑与器官都有先天禀有的明确分工，一个不能代替另一个的功能，想代替别的脏器的功能也是不可能的。但是相互间形影不离，协调衔接。相互沟通是以网络联结来完成的。内在脏腑与外显的器官，外显的器官与内在脏腑，外显的器官与外显的器官，内在脏腑与内在脏腑，是以隧道和网络来沟通联系，并以此来维持人体的生理平衡。24 个脏腑与器官虽然都有各自特属的功能、义务和区别，在机体中始终完成自己特定的所属功能，互不参与。如脑是思维、思索、记忆；心脏推动血流，是血液的动力；眼睛是主视的；耳朵是主听的；鼻子是主嗅的。饮食只能从口腔摄入，而不是用手心、足心，或着用口腔系的邻近器官。机体脏腑的功能是有序地进行着，不能紊乱，也不能随意使用，是相互联系、相互影响、相互沟通、相互间有机衔接的，如肺与鼻内外沟通，骨与关节表里沟通等等。

哈萨克族医学认为，熟练掌握有机整体所有的解剖名称及先天的功能属性（生理功能），是医者的义务及条件，只有这样才能正确了解正常机体、探明患者的自觉和他觉症状及疾病的变化部位、变化规律，才能以解剖名称进行正确的诊断和辨别，否则在诊治过程会出现误诊。

第二节　木榭列尔（脏器）的分类与基本功能

哈萨克族医学将能独立完成各自的生理功能，并在与其他脏器相互沟通、联络、衔接的同时具有各自独特形态结构的人体组成部分，称为木榭列尔（脏器之意）。并将外观上望去显而易见的形态特征，和看不见的潜藏的位置分布，分为外显十二器官和内藏十二脏腑。其中以肉眼可直接观察到，易于描述与理解，易于论述其生理功能与形态特征，保持人体外表和谐完整性的人体组织结构分成了十二大部分，称为人体外显的直观的十二器官。把肉眼不可直接观察到，难以描述与理解，难以论述其生理功能与形态特征，但保持人体内部和谐完整性的人体组织结构分成了十二大部分，称为人体内在潜藏的十二脏腑。下面分别论述。

一、外显十二器官

哈萨克族医学中肉眼直观的外显十二器官的命名、位置、组成、义务、结构组成以及每个器官各自的衔接、协调论述如下。

（一）毫毛系（图克可涅，tykkene）→相貌特征器官（别勒格力克木榭）

哈医学认为毫毛及毛孔是人类相貌美与丑的特征，也是感觉器官之一。它长于除了手心、足心及湿润黏膜处之外的所有部位。

如：除手足心、口腔、眼、阴道等之外的一身之表。哈萨克族医学按其在人体的长短程度分为以下三种。

1. 长毫毛（图克可涅吾扎尔格）　指头发、胡须等不断生长的毫毛。

2. 短毫毛（图克可涅克斯喀尔格）　指眼睫毛、眉毛、腋毛、阴毛等处的较短的毫毛。

3. 微毫毛（图克可涅特纳尔格）　指除了以上所述部位以外的、用肉眼好不容易才能看见的包裹机体的毫毛。

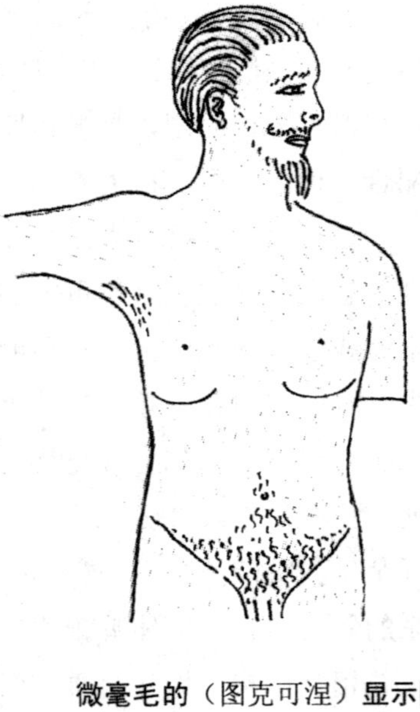
微毫毛的（图克可涅）**显示图**

毫毛在每个机体的多少、长短都不一样，男性有胡须、而女性没有。毫毛系疾病也不少见，在诊断学中会进一步论述。

（二）**皮肤系**（哈普铁克，qaptek）→**包裹器官**（哈普塔玛木榭）

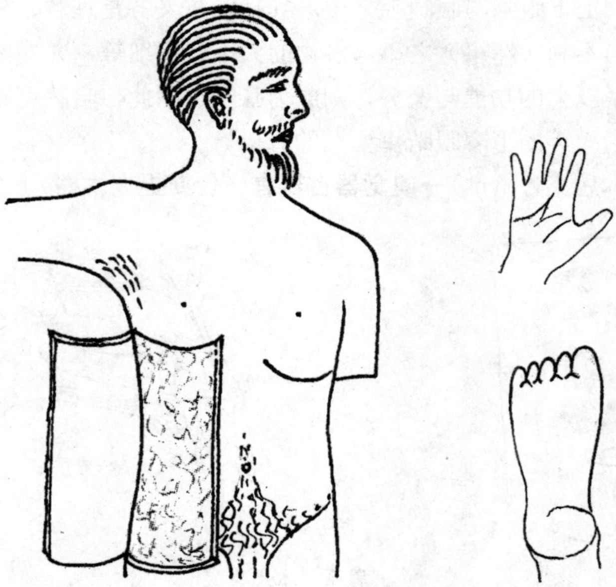

皮肤系（哈普铁克）

哈医认为，皮肤是包裹每个机体、起保护机体、防止体液及脂肪流失并为机体因汗出而产生轻身感创造条件的人类最外层的器官，它分两种：

（1）图克可涅勒哈普铁克（毫毛性皮肤） 指机体中长毫毛的皮肤部位。

（2）图克可涅色泽哈普铁克（无毫毛皮肤） 指眼睛内、口腔、阴道、手、足、心等处的皮肤部位。

人类由毫毛系的感觉与知觉促使皮肤产生感觉与知觉，当外部刺激超越了机体的承受力时产生触觉与触痛，因此皮肤有知觉烫、冬、寒（凉）、热、疼痛、酸痛、麻木、捏卡、压伤、创伤等的功能与义务。

皮肤是机体产生羞觉的根源，当人害羞时皮肤（脸面）发红。人类为了保护皮肤和遮羞要穿衣服。

（三）眼睛系（塔尼塔勒，tantal）→**视觉器官**（塔尼玛勒木榭）

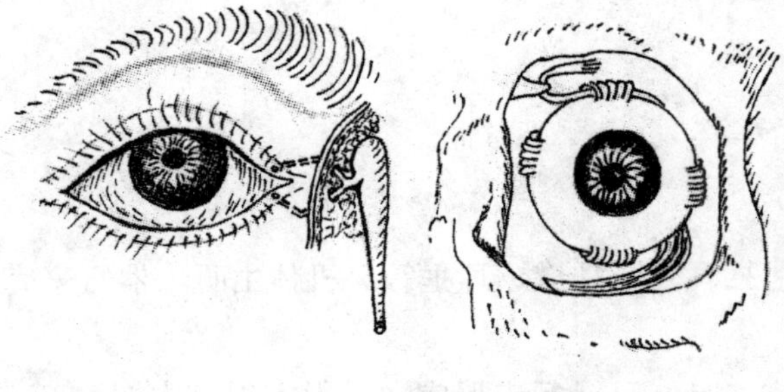

眼睛系（塔尼塔勒）

哈萨克医将每个人的一对眼睛称为视觉器官。眼睛系包括左右对称的黑与白睛、眼底等，位于眉毛之下，上下眼睑与眼睫毛之中。其功能与义务是理解、分析、观察、视别对机体有利（好事）与不利（坏事）之事，事物的大小、粗细等，并能区别敌友。要是一只或两只眼睛完成不了以上的功能与义务，则成为瞎子。因此，哈萨克族民间有“要是没有眼睛谁将牵你一辈子”等的形容眼睛重要性的谚语。

（四）鼻系（木恩克，myŋk）→**嗅觉器官器官**（伊斯提克木榭）

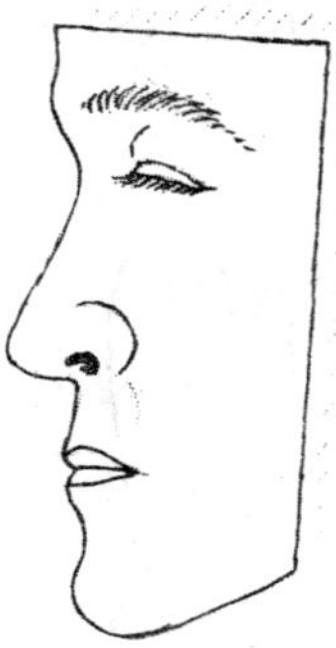

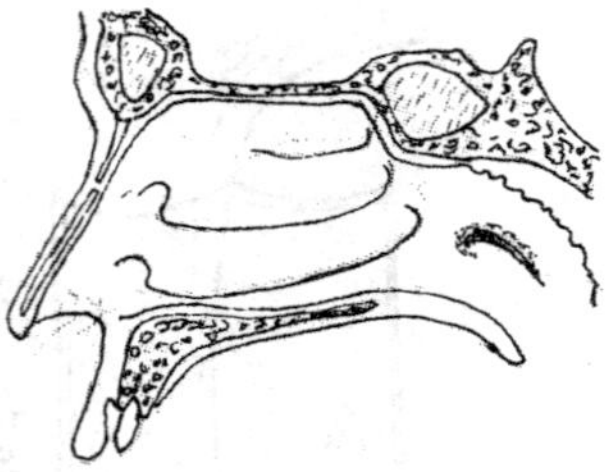

鼻系（木恩克）

哈萨克族医学将人类发觉和分辨各种气味的器官称为木恩克（鼻系），包括鼻孔、鼻腔、鼻软骨、鼻腭、鼻甲、鼻咽部等。若人类失去了鼻系或对气味的嗅觉能力，就不能分辨气味的香与臭。香味不一定都是对机体有利，比如有些花的气味虽然很香，但对人体极为不利，甚至可夺命。若人类失去了鼻系或对气味的嗅觉能力，不能感受气味的好与坏，从而不能辨别腐烂、变质、变味的食物，误食腐食之后则产生疾病。人类对气味的感觉不单是靠嗅觉器官，还有眼系、口腔系、舌系等的参与，也是它们应尽的义务。

（五）耳系（霍斯活勒，qosqol）→**听力器官**（腾达木木榭）

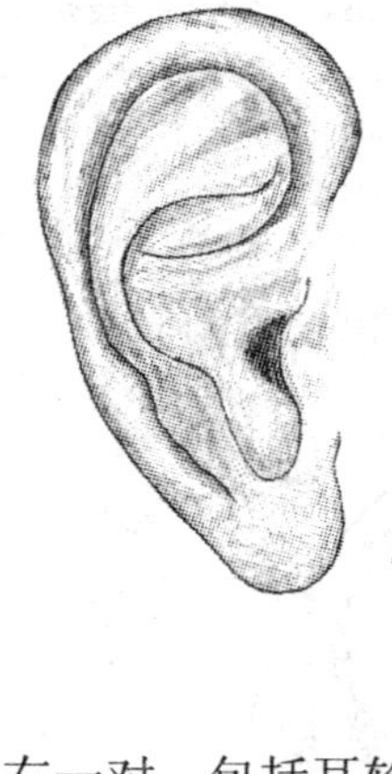

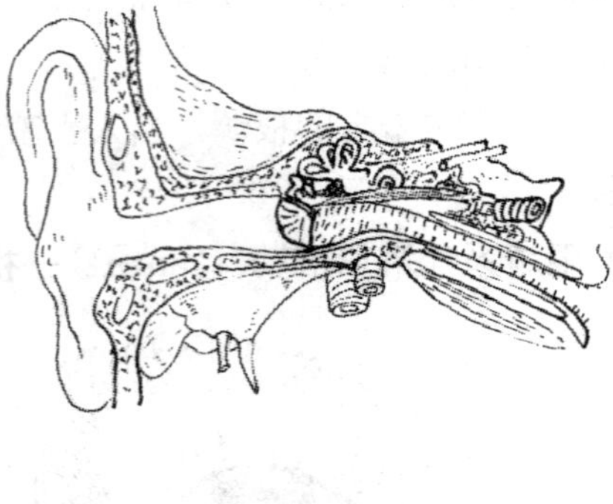

耳系（霍斯活勒）

耳系为左右一对，包括耳轮、耳道、耳垂等。机体由听力器官来完成辨别各种杂音和声音的功能与义务。

（六）足系（居日木，ʤyrim）→**行走器官**（阿得木得克木榭）

哈萨克族医学将从髋关节以下到足趾，左右对称，支撑着机体的全部人体组织结构称为居日木（足系）。人类以两只足一前一后的交替运动来产生行走，它是支持人类行走的器官，同时也是促使机体灵活活动的器官，它还具有保护机体、寻食维持生存的义务。

（七）手系（捂斯塔玛尔，ustamar）**→机灵器官**（叶甫跌依勒克木谢）

哈萨克族医学将从肩关节以下到手指端，左右对称的全部人体组织结构称为捂斯塔玛尔（手系）。手系以其机敏灵巧的功能，在人类的生存中发挥主要是在思维意识的指导下完成补充后天饮食、保护机体的功能与义务。若没有手，则很难或不能完成和达到所想要达到的目的。

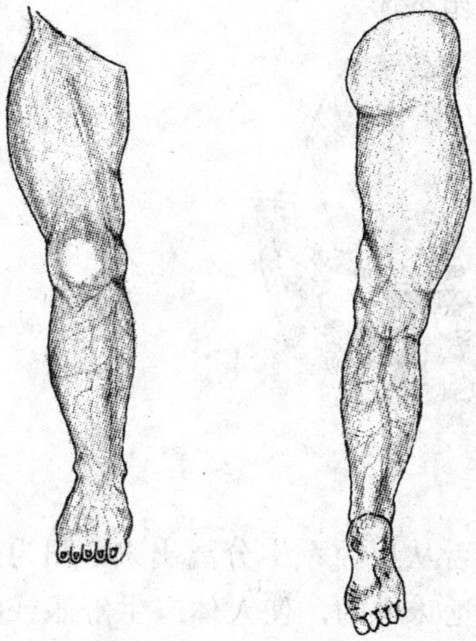

足系（居日木）

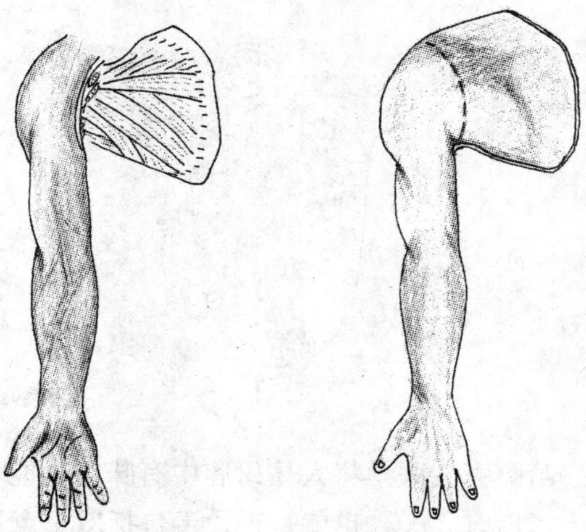

手系（捂斯塔玛尔）

（八）关节系（依格勒木，ijilgim）**→活动器官**（依克木迪克木榭）

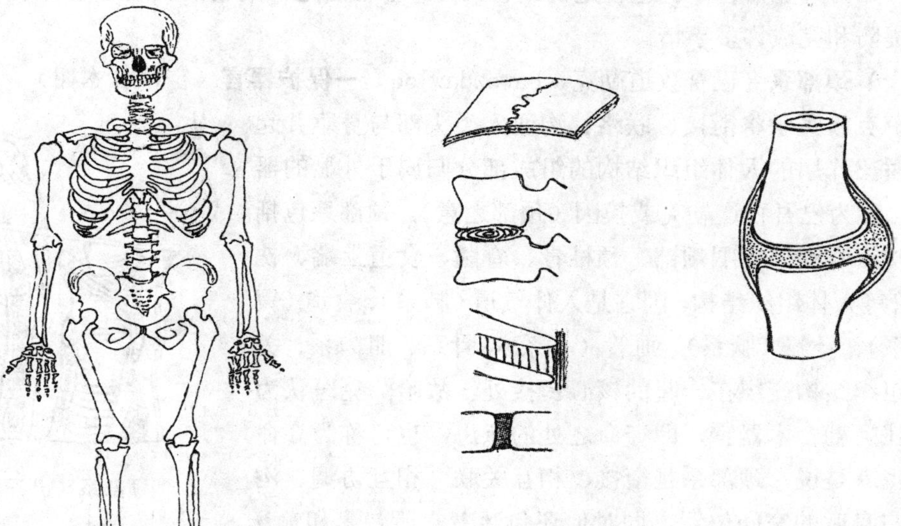

关节系（依格勒木）

哈萨克族医学将人体全部骨骼相互有机连接在一起的组织结构称为依格勒木（关节系），它分活动的软关节和不活动的硬关节两类。小儿前囟门及牙根部属不活动的关节。肘关节、腕关节、肩关节、手足指关节、跨关节、膝关节、踝关节、肋关节、下颌关节等9大类对称关节，脊柱关节、胸骨关节、耻骨联合关节3大类单个关节，属活动关节。关节腔有苏勒(关节润滑液)，可帮助关节灵活机动地伸展与弯曲。如果没有关节，人体将成为僵直的躯体，失去生命力。有了关节的伸展与弯曲，人类可在生活中活动自如，并及时排除道路上的障碍物。

（九）舌系（特勒，tilsøz）**→味觉器官**（塔特木得克木榭）

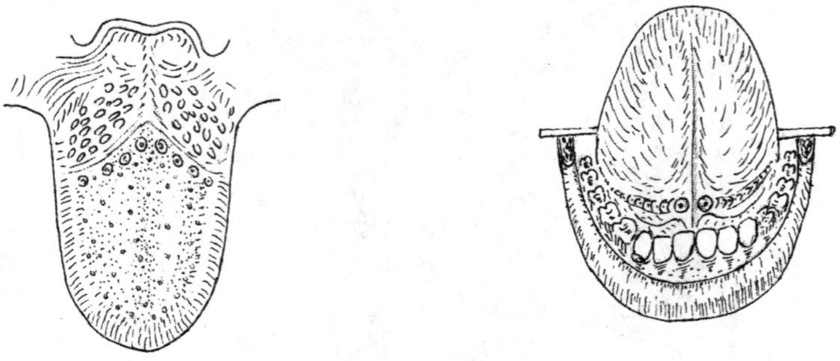

舌系（特勒）

哈萨克族医学将人体口腔中有味觉功能和讲话能力的舌从口腔系中分离出来，归为外显十二器官之一。也就是说，舌包括双重意思，第一是感觉味道的，使人体产生舒服或嫌脏的感觉，对有用或无用的气味有辨别的功能；第二是人类经舌系进行语言交流来区别于其他一切动物。舌虽然位于内在脏器口腔系的内部，因为它有产生语言的功能，故把它分离出来，归为外显器官中。也就是说，它成为外显器官之一的目的，是通过舌系所产生的语言来提防和完成许多事情。

（十）颈部系（巴吾孜道勒克，bawəzdawləq）**→保护器官**（霍尔甘木榭）

哈萨克族医学将衔接、联络、沟通人类头部与身躯并起保护与桥梁作用的人体组织结构的组成部分归属于外显的器官之一，称为巴吾孜道勒克或摸因（颈部之意）。颈部系包括气管上端、喉咽部、咽颊部、颈椎骨、脊髓、食道上端、枕部、血管等人体组织结构。因它是人体气道（肺系）、食道（胃系、肠系）、脊髓（脑系）、血管（心系）、骨系、肌肉系、关节系等组织结构交织在一起的核心衔接处，故哈萨克医认为它也是江阿勒合木器官，即夺命之处的意思，也可称为夺命器官。也就是说，颈部系是衔接、相互关联、相互协调、沟通头部与身躯的空间位置，同时他还包涵着它所包裹和输送的内部各个脏器的功能，因此它也是多功能的器官，并以其灵活机灵的活动功能在保护与防御机体中起着重要的作用。

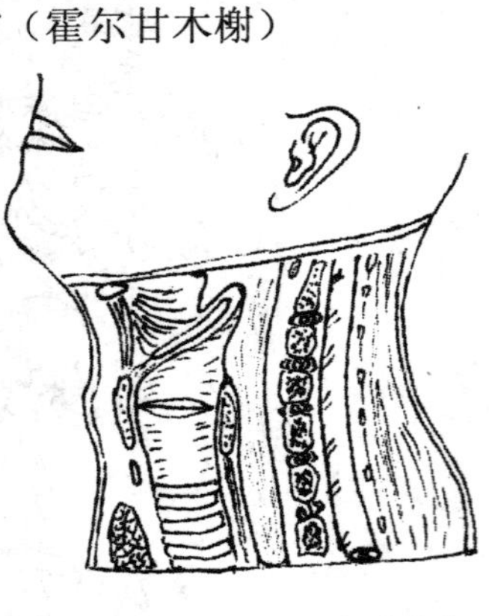

颈部系（巴吾孜道勒克）

（十一）腹部系（胡萨克，qwsaq）→**伸展器官**（加孜勒木木榭）

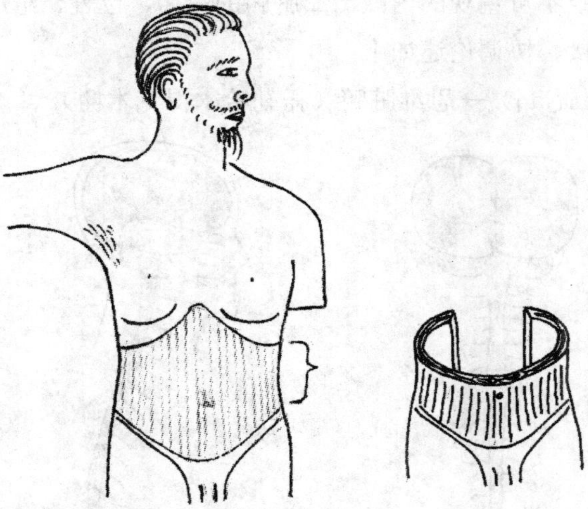

腹部系（胡萨克）

腹部包括：胸肋骨以下，耻骨以上，两边到腰部两侧的肌肉组织部分，并具有平衡和支持机体前屈、后仰、左右转体的功能，同时通过各种活动运动调动腹内脂肪来滋润和保护其内部的脏器。在排泄废物大小便和妇女分娩过程中腹部起主要的用力作用。

（十二）外生殖器系（阿莱加普，arajʤap）→**繁衍后代器官**（吾儿帕克加勒尕马木榭）

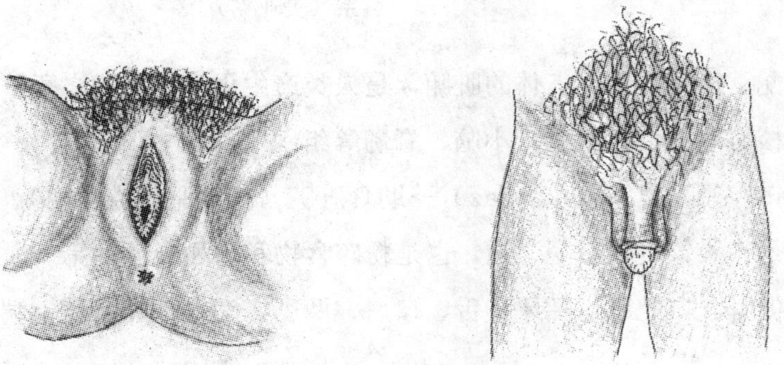

外生殖器系（阿莱加普）

哈萨克族医学将人体中从外观上可直接观察到、外露而且在繁衍后代过程中起协助作用的外显的生殖器称为阿莱加普（外生殖器）。人类以外生殖器来区分男性与女性，它的主要功能是协助繁衍后代。它在女性包括膀胱顶、阴毛、大阴唇、小阴唇、阴蒂等；在男性包括膀胱顶、阴毛、阴茎、睾丸等。也是促使人类产生知耻行为的并且区别于其他动物的特别器官。

总之，以上肉眼直观的人体外显十二器官的主要功能是在后天的摄生中对收集精气、营养物质起助手作用，也是自身保护的武器。

二、内藏十二脏腑

哈萨克族医学中的肉眼不可直观的内藏十二脏腑的命名、位置、组成、义务、结构组成以及每个器官各自的衔接、协调论述如下：

（一）脑系（美亚克，mjaq）→思维脏腑（托勒哈木得克木榭）

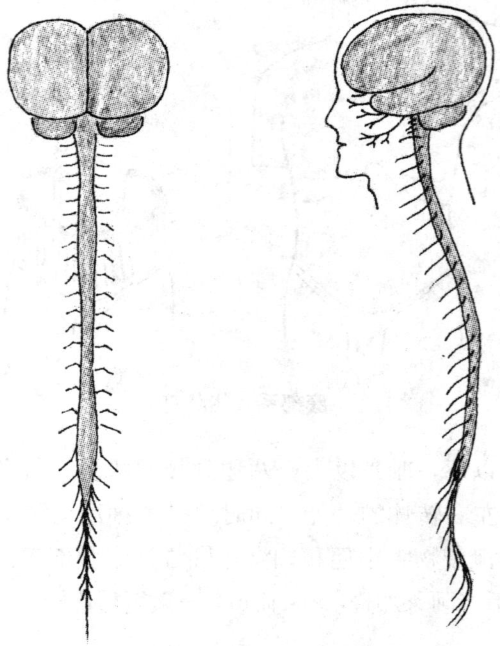

脑系（美亚克）

脑为支配、操纵、控制人体的脏腑，是人类产生思维、思索、智慧、意识、方法手段等的来源与核心基地，括大脑、小脑、脊髓等组织。

（二）口腔系（奥尕孜，awʁaz）→助食脏腑（托勒坚得克木榭）

口腔系是人类饮食的必经之道，也是粉碎食物和增加食欲的第一通道，是食物消化吸收过程的催促者。口腔系包括牙、舌、口唇、两腮、咽喉部、食道上端、上腭等。

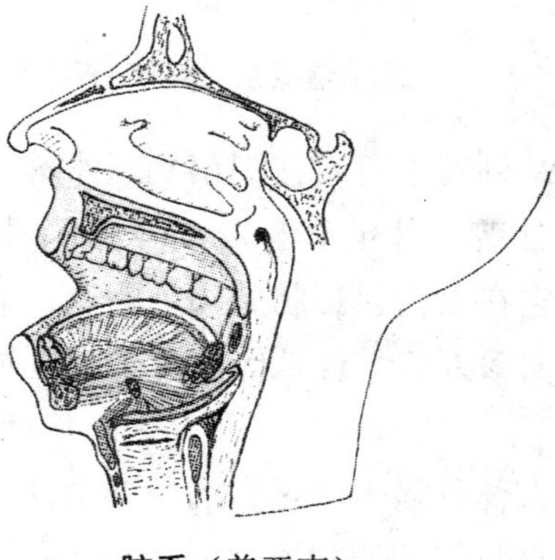

脑系（美亚克）

（三）肌肉系（杰木提，ʤemit）→活动、运动脏腑（黑木勒得克木榭）

是位于皮毛之下，骨骼之上，并相互紧密相连在一起的肌肉、腱、筋、脂肪、韧带等软组织结构。其形状与结构因机体的各种生理功能所需而各不相同，如长短不异、形态各异、颜色有别，并交织重叠，但以其各自的生理功能成为整个机体运动与活动所需的物质基础。

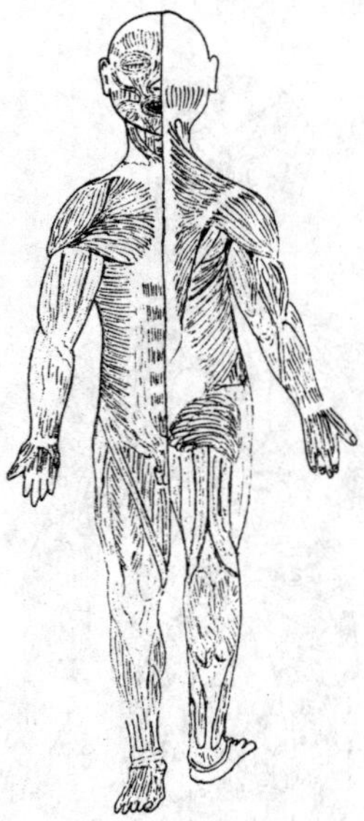

肌肉系（杰木提）

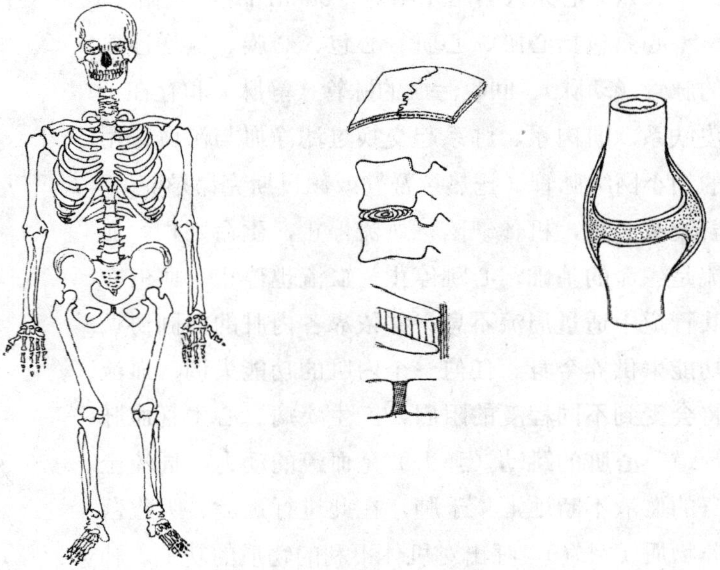

骨系（髓叶蔑克）

（四）骨系（髓叶蔑克，syjemek）→支撑脏腑（蔑叠吾力克木榭）

骨系是支持、支撑整个机体和支持、支撑内在脏腑不使它们相互重叠粘连、挤压变形的，并使它们保持原有的位置和原有的形态，同时为它们发挥正常的生理功能起支柱作用的脏腑，哈医称之为髓叶蔑克（骨系）。骨系中最硬的为牙，最软的为软骨，机体中对称骨骼的长短、圆扁、粗细形状相同，而不对称的单数的骨骼形状各不相同，骨系包括从头颅到四肢末端所有的骨骼与软骨。

（五）肝系（巴尔尕克，barʁaq）→造血脏腑（罕阔孜格木榭）

肝系包括肝、脾、胰腺等组织，肝位于右肋下、脾位于左肋下，胰腺与胃相连。哈萨克医认为肝、脾的功能是造血，肝造血浆，脾造血沉淀物（精微物质），胰腺调节血液的粘稠

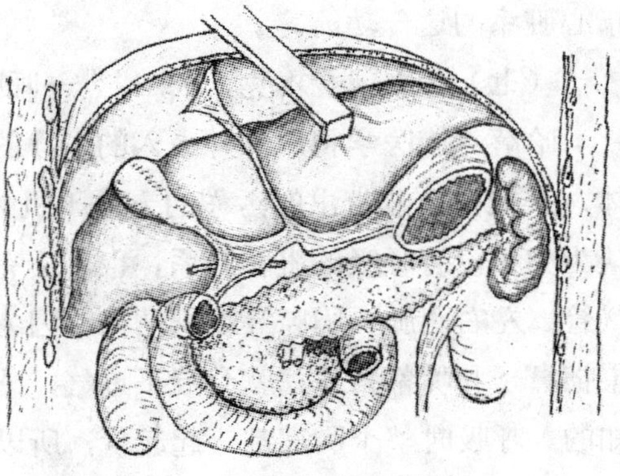

肝系（巴尔尕克）

度，并保持机体的休眠状态和适当的醒动状态。瘦人肝偏大，胖人肝偏小，因此在诊治过程中避免误诊。它与人类的情绪有紧密的关系，如果悲伤紧缩，甚至腐烂，而喜悦时则充盈。

胆是依附于肝脏之下的囊袋，内含胆汁。当胆汁流入朱木尔（十二指肠）时，有利于食物的消化。若倒流入胃或食道，称为扎甫热阿安（胃酸过多）。如果胆汁直接倒入口腔系，则是死兆。

（六）心系（喀哈尔喀克，qaharqaq）→循环脏腑（罕克孜迪尔格木榭）

心系包括心脏、心肌、心包、心膜、输送净血的脉管（动脉）、回收污血的脉管（静脉）和存在于皮肤系、肌肉系、肺系起交换过滤净血与污血作用的细小网络脉管（托热拉吾勒或额日斯克昂尕克）。若没有心系，机体缺陷，血流停止，生命则亡。血流是生命的基础，心跳停止，血流也停止。血液在其管道中适量周流不息，并依靠各内脏的共同协调功能来供养全身。任何一个内脏的功能失调，血流将会受到不同程度的阻碍，产生疾病。心主管血脉管道，心脏的跳动（弹力）是血流的动力，周流全身的血液不断地汇集于肺，在此进行过滤、吸收营养物质（空气），呼出对机体不利的物质的功能。肺系将吸收的营养气体送到（溶到）血液中，提高心血的推动能力，将血液散布全身以供营养。

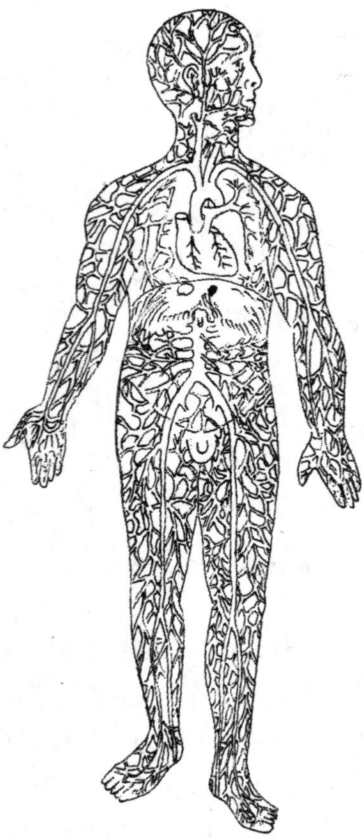
心系（喀哈尔喀克）

哈萨克族医学认为，心系是人类英勇、勇敢、不屈的核心与来源。也就是说，人胆子的大与小的来源是心系。平时民间所说的“这个人的胆子真大”、“这个人的胆子真小”、“这个人的心真恨”，就是指心脏系的这一功能。

（七）肺系（叠木克，demik）→呼吸脏腑（腾斯特克木榭）

哈萨克族医学将从体外吸入的干净的、有益于机体的气体，由血液循环输送到整个机体，又把由血液带出的污秽的无益于机体的气体呼出体外的脏腑，称为叠木克（肺系）。认为如果没有呼吸的脏腑肺系，也不会有人类生命的存在。肺系包括鼻、口腔、气管、支气管、左右两肺、胸腔等组织结构。因为呼吸时鼻子煽动，如果把鼻子掐住，会张嘴，如果把鼻子和嘴都捂住，就会喘不过气，憋气，若继续捂住不放，则会死亡，这也是众所周知的。呼吸时整个胸部都一起起伏，所以胸腔也是肺系所属。而肺系中的左右两肺，通过一充一缩的功能，成为呼吸之父。若没有肺系的呼吸作用，生命将会停止。肺系的功能是吸收外界有利的气体物质，排出体内有害的气体，连于心脏，其动脉与静脉参与机体血液循环过程。明确的讲，额日斯克昂尕克（细小网络脉管）在此将支木普玛昂尕克（静脉）带来的污秽的血液过滤干净之后，输送到勒普玛昂尕克（动脉）中。

跑步时气喘、心跳加快的现象，是肺系与心系相连、衔接、协调的有利证据。

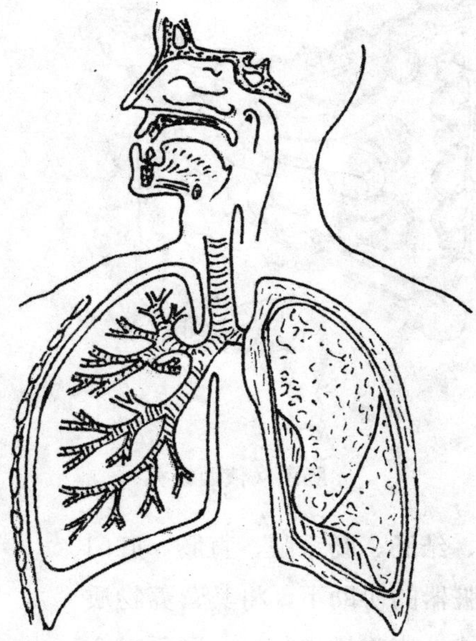

肺系（叠木克）

（八）肾系（布尔格克，byrgek）→过滤脏腑（肃孜格木榭）

肾系包括左右两肾、输尿管、膀胱、尿道等。人体在体液循环过程中，将浊液经肾系过滤之后，由尿道排出体外，主要起排泄、过滤作用。

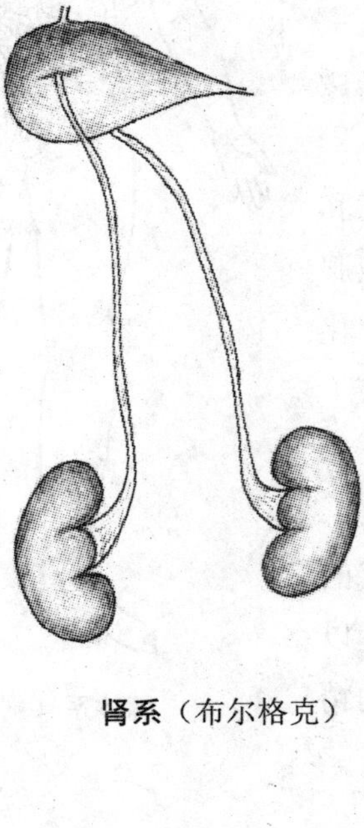

肾系（布尔格克）

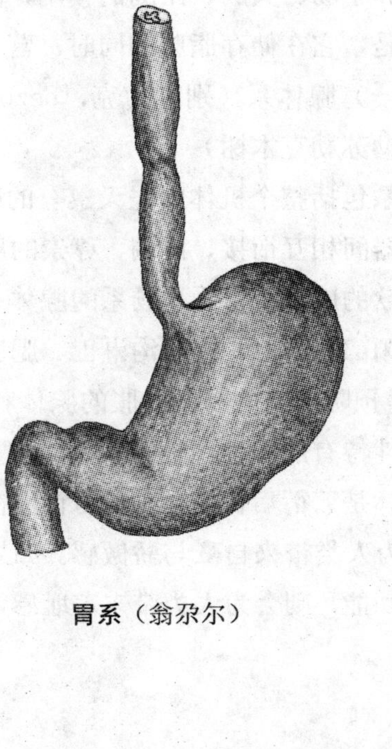

胃系（翁尕尔）

（九）胃系（翁尕尔，oŋʁar）→消化脏腑（僧尔格木榭）

胃系包括胃、十二指肠等，在机体消化食物的过程中起主要作用。

（十）肠系（依西铁克，iʃtek）→吸收脏腑（阿斯木榭）

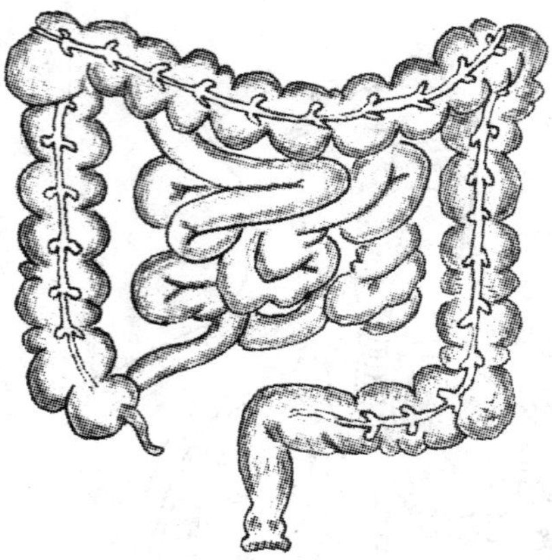

肠系（依西铁克）

肠系包括大小肠、小肠、结肠、肠系膜、直肠、肛门等，在口腔系、胃系等消化脏器的协助下，将其营养物质的精华部分由肠系来吸收体内，废物排出体外。肠系对食物的消化、吸收，是通过小肠的发酵，大肠的研磨腐蚀，结肠的吸收精华、排泄糟粕功能来完成，将对食物有益部分转化为机体所需营养物质，无益糟粕部分排除体外。肠系膜有润养小肠、大肠、结肠的作用，防止它们的干燥。最主要的是，它在储存脂肪的同时，营养整个肠系。

（十一）腺体系（别则力克，bezelik）→贮藏精微脏腑（素勒苏勒克木榭）

腺体系包括整个机体中先天禀有的所有腺体、淋巴和它们与脏器间相互衔接、协调、尊崇的所有功能。唾液腺是产生食欲的腺体；胃系、肠系的腺体、淋巴，参与消化与吸收；颈部的淋巴、腹股沟淋巴、腮腺、甲状腺、腋下淋巴等，是预防疾病的易于肿胀的腺体和淋巴，是“勇士”。卵巢是女性特有的腺体；前列腺、睾丸是男性特有的腺体。这两个腺体是繁衍后代的生殖腺，它们在完成繁衍后代的任务时，为人类带来自豪与骄傲感。如果不能正常发挥以上的生理功能，则会为人类带来羞耻感，并产生重大的精

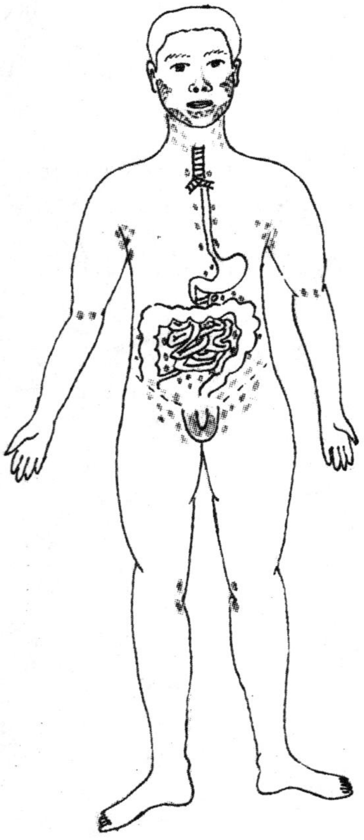

腺体系（别则力克）

神压力，疾病丛生。

（十二）内生殖器（努哈勒玛，nwxalma）→繁衍脏腑（吾儿帕克腾德日木特克木榭）

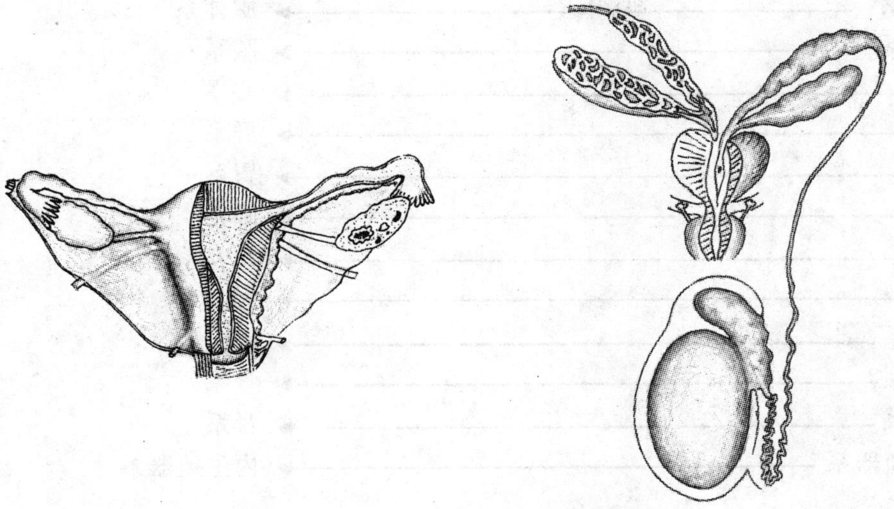

内生殖器（努哈勒玛）

哈萨克族医学将人体中从外观上不能直视到，隐藏而与繁衍后代有直接关系的内在生殖器称为努哈勒玛（内生殖器）。它包括男性生殖器的前列腺、睾丸、输精管、阴茎，女性生殖器的子宫、卵巢、输卵管、阴道等。当男女生育能力成熟，如女性月经来潮，男性精液成熟，并相互产生性欲，通过交媾最终共同完成传种接代的功能。如果女性的经水不与男性精液相遇时，一般每月一次由阴道按时排除体外。

总之，以上肉眼不可直观的人体内藏十二脏腑的作用、功能是收藏精微物质，也是自身保护的重要武器。只有它们之间处于相互衔接、相互联系、相互补充、相互尊崇、相互关联的五种和谐状态时，人类才能生存。而人类生存的过程主要由主宰、统治、操纵、指挥机体的脏腑脑系和心系为核心来完成。

第三节　木榭列尔（脏器）的内外表里衔接与对应关系

哈萨克族医学认为外显十二器官和内藏十二脏腑在协调、统一保持人体机体完整性的同时，脏腑与脏腑之间，器官与脏腑之间，器官与器官之间也相互协调、衔接、联络并不停的完成各自的生理功能和运动活动。也就是说，正因为它们之间都存在着内外、表里衔接与对应的联络关系，才能不停地、不紊乱地完成和执行着各自的义务与职责。明确的讲，外显十二器官和内藏十二脏腑中，其内部相互之间有特别的内外、表里的衔接与对应关联的脏器。具体表现如下：

（一）外显十二器官与内藏十二脏腑的内外表里衔接关系如下

外显十二器官 →	内藏十二脏腑
毫毛系 →	腺体系
皮肤系 →	脑系
耳系 →	心系
舌系 →	肝系
眼系 →	胃系
鼻系 →	肺系
手系 →	口腔系
足系 →	大肠系
腹部系 →	肌肉系
关节系 →	骨系
颈部系 →	肾系
外生殖器系 →	内生殖器系

（二）外显十二器官与内藏十二脏腑的内外表里对应关系如下：

外显十二器官 →	内藏十二脏腑
毫毛系 →	脑系
皮肤系 →	腺系
耳系 →	肾系
舌系 →	骨系
眼系 →	肝系
鼻系 →	胃系
手系 →	心系
足系 →	肺系
腹部系 →	内生殖器
关节系 →	口腔系
颈部系 →	骨肉系
外生殖器系 →	肠系

以上只是对人体内外共 24 个脏腑与器官之间的内外、表里、对应与衔接关系所包括的范畴进行了简要的论述，而有关具体的解剖名称、生理功能的内容详见哈医解剖学和生理学。

哈萨克族医学中对木榭列尔（脏器）学说的进一步研究补充，是今后从事和研究哈萨克族医学的医务工作者任务。不断的收集、研究、分析、考察在民间流传的古医籍，对这一学说的内容进行全面、系统、深入的研究，不断完善、深化及提高哈萨克族医学的整体水平。

第九章 托尔拉斯罕肯斯提克（torlasqan ke，istik ilimi，脉络空间）学说

第一节 托尔拉斯罕肯斯提克(torlasqan keŋistik ilimi，脉络空间）学说的形成与概念

哈萨克族医学将分布于人体的大小粗细血管、细小线络，体内各种隧道、通道、渠道等，在人体内以一定的次序纵横交错形成的各种网络状的途径和空间，并产生各种感觉与知觉的结构，总称为托尔拉吾勒-托热拉吾勒-托尔拉斯罕肯斯提克（脉络空间），简称托尔拉斯罕肯斯提克（脉络空间之意）。其中托尔拉吾勒是主枝核心，循行于深部之意（循行于人体内在深部的脏器）；托热拉吾勒是分野、分枝，循行于浅表部位之意（循行于人体外显的浅部的器官，如毫毛系、皮肤系、肌肉系等）；而托尔拉斯罕肯斯提克，是网络状空间之意。这些托尔拉吾勒托热拉吾勒托尔拉斯罕肯斯提克（脉络空间，简称托尔拉斯罕肯斯提克）纵横交错，联络全身之后，将全身外显的和内在的脏器紧密联结成一个有机的整体，在内与脏腑联接，在外与器官联络。也就是说，它不仅是人体内部的一个完整的传递生命信息的网络，也是与外显的（外环境）联系的渠道。

哈萨克族医学将研究人体内各种联络途径空间（天元）与机体的关系，具体的讲研究脏腑与脏腑之间，器官与脏腑之间，器官与器官之间是如何形成相互衔接、相互联系、相互补充、相互尊崇、相互关联五种和谐状态的规律；它们之间存在的内外表里的衔接与对应的联络的关系；机体与胡瓦特（气、功能）、苏勒（体液）之间相互衔接联络的各种通道（人体内天元即体内空间）的生理功能以及研究病灶的蔓延、扩散途径（空间）和内外脏器病理变化以及人体与外界环境的学说，哈萨克族医学称为托尔拉吾勒-托热拉勒-托尔拉斯罕肯斯提克（脉络空间）学说，简称托尔拉斯罕肯斯提克（脉络空间）学说。

哈萨克族医学家乌太波衣达克在《奇帕格尔利克巴彦》一书中，将自己通过长期临床观察和大量的实践，从几个方面论述和论证了托尔拉斯罕肯斯提克（脉络空间）的存在与形成。

乌太波衣达克发现并明确，人体内一个脏器功能的发挥是通过大小血管、细小线络或体内各种隧道、通道、渠道等的网状联系，与几个脏器的功能相互衔接、协调、联络才能完成的第一个观点是：首先，从他发现人体体表的某个部位如手系或足系进入刺时，马上影响全身，人体作出相应的、反射性的生理反应，即立即将进入刺的部位抽动，从外表望

去只是手系或足系在马上作出抽动反应，但在这一过程中皮肤系、毫毛系、肌肉系、关节系、骨系等都在参与。但是它们之间是通过什么途径在相互衔接、联络并作出相应反应来完成的，还有人类通过眼系观察到的恐怖之事也立即反应到整个机体的身体与情绪，使人类产生心跳加速、呼吸急促、恐惧心理等一系列生理及心理反应，产生这些反应是通过什么途径（空间）与心系、脑系与肺系相互衔接、联络作出相应反应等等，他作了大量观察与实践，通过深思，虽然对这一问题没能作出准确的答复，但从这些人体的生理反应中他发现和明确了自己的观点。

乌太波衣达克发现并明确，人体内一个脏器功能的发挥是通过大小血管、细小线络或体内各种隧道、通道、渠道等的网状联系与几个脏器的功能相互衔接、协调、联络才能完成的第二个观点是：他通过大量的试验和观察证实了，人类通过心脏的向外扩展与向内回收时的动力与吸力，使得参与机体循环的血液流窜并遍布全身的观点。他通过试验和实践观察中发现心系中的两大脉管是通过细小的犹如蜘蛛网状的托尔拉吾勒（或称额日斯克昂尕克，是细小网状毛细血管之意）相吻合，并在此进行交流、交换、过滤，即与心脏相连的较粗的勒普玛昂尕克（动脉）在散布与覆盖全身的过程中逐渐变细成为细小的脉管末梢，由它从心脏流出的干净之血在经过机体内各种隧道、通道、渠道时带出污血和无益气体并在细小的网状脉管即托尔拉吾勒（或称额日斯克昂尕克中）进行交换、交流和过滤后流入的由细小的网状脉管末梢相互汇集、联络逐渐变粗最终返回心脏的支木普玛昂尕克（静脉）中，同时发现心系和肺系是相互沟通、衔接、联络的，返回心系的血液流入肺系，把带来的不利于机体的污血、污气与汇集于肺系的干净气体经泡沫状态进行相互交流、交换之后返回心系，重新由心系输送到全身各个部位，而且这一过程在人类的生命中一刻都不能停止的，这样机体由血管形成了网络状的血流形式的实践经验。由此明确了自己人体内外脏器各种变化由参与循环的血液来相互沟通、联络并反应于机体内外的观点。

乌太波衣达克发现并明确人体内一个脏器功能发挥是通过大小血管，细小线络或体内各种隧道、通道、渠道等的网状联系与几个脏器的功能相互衔接、协调、联络才能完成的第三个观点是：他还在对动物及尸体进行大量解剖观察于试验中发现散布于全身的犹如蜘蛛网似的细小脊髓分支，从颈椎、胸椎、腰椎、骶骨等椎体的孔隙中穿出并伴随血管散布并覆盖于全身的毫毛系、皮肤系、肌肉系以及内脏中，也形成网络状的衔接与关联形式，并且与主宰、控制机体的脏腑脑系产生了极为密切的网状的空间联络关系；是机体上下内外活动与运动的基础，也是调节内在脏腑与外显的器官的通道的观点。换句话讲，它也是衔接人体内外脏器并与脑系紧密相连的网状的空间结构的观点。

乌太波衣达克发现并明确人体内一个脏器功能的发挥是通过大小血管，细小线络或体内各种隧道、通道、渠道等空间（天元）的网状联系与几个脏器的功能相互衔接、协调、联络才能完成的第四个观点是：他在长期的临床观察中发现和明确了外显十二器官和内在十二脏器之间存在着极为神秘而微妙的相互直接或间接影响的关系，而这一关系是通过人体内大小血管、细小线络或体内各种隧道、通道、渠道等相互衔接、协调、联络来完成的观点，并把外显十二器官和内藏十二脏腑之间的内外表里衔接与对应关系，明确的讲外显十二器官与内在十二脏器以自己的共同性能来内外表里衔接，其叙述如下：

一、内外表里衔接关系

外显十二器官 ⟶ 内藏十二脏腑
毫毛系 ⟶ 腺体系
皮肤系 ⟶ 脑系
耳系 ⟶ 心系
舌系 ⟶ 肝系
眼系 ⟶ 胃系
鼻系 ⟶ 肺系
手系 ⟶ 口腔系
足系 ⟶ 大肠系
腹部系 ⟶ 肌肉系
关节系 ⟶ 骨系
颈部系 ⟶ 肾系
外生殖器系 ⟶ 内生殖器系

二、内外表里对应关系

外显十二器官 ⟶ 内藏十二脏腑
毫毛系 ⟶ 脑系
皮肤系 ⟶ 腺系
耳系 ⟶ 肾系
舌系 ⟶ 骨系
眼系 ⟶ 肝系
鼻系 ⟶ 胃系
手系 ⟶ 心系
足系 ⟶ 肺系
腹部系 ⟶ 内生殖器系
关节系 ⟶ 口腔系
颈部系 ⟶ 肌肉系
外生殖器系 ⟶ 肠系

总之，乌太波衣达克明确了人体有意识的和无意识的活动与运动；对体内外的各种刺激所产生的各种感觉与知觉以及为了适应生存环境将自身从内有序的调节等一系列的生理反应，都是由人体禀有的体内的网络状脉络系统来完成的。并强调每个脏器各自不间断的相互联络与沟通，是在它们相互之间形成相互衔接、相互联系、相互补充、相互尊崇、相互关联的五种和谐状态下才能完成的观点。明确的讲，人类在想站时站起来、想走时就行走、想动时可随意的动弹、不想动则定坐的等有意识的活动与运动；为了生存所需和产生的各种感觉与知觉，如饱感、饥饿感、食欲感、性欲感等机体生理反应功能；或由于外界环境和因素引起的机体的各种知觉和感觉，如热感、冷感；或感觉到压痛、疼痛、卡捏、挤压；还有恐惧感、惊吓感等生理反应，都是由体内的网状脉络空间系统来影响脑系和心系来完成的，或者认为只有在脑系和心系的引导下才能完成。

由此哈萨克族医学中的托尔拉斯罕肯斯提克（脉络空间）学说的雏形（萌芽阶段）初步形成。并希望和要求后世的医学家继续探索和研究他的这些观点。

乌太波衣达克以后的哈萨克族医学家在继承他的思想和观点的基础上，在长期临床观察和在挑割、推拿、按摩、放血等疗法的运用中继续研究和探索着托尔拉斯罕肯斯提克（脉络空间）学说的具体内容，同时发现哈萨克族医学中托尔拉斯罕肯斯提（脉络空间）学说的内容中即有血液循环、呼吸循环的内容，也有中医传统医学中的经络学说、藏象学说的内容，因此在进一步的研究和探索其深奥的生理功能和反应出的病理变化中不断的探讨着其内容。

第二节　托尔拉斯罕肯斯提克（脉络空间）学说在医学中的运用

哈萨克族医学中的托尔拉斯罕肯斯提克（脉络空间）学说是掌握或理解人体内温热、寒凉、干燥、稀湿、紧硬、松软、吸收、排泄、醒动、静眠等十种物质的生理平衡状态和人体内脏腑与器官、人体与外环境之间相互衔接、相互联系、相互补充、相互尊崇、相互关联的五种和谐状态以及理解和阐述机体由致病源、致病条件、致病诱因所产生的生理失衡状态，并且对它们作出正确的诊断、明确治疗方案、采取预防措施等方面，特别是广泛运用于内外脏器由于病灶（病源性天元、病源性地元）的原因相互之间的衔接联络关系受阻、沟通障碍所致的多种疾病的预防与治疗。其治疗的主要原则是对病变部位进行刺络、放血拔罐、挑割等方法，由此来解除或消除聚集的黄水、淤血以及通过按摩、推拿等方法来将改善其细大小血管，细小线络或体内各种隧道、通道、渠道等空间（天元）的循环状态来疏通脉络空间系统的通道。

托尔拉斯罕肯斯提克（脉络空间）学说是哈萨克族先民们在长期的临床医疗实践和大量的试验中，从推拿、按摩、刺络放血、拔罐等各种治疗方法的经验积累及与其当时的解剖知识相结合，并逐渐在研究于探索的基础上上升为理论的，它不仅是哈萨克族医学推拿、按摩、刺络放血、拔爜等学科的理论基础，而且对指导哈萨克族医学临床各科均有十分重要的意义，医生只有将“阿勒特突固尔（六元）学说”、“木榭列尔（脏腑）学说”、“胡瓦特（气、功能）学说”、“苏勒（体液）学说”、“斯尔哈特色别普克尔列日（病因）学说”、“阿勒玛斯木（转换、轮回、循环、）学说”等基础理论同托尔拉斯罕肯斯提克（脉络空间）学说有机的结合起来才能比较完整地解释人体生理功能、病理变化，并在诊断和鉴别诊断疾病和确定具体的治疗方法中有重要的指导意义。也就是说运用脉络经过人体内肯斯提克（空间）来灌注人身内外上下，并无处不到，联络全身的生理特点来调节机体和预防疾病发生，掌握脉络空间的来龙去脉、所经线路，才能对确定病疾部位、了解疾病的传播途径及所表现的征候群有重要的指导意义。

总之哈萨克族医学中的托尔拉斯罕肯斯提克（脉络空间）学说贯穿于哈萨克族医学的生理学、病理学、诊断学、鉴别诊断学、治疗学以及处方用药的各个方面。

第十章　比体斯德克萨帕（bitistik sapa ilimi，体质）学说

哈萨克族医学中的比体斯德克萨帕（体质）学说是通过长期的临床实践和观察，综合研究人体的各种耐力和适应能力的基础上综合前面所述的各个学说相关的内容后逐步形成的。

哈萨克族医学认为由于每个人都有来源于阿勒特突固尔（六元）的不同的先天禀赋和后天养成的习惯与涵养以及十种物质的生理平衡状态，每个人在形体上、生理上、功能上、心理上等都存在着不同程度的个体差异与不同，而这种每个人的特征与个性差异就是每个人的体质，由此产生了虽然有同类人但有不同体质的观点，换句话讲，世界上虽然有成千上万的人，但每个人都有自己的特殊性，不但相貌上各不相同，在性格、个性等方面也都有区别。而研究和论述人类个体差异（特性与个性）的理论在哈萨克族医学中称为比体斯德克萨帕（体质）学说。

人体由阿勒特突固尔（六元）赋予的人类先天的禀赋（正常的机体）和后天的供给；阳阴均衡的十种生理平衡状态；出生之年的（生肖）与星座的所属；对各种气候变化的三大承受力；在机体的各种阿勒玛斯木（转化、轮回、循环）的过程中；各种情绪变化的控制应变能力；由体液的正常循环来营养机体的血质趋向的反应状态中，机体各种胡瓦特（气、功能）正常发挥中，从对各种病因的及时防备中都形成了人体在生理方面、精神方面、形态结构方面的个体差异的十二种体质类型。

人的体质在外显十二器官上主要表现在外表上的体形（高矮胖瘦）、体重、性别、眼神、表情、体格、颜面、毫毛、语音、舌苔、动作等，也是体质的外显的表现。而内部十二脏腑的组织结构、功能表现着体质的本质，这种外显的和内在的二十四脏器间在相互衔接、相互联系、相互补充、相互尊崇、相互关联的五种和谐状态，是产生各种胡瓦特（气、功能、能量）的生理功能的基础。而各种功能活动的协调、联络关系是个体体质特征差异的，如思维能力、情绪自我调节能力、抗病防病能力、体液调节能力、康复能力等一系列反应，也是体质强弱的表现。

人与自然界（六元、气候、地域）之间、人与人（社会、）之间、每个人的自身（人体内环境之间）应都处于一个相互协调、相互尊崇、相互衔接（联络）、相互转化、相互补充、相互依赖的情况下才能保持和谐的生理状态、和谐的心理状态、和谐的与自然界（宇

宙）和社会相适应的健康状态。而这健康状态是由每个人不同的体质来体现，哈萨克族医学中的比体斯德克萨帕（体质）学说以我们前面论述的“阿勒特突固尔（六元）”学说、“吾孜叶克-科孜叶克（阳阴）学说”、“阿勒玛斯木（转化、循环、转换）学说”、“木榭列尔（脏腑）学说”的理论为指导，以“苏勒（体液）学说”、“胡瓦特（气、功能、能量）学说”、“托尔拉斯罕肯斯提克（脉络空间）学说”等论述的各种运行规律间的协调为核心点，将人体体质和谐的、尊崇的联系在一齐来论述人类体质的，把他们涉及人体体质的内容综合起来研究分析正常人体的体质的概念、形成、个体差异、血性类型、个性特征等，以及它们在疾病的发生、发展、转归中所起到的影响（因素），比体斯德克萨帕（体质）学说是研究正常体质类型与疾病类型以及健康标准知识的理论基础。

第二部　纳日克塔勒格

（narəqtalʁə，诊断与鉴别诊断）

哈萨克族医药学的主要组成部分是：

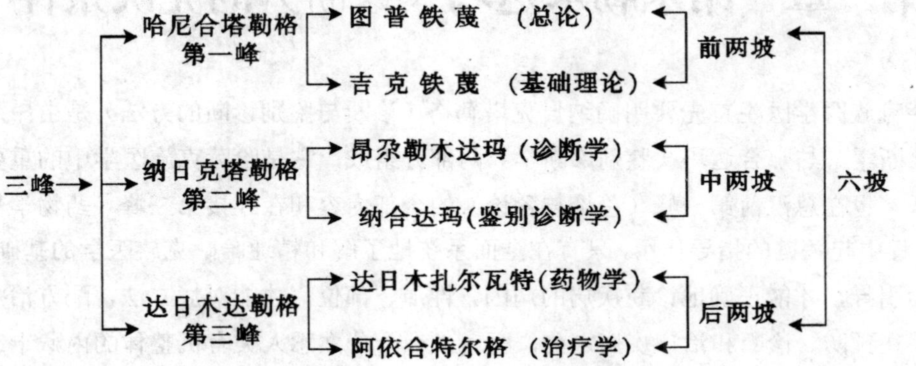

其中已对第一峰中的两坡内容进行了详细地论述，下面对其他两峰四坡的内容分两部四篇进行简要的概述，而对其具体详细的内容在以后的昂尕勒木达玛（诊断学）、《纳日克塔勒格》（诊断学）、《达日木扎尔瓦特》（药物学）、《达日木达勒格》（治疗学）等临床各科中将详细讲解与论述。

第一篇　昂尕勒木达玛（aŋʁarəmdama，诊断）

哈萨克族医学中的纳日克塔勒格包括昂尕勒木达玛（诊断学）与那合达玛（鉴别诊断学）两大内容，哈萨克族医学在长期的临床实践中，逐步积累了适合本民族生活习俗、方式的独特诊断与鉴别诊断的方法和经验。

第一章　昂尕勒木达玛（诊断）的先决条件

哈萨克族医学医生首先要明确纳日克塔勒格（诊断与鉴别诊断的方法）是由昂尕勒木达玛（诊断学）与那合达玛（鉴别诊断学）两部分组成，它是哈萨克族医学中的重要组成部分之一，也在总汇前第一峰（总论与各论）的全部内容和在连接第三峰（药物学与治疗学）的过程中起关键的指导作用，只有在全面系统地了解和精通哈萨克族医学的基础理论，并以它为引导，才能正确地诊断疾病的病因、性质、部位，才能对症立法，配方治疗。总而言之，在预防、诊断和治疗疾病之前，医者必须十分熟悉人类有机整体的内藏十二脏腑与外显十二器官之间的和谐同步协调的关联；人体温热、寒凉、干燥、稀湿、紧硬、松软、吸收、排泄、醒动、静眠的十种物质的生理平衡状态；解剖部位与名称以及人类与外界自然环境的属性、特性与规律等等之间存在的相互协调、相互衔接、相互关系（依存）、相互尊崇、相互转化的五种和谐同步的密切联系状态，正确分辨与鉴别各种病因侵袭人体所产生的各种各样的病理变化以及转归，从而达到采取有效的治疗方法和药物，使患者的病情减轻、好转和治愈的目的。即以知常达变，以平测异，以恒度奇。

我们在前面的章节中详细的论述过人与自然时刻不能分离的密切关系，哈萨克族医学用阿勒特突固尔（六元）学说认识和解释了自然界的奥秘，并认为人类赖以生存的（已生存的、现生存的和将要生存的）必备条件均来源于自然界中的阿勒特突固尔（六元：即天元、地元、明元、暗元、寒元、热元）。同时也掌握和了解了人类先天禀赋与后天摄取中具有的如体质、体形、胡瓦特（气、功能）、苏勒（体液）、饮食的阿勒玛斯木（水谷之气的新陈代谢）、整体与脏器之间、机体的阴阳属性、居住地域的环境、衣被的添减、防御外邪的措施等等与自然界中的时辰转换、昼夜交替、季节变迁、气候变化、生肖星辰等等变化规律间所处的相互协调、相互衔接、相互关联（依存）、相互尊崇、相互转化的五种和谐同步的融洽的适应顺从状态，并明确了如果逆之则宇宙消亡、生命中断的有关详细内容，例如天赋与摄生之间不能相互补充和协调维护；胡瓦特（元气、功能、）与脏器之气之间相互转化并维护生命活动的功能失调（不衔接）；机体内的阿勒玛斯木（转化、循环、轮回）与自然界中时辰转换、昼夜交替、季节转化之间受阻；机体的衣被调节不协调；生肖忌年欠防御外邪的措施；机体与异常的气候变化不适应（三大承受力出现异常）；人体天赋属性与后天属性因环境的影响而导致的不符；病因及促使疾病产生、发展的条件、诱因未能及时消除；迁居地域与人体三大承受力不协调；情感过激变化及意外伤害等等则必定会直接或间接地影响人体健康，成为病因、致病条件或致病诱因，产生疾苦，甚至死亡。哈萨克族医学认为疾病即可以由以上各种关系之间融洽的相互协调、相互衔接、相互关联（依存）、相互尊崇、相互转化的五种和谐同步的顺从适应状态的不协调或失衡而产生，也可经过调节和纠正它们之间的以上五种和谐同步适应状态的失衡而恢复常态。也就是说，医者不断总结丰富的经验，了解导致疾病发生的各种病因以及疾病发生、发展的规律与转归预后的各个环节，同时也能及时正确分析和掌握疾病加重过程是否是因误诊、误治所致的原因；反过来又从以上所述的各种五种和谐同步适应状态的关系中找出导致机体温热、寒凉、干燥、稀湿、紧硬、松软、吸收、排泄、醒动、静眠的十种物质的生理平衡状态失衡的环节与诱因，才能正确诊断，对症下药，断定预后，达到治愈病人的目的，这也充分体现了哈萨克族医学中人体内在以及人类与自然界之间五种和谐同步的生态整体观与生态治疗观，换句话讲，在诊断疾病之前医生一定要运用以天地为本、寒热之性、明暗变化以及以人为本、因时制宜的独特的辨证观点来分析或鉴别人体温热、寒凉、干燥、稀湿、紧硬、松软、吸收、排泄、醒动、静眠十种物质的生理状态失衡导致的各种疾病所出现的各种症状，做出正确的诊断与鉴别诊断，及时准确的达到治疗疾病的目的。

第二章　疾病症状与体征的自觉与他觉表现

人类从阿勒特突固尔（六元）中找到立足点；得到属性特征；获得先天禀赋与后天资源来维持有机整体的生、长、盛、衰，保证人类处于无虑的生存。有机整体的内藏十二脏腑与外显十二器官之间的相互协调、相互衔接、相互尊重、相互联络、相互关联的五种和谐同步状态，是由阿勒特突固尔（六元）来不断补充的。正因为有了内藏十二脏腑与外显十二器官之间的和谐同步，相互适应的生理状态，机体才能保证各种活动与运动的协调联络关系，在正常健康的状态下，这种和谐同步的协调联络关系不会给整体或者某个脏器带来疼痛、烦恼、紧张与痛苦，而在机体发生疾病的情况下，整个机体或某一个脏器或某个脏器的某一个部位如果遭到各种病因、致病条件与诱因的侵袭就会使患者通过这种和谐同步的协调联络关系在第一时间内产生自觉症状，从而会及时发觉疾病在自己身上的表现（知觉、感觉），哈萨克族医学称之为瑙哈斯特克阿依格列尼木（自觉症状），每个患者通过各种感觉与知觉发现和明确自己产生了疾病，并且将发觉和感觉到的各种不适症状称之为自觉症状。同时患者也会以疾病产生的各种疼痛难忍的表现和各种异常举止使得外人也会发觉、感觉的到他的生病，哈萨克族医学称之为斯尔哈提克阿依格勒木（他觉症状）。换句话讲，医生通过对患者机体内的由于各种病因、致病条件与诱因而导致的整体或某个脏器的损害之后而使患者产生的各种难受、疼痛难忍的异常举止与动作来了解到的所患疾病的症状称之为他觉症状。医生就是通过患者表现的自觉症状与他觉症状来收集资料，为确诊创造条件。自觉症状与他觉症状的产生，使医患达到同呼吸共命运的共同目的，使患者产生早日康复，医生产生怎样才能使患者早日脱离痛苦的疾病状态的念头。

总之疾病导致的自觉症状是指患者从自身的某一个脏器或某个脏器的某个部位感觉和知觉到的疾病所产生的各种症状（疾苦）；而他觉症状是指因疾病的疾苦使患者通过不同的脏器不由自主的产生各种举止、表情、语音等而反映给医者（他人）的症状与体征，也就是说，医者通过观察患者不同的脏器表现，即从某个脏器的某个部位或者从好几个脏器，再经过问诊、闻诊、触诊、切诊等方法来了解患者产生的自觉症状、明确疾病的病因、特点、性质与部位等等，并且将收集的重点以及自己认为是难点、疑点的问题进行分类，并针对每个机体所患疾病的属性特征和具体情况进行深入的分析，为进一步确诊打基础。

而医生为了寻求其病因的根源以及损害部位的轻重程度，一定要通过收集和分析第一手资料来进行诊断与鉴别诊断，而诊断与鉴别诊断的方法是由医生的眼系、耳系、鼻系、手系、舌系、脑系、心系脏器为核心，并与自身的其他器官的联络关系相协调配合，直接或间接的对患者疾病症状进行诊察和对收集的资料进行数次合参，结合天时、地理以及其他病因、致病条件、诱因进行全面认真细致的分析，精心筛选，归纳主次，分清虚实与风寒湿热，最终整体合察，了解分析多种疾病的共同症状与一种疾病的多种表现之间的区别，找出判断的依据，寻得疾病产生的根源，以达到确诊的目的。因此哈萨克族医学首先要求医生要保证自己的眼系、耳系、鼻系、手系、舌系、脑系和心系健全无病，因为医生的眼系是主视觉的器官，是望诊的基础；耳系是主听觉的器官，是问诊与听诊的基础；鼻系是主嗅觉的器官，是闻诊的基础；手系是触觉的器官，是触诊与切诊的基础；舌系是发音的器官，是问诊的基础；脑系是思维脏腑，是综合分析的基础；而心系是指挥的脏腑，是引导、指导的基础。医生只有在以上脏器之间处于相互协调、相互衔接、相互尊重、相互联络、相互补充的五种和谐同步的核心状态，才能全面收集和综合分析患者的所有资料，作出正确的诊断和进行有效的治疗。

第三章　昂尕勒木达玛（诊断）中的二诊七法

哈医要求在诊断疾病的过程中，首先从患者的举止外表中初步分析可能所患的疾病，再是通过与患者的交谈中收集了解初步的资料为以后的辨证分析过程奠定基础。具体的讲，诊断与鉴别诊断的方法是以寻找疾病的最终根渊，而达到确诊为目的，也就是说，对患者的自觉症状与他觉症状进步深入细致的层层分析，最终寻得其导致疾病的核心（渊源）所在，这一核心是为确诊的可靠依据、确凿证据的过程，也是确定疾病部位、性质的条件。虽然由诊断与鉴别诊断的方法收集的和要参考的内容（种类）甚多、选择的范围极广、产生思路的角度很多、所要参考选择的症状更多、导致疾病的病因也极多，但在哈萨克族医学中汇总起来不外是加尼思尔格（阴）和曼思尔格（阳）两个核心的诊断方法。即哈萨克族医学中诊断与鉴别诊断的二诊七法，其中一诊是江斯尔格：是指医者在静态下运用自己的眼系、鼻系、耳系以及与其他脏器间的和谐同步联络关系通过望、嗅、听的三种诊断方法，特别是以视觉（望诊）为主要条件来观察患者行、立、坐、卧体态及语言、呼吸、咳嗽、呻吟之声等的异常变化和气味，是对患者症状、体征的初步了解；加尼思尔格另有三种含义：（1）铁勒木得力克：指观察和收集患者身上散在和分散性的各种各样、错综复杂的症状；（2）握尼木得力克：指把散在和分散的内容（疾病表现）汇总在一起为辨证分析、分清主次、掌握主症提供第一手资料；（3）色尼木得力克：是指提供的资料应该是真实、确切的、确凿的、明了的、而不能是猜测的、模糊的、虚构的、估计的、捏造的。

二诊是曼斯尔格：是指医生运用自己的手系、舌系、脑系、心系以及与其他脏器间的和谐同步联络关系经过问、触（切）、分析思考、汇总确诊的四种诊断方法结合第一诊江斯尔格当中的望、嗅、听三种诊断方法（共两诊七法）从 24 个方面收集所获得的资料，对患者的自觉症状和他觉症状、体征有目的地进一步询问和检查，包括疾病的发生、诱因、发展经过及治疗情况等等。哈医诊断学中的两诊七法示意为：

<table>
<tr><td rowspan="7">二诊七法</td><td rowspan="3">加尼思尔格（静态）</td><td>眼系——望诊法</td></tr>
<tr><td>耳系——听、闻诊法</td></tr>
<tr><td>鼻系——臭诊法</td></tr>
<tr><td rowspan="4">曼思尔格（动态）</td><td>舌系——问诊法</td></tr>
<tr><td>手系——触（切）诊法</td></tr>
<tr><td>脑系——分析思考法</td></tr>
<tr><td>心系——汇总确诊法</td></tr>
</table>

这二诊七法汇总了 24 个方面的内容（鉴别诊断的方法）用来指导或引导医生全面了解病情、收集可靠资料，深入辨证分析疾病的病因、性质、部位等等，是正确的诊断与鉴别诊断疾病过程中是医生必须掌握的医技，其中以倾听患者的主诉为主要的参考依据。

关于诊断方法的具体内容在《昂尕勒木达玛》（诊断学）中详细讲述。

第二篇　纳合达玛（naqtama，鉴别诊断）

哈萨克族医学运用诊断学中的二诊七法，通过从 24 个方面的内容汇集，促使医生产生这是什么病，疾病的性质是什么，对同一种疾病的不同症状和症状相同的不同疾病如何鉴别，怎样治疗，用什么方药，运用哪种绝招等等一系列想法，同时医生在全面收集和掌握了 24 方面的内容之后，首先要在相信自己的医技的前提下，做出正确诊断，进行有效的治疗，使患者早日康复和脱离疾苦。

深入细致地对二诊七法中 24 个方面的所获材料从很多角度层层分析的过程，就是寻得最终导致疾病的病因、性质和部位进行鉴别诊断的过程。下面对二诊七法中 24 个方面的内容进行简要的论述，具体的内容将在《纳合达玛》（鉴别诊断）中详细论述。

一、望衣着穿戴

哈萨克族医学认为，一个身心健康的人衣着穿戴应是整洁干净、合身得体、并随季节的变化增减。若衣着穿戴出现异常则可能是患病的表现，例如遇到歪斜压戴帽子的人时，医者应联想和预测到可能是秃头、头癣、头部外伤等疾患；若暑季穿戴冬季衣服，则可能是头寒、头风、或寒盛之疾；若裹着头面，可预测为头面部有癣疮、中风口歪等症，或是极易怕羞的异常之人；不管是男是女，若发现裤裆湿漉漉的，则预测为遗尿症，内外生殖器溃烂性、化脓性疾患，女性则预测是否是经血等；若遇衣着破烂、举止异常等表现，则预测是疯子（精神失常）等。

二、望行为举止

哈萨克族医学认为，一个身心健康的人行为举止应该是正常的，医生从求医者的异常举动，脑海里就开始联想与之相关的可能发生的疾病，做好诊治病人的思想准备。例如从患者的各种举止姿态推测所患的疾病以及其严重程度，例如举止异常、大声喧闹、说话语无伦次，可能是精神方面失常的患者。

三、望颜面

哈萨克族医学认为，一个身心健康人的颜面应该是五官端正、面色红润。若五官不正，或面色异常，则是疾病预兆，即哈萨克族医学所指的相面知病。若口角歪斜或下垂，但神态举止正常，是中风的表现；兼见青紫、肿胀等，则可能是外伤或蜂毒、蜘蛛等毒物咬伤；面色黄者，可能是黄疸（沙热阿吾热）、血虚等症；面色苍白者，提示寒症、失血等疾病；面色憔悴、精神不振，则见于恶性肿瘤（加曼奥如）等消耗性疾病；面部异常浮肿，可能是肥胖症、肾病或肺病。

四、望形体姿态

哈萨克族医学认为，一个身心健康人的形体姿态应该是正常的，医者通过对病人在动、静状态下的形体姿态异常表现，精心分析，测知疾病的性质、部位、程度。如患者在马背上被人扶持，另一手叉腰或行走不利，应马上预测是否半身不遂、外伤等疾患；双手捂着腹部骑在马背上，则可能是肠梗阻、腹泻等，若是女性则可能是坠胎、临产痛经等疾；只是被人扶持，不能自行行走，但无异常举动，可能是风寒极盛、中湿或热极等；四肢抽搐、口吐白沫，可能是风热、风湿之象；若患者马背上的坐势倾向一侧，可预测为臀部痈、疮感染溃烂、脱肛、内外痔、外伤等疾患；坐势上半身向前倾斜，可能是风寒腰痛，腰椎痨虫症等。脖子转侧不利，可能是颈部的痈或疮、颈关节脱臼、外伤或落枕等等疾患。

五、望神态（情绪变化）

哈萨克族医学认为，一个身心健康可以从神态（情绪变化）充分表现出来。若精神萎靡，表情淡漠，语言低怯，动作迟钝，可推测为患者正气亏虚、精神所伤；若神识异常，嘻笑不休，答非所问，可推测为由于火热或湿热所致的癫痫、神经错乱等；若急躁易怒，动辄大发雷霆，怒骂呼叫，不可自制，则属大热、湿热所致的狂症、躁症；患者情神忧郁，愁容满面，心事重重，对周围事物缺乏兴趣，多为风滞，或湿滞所致的的愁忧症；若患者面容凄惨，善叹息，是正气虚、血虚的情志异常性悲伤症；若患者异常恐惧，胆怯不安，神色慌张，怕独处，则为思虑过度、恐吓所致的惊恐症，也是正气虚散不聚、血虚湿重等症的表现等等。

六、望问眼部

哈萨克族医学认为，眼神、眼部周围的表现以及通过询问眼部的自觉症状，不仅对眼本身的疾病，而且对诊治与之有关的全身性疾病，和对了解人体全身功能活动的强弱、正气的盛衰也有重要意义。如：若视物目偏、斜视，但无别的症状，多与先天禀赋不足有关；若双眼凸出，则预测为内热滞蕴之症；若双目无神，一般多为慢性病或出血性疾病的特征；若双目红肿，白睛红，患者自觉双目涩痛，则为风热性红眼病（结膜炎、角膜炎等）；若目流泪水或见风更甚，而且患者主诉头痛、羞明，则预测为风性火盛之症等。

七、望口唇

哈萨克族医学认为，正常的口唇色应是红润、不萎不肿的，若口唇苍白无色，则预测为失血症或血虚症；或口唇暗紫并自觉呼吸困难，则多属肺虚症，或因肠胃功能虚弱引起的体寒症（木孜达吾勒）；若口唇干裂、患者自感口渴喜饮，伴口、咽、鼻干燥，则多为阳胜热盛之症；若口唇发黄，则多属湿热炽盛，或悲伤所致的肝系之疾，或湿热滞留所致的小便不通等肾系之疾。

八、望问咽喉部

哈萨克族医学通过对咽喉部的观察和咽喉部感觉来了解是否有异常的病理变化，如对咽喉部的红肿、化脓，舌悬壅垂是否偏斜，以及口腔是否有异臭味，来预测和判断疾病的性质。如患者自述能说话，但咽部在吞咽时疼痛，则可能是咽喉部的红肿、脓肿、肿瘤，或是风热炽盛之症，或为风湿相争之象。

九、望舌质

望舌质是哈萨克族医学诊断学中的主要内容之一。正常的舌质为粉红色。若舌质出现紫色、鲜红、绛红、暗红，则是病理性表现，可能是湿重、干热、气虚、寒邪偏胜症等。

十、望舌苔

望舌苔也是哈萨克族医学诊断学中的主要内容之一。正常的舌苔应该是薄白的。若出现无苔、黄苔、干裂、厚腻等异常变化，可能是患者热盛、湿热、湿重等的症象。

望舌质和望舌苔是哈萨克医诊断学中舌诊的主要内容，舌质与舌苔千变万化，都与很多疾病的轻重、预后转归有密切关系。舌象（舌质、舌苔、舌体）的变化有重要的临床指导意义。舌诊分望舌质、望舌苔两大部分。舌质称“波利蔑哈衣普”，舌苔称 “波列哈依普”。各自又细分为 19 个小区，共有 38 种舌质与舌苔的生理与病理表现。舌质又大致分左右两个部分，男性右侧属阳，左侧属阴，女性则反。从舌质正中竖横分成四个大区，并从中观察患者疾病的属性，如阳证、寒证、阴证、热证来辅助诊断。

以上只是大致的归类，哈萨克族医学要求医生在诊断疾病的过程中一定要与脉诊及其它诊法紧密结合，才能得出正确的诊断。详细内容见《纳日克塔勒格》（诊断与鉴别诊断的方法）。

十一、问闻语音

哈萨克族医学认为病人语音的强弱，一方面反应了的机体胡瓦特（气、功能）的盛衰、情绪的变化，同时也与邪气的性质有关。若语音偏于鼻音，发音不清，则为鼻风病；若患者别无异常，只是用手指点，并发出吧吧闭哽之音，可能是耳聋，天赋不足的哑人；若可听到患者呼吸有气端音，咳声不爽，则预测为肺系的风寒湿症；若胡言乱语，高喊笑闹，则为精神错乱之症，或悲伤过极之因；若咳声低微，属正气虚损之症，语音异常颤抖，可能是惊吓、嫌恶、胆怯之象。

十二、望触毫毛

哈萨克族医学认为，毫毛按其生理特征有长、短和微毫毛三种之分，如果长毫毛处的毫毛变短或脱落，以及短毫毛脱落等，是疾病丛生的表现；若头发稀疏、脱落、枯黄或斑秃，可能是风热性精血亏虚之症；若男无胡须，或体表汗毛脱落，则是天赋血热或阴虚之症。

十三、望问闻触皮肤及汗

1.望问闻触皮肤

哈萨克族医学中经过对患者皮肤的观察和对汗出的时段、特点、气味、程度以及通过问诊等诊断方法，综合分析患者疾病处于何种状态之中，从而使得进一步确诊和明确治疗原则。通过人体皮肤的各种色泽和合并的各种属性特征及疾病表现，可预测出六种不同血质。如：（1）体质强壮，肌肉实，面部丰满，肤色润赤，性格特征表现为稳重少语、干脆，做事果断、踏实，傲慢神秘，自控能力强，表情不易外露，可能是温热型血质；（2）肤色黑褐不变，颜面丰满并性格稳定，好动多语，自高自大，自以为是，爱争议，易争执，脾气固执，可能是寒湿型血质；（3）肤色不一，眼发怒光，性格不固定，情绪不太稳定，缺乏思维，自吹自擂，易暴怒、激动，小事斤斤计较，可能是稀薄型血质；（4）肤色偏黑，性格少动，懒慢，不愿出门，穿着厚衣，避寒就暖，只要受一点凉风则会病倒，经不起寒冷刺激，可能是黏稠型血质；（5）虽然肤色不一，但面色偏白，眼睛无神，可能是内向型血质；（6）面色无华、多皱纹，但发亮，口唇苍白，眼无神，有时面色灰暗，消瘦，可能是虚弱型血质。

人体肤色虽然一般以白、黄、黑、黝黑、灰黑、赤、黄灰等，但不一定是正常肤色。要是皮肤出现黄、青紫、赤红、苍白、黝黑，是各种疾患在肤色上的反映。如：若白晴黄染，颜面及全身发黄，肤色为橙黄色偏黑，则为肝系之阳性风湿之症；若面色苍白，指甲淡白，为血虚症（失血所致）；肤色红赤，多为热毒炽盛，一般表明传染性疾病的加重；肤色灰黄体偏瘦者，多为风热湿性哮喘病或痨虫病。除此之外，皮肤还有如斑点、白斑、妊娠斑、癣等以各自肤色变化为特征的全身性或局部性疾患。

2.望问闻触皮肤汗出

正常人都有铁尔（哈语出汗之意），如果是异常的出汗，可以协助诊断某些疾病的性质。哈萨克族医学认为，由于正常肤色的差异，其汗出程度与比例也有所区别。例如肤色偏黄之人一般多汗，不出汗则感不适。而病理性汗出以其汗出的性质与部位的不同，分为以下几种：（1）哈斯康格铁尔（自汗）：多指在静态下汗出不止，多见于小儿五迟特别是佝偻病、胆怯症等疾患；（2）加斯康格铁尔（盗汗）：是入睡则出，醒则停止的与睡眠同行的汗出，也称余合勒克铁尔或哈热阿克什铁尔，多见于胸腔（肺系、心系）的疾患，如肺痨及各种痨虫病等；（3）阿斯塔尔勒铁尔（战汗）：身体寒战之后出现的汗，多见于流行性、传染性疾病等；（4）加斯哈尔勒铁尔（大汗）：汗出淋漓不止，也称合斯勒克铁尔，多见于气血双虚者或癫痫等疾患等；（5）巴斯唐铁尔（头汗）：是指老人与小儿、黄肤色的人头部的汗出；（6）萨斯帕勒铁尔（半身出汗）：机体或上半身，或下半身，或左半身，或右半身的汗出，是因风湿之邪侵袭，气血部分受阻所致；（7）哈什帕勒铁尔（手心、足心汗）：手心或足心汗出，多见于思虑过度，或过度悲伤的患者；（8）塔斯塔勒格铁尔（微汗）：多见于肾系疾患；（9）玛依朗勒铁尔（黏油汗）：汗出如油，色黄，难以洗去，多见于疳症等疾患。

十四、望嗅问鼻

医生通过望嗅问鼻子的形态、色泽变化，和嗅鼻内的异常气味，及通过询问患者的自觉症状，可预测患者体内脏器的功能变化（盛衰）与局部病变的性质。如鼻塞、鼻梁塌陷、酒渣鼻，可能是由于风热之毒所致；鼻生疮、闻不到气味，为风湿毒盛；鼻孔干燥，则可能为热极盛之象；鼻翼煽动，伴呼吸困难，则为肺系疾患。

十五、望问嗅双耳

医生通过观察患者耳部的外观、内部形态，及问听力的分辨力，嗅耳内异常气味来进行辅助诊断。如：若见耳轮缺损，则可预测为天赋畸形或外伤所致；若问之不语、直盯别人，或答非所问，则可能是耳聋病，或耳系疾患；若耳内流黄脓液，伴有异常气味，自感疼痛，则可能为风热之症；若耳内生疮，则为湿热之症。

十六、望触问腺体、淋巴

医生通过对局部及全身的腺体及淋巴的望触问，辨别腺体及淋巴的肿大，来帮助诊断和鉴别各种疾病。如：阴囊肿溃可引起腹股沟淋巴的肿大以及各处腺体及淋巴的肿大性疾病；前列腺肿大，扁桃体的脓肿或肿瘤，可引起颈部淋巴结的肿大。

十七、望问触骨、指甲

骨系疾病多由外伤所致，如各种骨折、骨膜炎等；通过对指甲的观察，可预测机体胡瓦特（气、功能）盛衰与各种疾病的性质。如：若指甲紫暗，可能是胡瓦特（气、功能）松散；指甲苍白或下陷，可能是失血所致，或胡瓦特（气、功能）衰弱之象。

十八、望触问关节

正常机体全身大小关节应是屈伸活动灵活自如，如见关节拘急、强直，或难以屈伸，关节处活动障碍，甚至肿大变化，则为异常。如：若望见患者一侧肩部偏低，活动障碍，则为肩关节脱臼，或颈锁关节脱臼；若背驼并有压痛，则可能为颈椎、胸椎痨虫病；若颈部强直，功能障碍，则可能为颈、肩、下颌部痈肿，或颈椎脱臼；若关节梭形肿胀，局部热肿，活动障碍，则可能是关节痨虫病之象。

十九、望问触疼痛

医生通过望触问患者的疼痛部位、表现及程度，来判别疾病的性质。如：若关节间出现游走性疼痛，患者疼痛难忍，呻吟不止，喜按喜热，一般多属风湿热所致的关节系疾患；若患者头顶部酸痛，喜按摩，多属脑系热性疾患；若汗出，突然停止后感偏头痛，且呻吟不止，多属寒邪侵袭之症。

二十、望问嗅大便

哈萨克族医学在诊断疾病的过程中，一般都要通过望问嗅大便颜色、气味、形状等的异常变化，来收集资料，并判断疾病的部位、性质等。如：患者腹泻，大便溏，色淡，伴脘腹胀痛，喜热，多属肠系寒湿所侵之疾；若大便褐色而稀，腹痛难忍，气味异常，则多为热毒侵于肠系所致；若脓性大便而稀，腹部绞痛难忍，其味腥臭，则多为热邪犯于肠系之疾；若大便带血而稀，脘腹胀痛，则多为湿热滞于肠系；若大便呈乳色米粥样稀便，其味异常腥臭，则为伤寒所致；若是褐色粥样稀便，并且其味异常，则为疳积症；若是淘米样异常气味的稀便，则可能是饮用乳类而致的消化不良；若大便稀而有异常刺鼻难闻的气味，多为湿热滞于肠系的痨虫病。

二十一、望问嗅小便

哈萨克族医学在诊断疾病的过程中对小便颜色、气味、以及多少的变化，通过望问嗅来判断疾病的部位、性质等。如：若小便少，可能是汗出过多，或因腹泻或呕吐所致；小便少伴尿痛、尿急，可能是湿邪滞于尿路，或肾系疾患；若小便带血，则可能是外伤所致，或劳累使湿热之邪滞留所致的肾系疾患等；尿少，伴全身浮肿，则可能是肾系湿热侵袭之疾；小便呈乳白状，多属寒极侵犯所致；遗尿，可能是风寒湿侵袭所致。

二十二、望问嗅痰液

哈萨克族医学在诊断疾病中，通过望问嗅痰液的颜色、味道、浓度、多少来判断疾病的部位、性质以及程度等。如：若痰液黄而黏稠，多属热痰；痰稀而白，沫多，属寒痰；痰泡沫样，白色，多为风痰；若痰中带血，多属湿痰；若痰中带脓、腥臭，或为黄鼻涕样，多为热毒极盛之象。

二十三、望问嗅呕吐物

哈萨克族医学在诊断疾病过程中，通过望问嗅呕吐物的颜色、味道、多少来判断疾病的部位、性质以及程度等。如：若吐血，则多为胃系的溃疡、外伤、肿瘤等疾患；若呕吐食物，则多为食疳等胃系、肠系疾患。

二十四、望切脉象

切脉即切诊，作为二十四种诊法之末，是哈萨克族医学诊断疾病的一个重要步聚和方法，是“以常衡变”“以变识病”的一种有效的患者极易接受的诊断方法。关于切诊（脉象）的详细内容，见“纳日克塔勒格”（诊断与鉴别诊断的方法）。简要论述如下。

脉诊的部位以脉搏跳动较为明显的部位为主，如左右手腕尺、桡两侧的动脉，双侧额部动脉、颈部动脉、腹股沟处动脉等。一般情况，医者切脉时手指轻触血管表面，用自己的手指指腹觉察脉搏跳动的正常与否。正常的脉象，在用手指触摸血管表面时应该是和暖柔软、平滑不硬的，无凹凸之感，哈萨克族医称之为“昂尕克阿勒哈克”；幼儿、老人之常脉，指感应该是又滑又软的，称之为“昂尕克吾利布尔”。在正常情况下，脉搏力度（浮度）一般应是均匀、律齐，轻按时无力，中按充溢，重按则无阻有力。除了以上的脉象、脉率之外，均属疾病反应于脉象的变化，即为病理性脉象。

哈萨克族医学认为病理性脉象有四大星辰之脉、两大阴阳之脉、二十四个脏器之脉，它们之间纵横交错可产生约二百八十八种脉象。

第三部　达日木达勒格

（darəmdalʁə，药学与治疗）

哈萨克族医学在长期的临床实践中，逐步积累了具有本民族特色的药物与治疗经验和方式。哈萨克族医学中的达日木达勒格包括达日木扎尔瓦特（药物学）与阿依合特尔格（治疗学）两大内容，概述如下。

第一篇　达日木扎尔瓦特（药物学）

第一章　哈萨克族药学的发展简史

哈萨克族医学和哈萨克族药学是哈萨克民族医药学不可分割的两个重要组成部分，也是哈萨克民族文化的组成部分，是祖国医药宝库中一颗璀璨的明珠，是哈萨克人民长期以来赖以防病治病的有力武器。

哈萨克民族的先民是以游牧、狩猎为生的马背民族，在长期与自然环境作斗争求生存的进程中，难免发生疾病、发生外伤，甚至造成死亡等灾难，为医治伤残和求生存，原始的哈萨克药便逐渐产生了。通过反复使用各种动物、矿物和植物，在长期的观察与总结中，逐步认识了一些植物、动物脏器和某些矿物的药用价值，并且有目的地对患者使用大量的单方、验方和草药。实践证明，哈萨克族医药不仅对常见病、多发病有很高的疗效，也使一些“顽症”和“不治之症”，尤其对牧区疾病的治疗有独到之处，在漫长的历史发展过程中一直起着防病、治病的作用。哈萨克药就是在这样情况下萌发和产生的。

随着历史的发展和求生欲望的强烈，积累了许多适合当时自然环境、生产方式、生活习惯和适合地域、气候特点的医疗、保健、防病、治病方面的知识和方法，丰富了哈萨克医药的内容。在许多药物试用的反复实践中，也付出过沉重的代价，使药效和毒副作用有了进一步的肯定，同时不断吸取其他各兄弟民族药学方面的经验，完善哈萨克药学的内容，逐步将哈萨克药学发展成具有独特理体系和临床用药特点的传统哈萨克药学。

公元前 2～7 世纪，哈萨克族的祖先塞种人的文化是比较发达的，他们在从事游牧、农业、渔业、狩猎及开采矿石的生产活动中，发现和运用了不少具有对疾病和伤残有治疗作用的动物、植物药，如野蒜防止腹泻；一枝蒿煎汁服用治疗风寒感冒；薄荷煎汁服用治风热感冒；藜芦煎汁可灭衣虱；酸奶可消食催眠；羊肉、马肉可健身壮阳；羊尾巴油可润肺止咳；朱砂可安神、止咳、平喘；马钱子可以止咳、抗痨；土木香可清胃火，杀疥虫；奶酪可止泻；奶酪水可以导泻；各种动物胆可止咳、消食；用温泉浴、药浴和用刚屠宰的兽皮包裹或用沙埋，可解除和医治风寒湿邪引起的关节疼痛；饮马奶可滋阴、强身；獾肉、肠可治胃肠疾患，獾油可治烧烫伤；骆驼蓬可驱风、散寒、杀虫等等。

公元前 460～377 年间，著名的希腊医学家希波格拉底在哈萨克族祖先塞种人中行医，塞种人称之为“吾鲁克曼·卡克木”（圣医的意思），深受塞种人的信赖。他在编写《医学箴言录》时，广泛收集、整理了塞种人以及中亚人民的民间医学、学术思想和用药实践经验。他神奇的治病传说和医学箴言，至今仍然在哈萨克族民间广为流传。

这一时期，阿拉伯医学的发展居世界医学的领先地位。尤其是隶属哈萨克族族源之一的康居钦察祖籍人的后代，出生在突厥族系定居的中心奥特拉尔(Otrar)镇（锡尔河一带）的著名中世纪中亚西亚人民杰出学者，医学史上划时代的里程碑，被称为“第二导师”的科学家、哲学家、天文学家、医学家艾卜·纳尔·法拉贝（870～950），他编写了有关医学方面的《论自然物的热、寒、湿、干性》等十几部著作，不但对回鹘医学、阿拉伯医学等的发展起了重要的作用，而且对后世的伊本·纳森在医学上的深造产生了巨大影响。

伊本·西拿（公元 980～1037）出生在喀喇汗王朝（公元 870～1213）管辖下的中亚布哈拉城（位于乌兹别克斯坦共和国）附近的一个小村庄里。他编著的医学巨著《医典》，对阿拉伯医学、中亚地区的医学产生了巨大影响，也为西方医药学奠定了理论基础，在世界医学史上立下了罕见的卓越的丰碑，同时也推动了哈萨克族医学理论和哈萨克族药学的发展。此外，中亚时期对隶属突厥语系的民族，如乌孜别克族、哈萨克族、维吾尔族、柯尔克孜族等的文化及医学的发展做出过重大贡献的学者很多，其中巴拉萨人尤素甫·哈斯·阿吉甫（1009～1070）编写的长诗《福乐智慧》中阐述了人生、老、病、死等人体内外环境平衡的关系以及治疗的原则、方药等。还有马赫木提·喀什噶尔里（1020～1080）所著的《突厥语大辞典》中记载了大量的药物、处方，对当时的哈萨克族医药学的发展产生过深远的影响。

著名的哈萨克族医学家、圣医乌太波衣达克（1388～卒年不祥）在 15 世纪编写了哈萨克医药学巨著《奇帕格尔利克巴彦》(汉译名《医药志》)，其中药学部分论述的非常详细。书中记载了 728 种植物类药材，318 种动物类药材，62 种矿物类药材，合计 1106 种，并记载有 4577 张处方。书中详细地记载了药物的识别、采集、贮藏的方法，加工炮制及性味、用途和方剂学的内容。把药性归纳为寒、热、温、凉、大热、大寒六性，把药味归纳为甘、辛、酸、苦、咸、平六味并把所有的哈萨克药归属与六元和阴阳之中，并阐述了气候、地域环境、季节、节气、时辰，对药物生长和作用的关系，把药物的性味和脏腑器官联系起来。该书是哈萨克医药学理论之大成。

第二章　哈萨克族药学的基本内容简述

哈萨克族药学的理论基础与方药的运用是以哈萨克族医学中阿勒特突固尔（六元：即天元、地元、明元、暗元、寒元、热元）学说来论述药物的生长环境、性味特征、功能效力等，认为阿勒特突固尔（六元）是万物之源，更是药物的渊源，如在药物生长中土日阿克突固尔（地元）是药物生长的基础；肯斯提克突固尔（天元）是药物生长的空间基础；俄斯得克突固尔（热元）是药物生长的动力，也是药物的热性属性；苏吾克突固尔（寒元）是药物生长的调节源，也是药物的寒性属性；加日克突固尔（明元）是药物形态物征、认识药物性味、采集加工等的基础；哈让格突固尔（暗元）是药物生长的必需条件，是研究药物性味、功能等的基础。阿勒特突固尔（六元）之间的相互协调、相互衔接、相互依存、相互联络、相互转换的五种和谐同步的核心状态，直接或间接的影响着药物的生长环境、性味特性、功能效力等等。

哈萨克族药学的理论中还广泛应用了吾孜叶科—科孜叶克（阳阴）学说，并用之概括了种类繁多、性味各异的哈萨克医药材，把药材的来源、生境分布、药用部位、形态特征、性味功能等均归属于阴阳两大属性进行论述。如：生长于潮湿地带的、球状根、披针叶、蓝色花、紫色花、藤本植物、多年生植物等等属于阴；而生长在干旱地区的、须状根、复状叶、黄色花、红色花、一至三年生植物、乔木植物等等归属于阳温性药、热性和大热性药属于阳药；凉性药，寒性药和大寒性药属于阴药；甜味药，辛味药的归属于阳；酸味药，苦味药，咸味药归属于阴，平味药为中性。医生只有通过全面了解药物的阴阳属性，可以辨证指导临床用药，调整人体阴阳平衡，达到防治疾病，早日康复的目的。

哈萨克族药物学认为，药物的性味特征、功能效力与季节的变迁、气候变化、时辰转换、地域及生长环境联系起来进行考虑，并把药性归纳为寒、热、温、凉、大热、大寒六种药性，把药味归纳为甘、辛、酸、苦、咸、平六种药味，而所有的药均归属与阿勒特突固尔（六元）和吾孜叶科—科孜叶克（阳阴），并把其性味归属于人体的各个脏腑与器官。

哈萨克族药物主要源于自然界中的动物、植物和矿物，大多数从哈萨克民族聚居区域采集，由于长期和中原地区及国外中医地区进行医药的交流，也使用部分从阿拉伯国家进口的药材和中原地区的药材如土茯苓、马钱子、丁香、诃子等。

在用药方面很有讲究，草药多用其植物的根、茎、花、叶、果、皮、植物油和茎叶榨出汁等，根据药用部分的不同，采集季节和方法也不同。动物药一般多用皮、胆、乳、角、血、油、鞭等，一般是选用强壮、膘肥的健康动物，其中马鹿角的采集，要求较高。矿物类药物的采集不限季节，但炮制甚为重要、十分讲究。

哈萨克族药物根据主治功能、用途、疗效可分以下几大类，如止泻药、止吐药、催吐药、发汗药、泻下药、清热解毒药、拔毒疗伤药、扶正驱毒药、补益药、杀虫驱虫药、止咳平喘化痰药、镇静安神药、兴奋提神药等等。由于疾病的病理变化不同，在临床上表现得征候群也甚为复杂，因此在治疗上根据病情需要，选用不同的药物剂型，传统的剂型有煎剂、浸膏、散剂、外擦剂、外用糊剂、熨剂、熏剂、洗剂、药丸剂（大，中，小丸）、栓剂、油膏、浸剂、灸剂、用马乳牛乳等加工等减毒后制成特殊的饮用剂型等 30 余种剂型进行内服或外治，以及对于一些毒副作用大的药物，用牛奶、马奶加工炮制后制成特殊饮用之剂等 20 余种传统剂型。

综上所述，哈萨克族医药学有悠久的发展历史，有完整而独特的理论体系，使用纯天然的植物、动物、矿物类药物，长期以来在使用药材的进程中，认真细致地进行加工炮制，减少毒副作用，为患者提供着安全、有效、方便、经济的哈萨克药物。

有关哈萨克族药物学的详细内容，见乌太波依达克编写的《奇帕格尔利克巴彦》、朱尼斯主编的《哈医小常识》、马合木提主编的《哈医常用药材》以及《哈医处方》（上下册）、王仁主编的《哈萨克药志》等有关哈萨克族药物学著作。

第二篇　阿依合特尔格（ajəqtərʁə，治疗学）

哈萨克族医学在长期生存、生活实践和与疾病作斗争的过程中，总结和积累了预防疾病和治疗疾病的丰富经验与理论知识。哈萨克族医药学理论认为，疾病是由于机体的先天禀赋（温热、寒凉、松软、紧硬、醒动、静眠、吸收、排泄、干燥、稀湿）这十种生理平衡状态，即阴阳平衡状态遭到错综多变的内外因素、各种病因的侵袭之后而破坏、失衡；或者后天赖以生存的并且需要无休止补充的资源（营养物质）的途径遭到阻碍或破坏所导致的。疾病产生之后会引起机体各种各样的、不同程度的痛苦，使人体产生自觉症状与他觉症状影响人体的身心健康。为了杜绝和消除机体所要遭到的侵害，哈萨克族医学很早就开始强调防病重于治病的指导思想，认为预防就是采取有效的方法或养成优良习俗习惯来防止疾病发生的一系列措施；而一旦得病就要及早进行有效的治疗，防治疾病的发展。而治疗效果是通过药物的有效治疗作用、处方的合理运用与医生采取的使患者脱离疾苦的各种各样的方法与措施的相吻合与衔接来体现的，也就是说，通过以上的协调才能对病情较轻的患者达到显效或治愈的目的；而对危重患者来讲即使是能短暂性的减轻疾病对机体产生的疾苦，也要采取相应的措施与方药从而达到使患者在身体上感觉舒适和心理上得到安慰的治疗目的。

医生（或医学）的意愿就是使患者早日康复，而完成这一意愿的唯一途径和必备条件就是药物的有效作用和医生对症有效的治疗方法与措施。医生救治病人，犹如打仗之前一定备全防备措施和武器之后再赴向敌区一样，只有以全面掌握基础理论知识、诊断与鉴别诊断的方法、药物与方剂的性味、功能、效力等核心武器，并且融会贯通才能明确疾病的性质与治疗原则，并采取有效的医技方法与方药，达到治疗疾病的目的。

哈萨克族医学对疾病的防治方法原则主要分：预防性措施、药物疗法、非药物疗法等等，这些治则一直治用至今，并具有十分重要的临床指导意义。

第一章　疾病的预防疗法与原则

哈萨克族医学中的预防，就是采取一定的措施和方法，或者养成一定的良好习俗来防止疾病发生的过程。哈萨克族医学十分重视预防性治疗，并将防重于治的指导思想充分反映在其独特理论体系中，即时刻防止机体温热、寒凉、松软、紧硬、醒动、静眠、吸收、排泄、干燥、稀湿十种生理平衡状态（阴阳平衡状态）的失衡，保持它们之间相互协调、相互配合、相互衔接、相互尊崇、相互转化的五种和谐的同步状态。这是哈萨克族医学中预防疾病的防治原则与措施。这从以下几个方面来体现。

第一节　预防疾病的优良习俗（优良的防病习俗）

自古以来哈萨克族就有每户人家备用侧柏、木香、麻黄、艾叶、薄荷等芳香植物，用它们来薰烟、蒸汁洒屋、浴洗，以达清洁室内空气、消毒灭菌、洁身防病的习俗；饭前便后用流水冲洗手，每日冲洗七窍及二阴，近亲七代不成亲，不能乱淫嫖娼等习俗，一直沿用至今。这些习俗在防病中起着不可忽视的重要作用。

第二节　预防疾病的独特措施与方法

哈萨克族民间医学强调“未病先防、未病先治”的疾病预防措施。如提倡用野蒜捣汁饮用来预防各种传染病，或将蒜瓣串成项链挂在脖颈或压在枕头下以防病虫的侵入。若一旦发现传染源，便立即隔离患者，焚烧或掩埋患者的衣物用具，或迁徙移居，三年禁居疫区，疫区患者居室前系红布以暗示有传染病者远离传染疫区。用板蓝根、一枝蒿、薄荷等煎汁防感冒；黎芦煎汁洗衣灭虱等。同时采取预防传染病的疫苗。哈萨克族圣医乌太波依达克在 1473 年间撰写的医学巨著《奇帕格尔利克巴彦》一书中，即有运用牛痘接种预防天花的记载。

哈萨克族因多数长期生活在西北高山森林之中，地处寒冷地区，四季变化明显，雪大风多。为了适应大自然的变迁，常在饮食和衣物上相应调整。在这样一个特殊的地理、气候环境里，养成了本民族独特的防病的原则和独特疗法。哈萨克族医认为四季的变化与饮食和人体内疾病的产生有密切的关系。这是由于四季的气候、气温不同导致四季的饮食结构、衣物增减以及生存、生活方式也有变化，所以哈萨克族医提倡季节性防病的原则与方法来预防各种疾病的发生及发展。比如哈萨克族医学认为春天随大地苏醒，植物萌芽，水位上涨，万物复苏，人体的体液（血液）也增多、泛溢，并不断地更新、净化体内污血，同时也是宿疾复发以及各种疾病蔓延和传染的季节。因此，提倡在这一季节首先采取各种各样的防病措施，防止疫病的传染与蔓延，以及宿疾的复发。同时，对于春天有些血液易于外溢和血性趋于热型的人来讲，此季可能会引起发疯、发狂之疾，因此哈萨克族医学建议此时经过针刺脉、刺络拔罐等方法来放血，驱逐血液中的污秽、余毒，调整机体体液，防止疾病的发生；否则血液会外溢，影响机体的阳阴以及生理平衡。并用春天的初乳及熏肉类来及时补充体液。春天同时是潮湿、寒凉之季，也是机体胡瓦特（抵抗力）下降体寒偏盛之时，故禁用吐、泻之法及寒湿之药，以防伤正气。

夏天属炎热、暑热之季，是植物繁盛，万物畅发之时，此时人体虽然随汗出而感舒畅，腠理疏松趋于丰满，但体液不十分成熟充实，因此夏季禁用吐、泻之法，防止脱水的产生。夏天一旦得病，便立即配用滋阴、止吐、止泻、驱毒、退热类药物。

秋天属风、热、早晚凉爽之季，对于各种因湿邪、热邪所引起的疾病患者来讲，有减轻和治愈疾苦的作用，骑马更适宜。此时人体血液随水谷、水果的成熟而成熟旺盛，也是人体收藏、丰满壮实之时，故用吐、泻之法，驱赶排泄积食与多余胆汁（过多的胃酸），清理肠胃，保持机体正常的平衡状态。并提倡多吃水果，以防血液趋于干燥，及时稀释体液，催促血液循环，调节血液的正常浓度。

冬天属严寒、凛冽之季，因此人们为了防寒壮阳，此季多食新鲜羊肉、牛肉、马肉及熏肉、酸奶等散寒补阳，强身补健的食物，因此，管脉中血液的沉渣物逐渐堆积，浓度变得黏稠。此时提倡多用泻下之药及饮食，驱除体内沉积之物，稀释血液，改善血液循环与黏度。

总之春季净污血，夏季防脱水，秋季驱余胆，冬季泻沉渣是哈萨克族医学中预治疾病的总则。也就是说，人体要随四季气候的变化采取相应的合理饮食与防治措施，

春天和秋天气候善行多变，病邪易于侵袭，病虫易于传播，故疾病极易流行，应仔细观察和预测气候变化，及时添减衣物，预防寒、风、湿邪及病虫的侵袭。冬天当寒气凛冽、暴风雪时，轻者造成一时的疾苦或残疾（如：冻伤、骨折等），重者死亡，更应慎防。

同时民间还有“健康是人类最大的财富”，“除骨折以外的病皆传染”，“眼病忌手、腹病忌口”，“疥疮自手传染、头病自帽传染”，“有青蒿则生命存”，“忧愁伤脑”，“卫生是健康的前提”，“良药虽苦利于病”，“卫生是健康的基础，健康是财富的根源”等谚语，证明了自古以来哈萨克族就懂得防病、治病、消除致病源，明确疾病的危害及传染途径以及良好的饮食管理、生活起居规律等习惯。

第二章　疾病的治疗方法与原则

哈萨克族医学中治疗学的内容，其一是首先以哈萨克族医的二诊七法即江斯尔格、曼斯尔格作为确诊的首要条件，从而达到正确诊断疾病至以及痊愈的目的；其二是要求熟知药物的药性、药味、作用机理、六元所属以及在治疗疾病的过程中所发挥的疗效、用法、用量以达到治愈疾病的目的；其三是在治疗过程中遇疗效不佳之时，要通过所熟练掌握的基础理论、诊断与鉴别诊断的方法以及药物学方面的知识，找出其中的原因所在，对疾病的病因、致病条件和诱因等重新辨证施治。也就是说，哈萨克族医学中的治疗是指在消除患者疾苦时以药物的有效作用（使疾病痊愈的药力）、治疗的各种方法与技巧、方药的作用机理等综合起来达到使轻度疾病患者从疾痛中解脱并直至痊愈，而危重疾病患者得到身体暂时性的舒适和心理安慰的目的。

哈萨克医在“斯尔哈特色别普克尔列日”（病因及致病条件）学说中将导致人体产生疾病的原因和致病的条件归为十二大类，即：（1）热阿依（气候）性病因；（2）阿勒玛斯木（转化、轮回、循环）性病因；（3）木聂孜胡勒克（性格、个性）性诱因；（4）苏勒（体液）性病因；（5）胡瓦特（气、功能、能量）性病因；（6）俄斯特克特克（热）性病因；（7）苏吾克特克（寒）性病因；（8）吾什克特克（情志内伤）性病因；（9）加孜木得克（意外创伤）性病因；（10）喀哈尔勒（传染性）性病因；（11）扎哈尔勒（毒物所伤）性病因；（12）喀哈尔斯孜（无传染性）性病因等十二大类，并明确提出，所有致病的病因根源均可归属于风、寒、湿、热的四种属性。

哈萨克族医学在“热阿依（气候）学说”中详细讲述了风、寒、湿、热的属性特征，并说明了自然界（六元）中气候变化的属性特征对人体的影响，而且也说明人类的属性特征的最终归属也是来源于自然界中的六元，因此整体及每个脏腑与器官也自然地有与其对应的风、寒、湿、热的属性与特征。同时认为，人类产生疾病的主要病因来源于十二大病因当中的热阿依（即气候），而一年四季当中的气候变化过程中的这四大突显性气候（主气）与其他八种气候混掺成为病因、致病条件或诱因侵犯机体时，表现为以风、寒、湿、热各自属性特征为主的或参合其他气候特征的自觉症状与体征。并且形成了哈萨克族医治疗学中的十二大疾病类型的疾病群、十二种胡瓦特（气、功能、能量）的表现形式、十二大治疗原则即十二大类的辨证论治的方法等。其简述如下：

1. 哈克帕吾勒（qaqpawəl，意外创伤）　由于意外创伤性病因所导致的外伤性骨折、关节脱臼、软组织损伤、肌肉（筋）腐烂等一系列疾病群，哈萨克族医学称之为哈克帕吾勒。这些患者的整体胡瓦特（气、功能、能量）的状态处于犹如用手指试探性的轻轻一弹而过似的，损耗不明显，仍处于旺盛状态，只是对局部造成暂时性的破坏，因此哈萨克医称之为“且尔特别勒”（是轻轻一弹之意）。这类疾患的治疗原则及方法是“特尔列涂吾”。（发汗），这种疗法包括双重含义，一是患者在诊治过程中因疼痛剧烈难忍而出的汗；二是用药物、食疗以及包裹等发汗的方法进行治疗。也就是说，病发后首先是及时的正骨复位固定，再经过发汗使损伤部位不被风、寒之邪所侵袭和滞留于患处，并可防止黄水留积，而使外伤早日康复，不留残疾。

2. 沃尔纳吾勒（ornawəl，痼疾）　不管是以上的意外创伤性病因还是千变万化的复杂病因所致的错综复杂的疑难杂症，因误治或者疾病病程延长，不能痊愈而滞留于全身或某个部位成为痼疾。哈萨克族医学称此类病所产生的一系列症状为“沃尔纳吾勒”（是长久滞留的痼疾之意）。由于此类疾病患者的胡瓦特（气、功能、能量）的损耗状况因以上原因处于长久的、习惯性的、虚弱的衰退状态，这时由于正气逐衰、水谷之气虚弱不化导致胡瓦特（气、功能、能量）发生复杂的变化所致，因此哈萨克族医学称这种胡瓦特为“伊利格什别勒”（长久虚弱）。这类疾患的治疗原则及方法为“且西木”（解开结节），即找到致病的主要原因和诱因的关键所在，解开结节，对准目标进行治疗之意。如由于外感风寒之邪（上感）未能及时治疗而病情加重，逐渐累及肺系（气管、支气管、肺），使得久病缠绵，逐年反复，患者的胡瓦特（气、功能、能量）日逐衰弱，使得咳嗽、恶寒、不思饮食等症加重，水谷之气虚弱不化，体虚易病。治疗以补气养身、祛邪散结为主，药用阿魏、马钱子、阿尔泰瑞香、贝母、白胡椒、蛇胆、青鸽胆、羊胆等，配合食疗，如羊肉汤、马奶等。

3. 哈尔玛吾勒（qarmawəl，疼痛性疾病）　虽然导致疾病的病因的来源不同，但多数是由于风寒等病邪与病虫聚集侵犯机体，束滞于整体或某个脏器，也就是整体或某个脏器被风寒之邪与病虫（致病源）相互结聚束滞后所产生的一系列综合性的复杂的刺痛表现。哈萨克族医学将此类疾病群称为“哈尔玛吾勒”。例如：风寒之邪与病虫（致病源）相互结聚束滞于胸部，并滞留于肺系（肺痈、肺痨等）之后所产生的胸部刺痛的自觉症状。机体的胡瓦特（正气、抵抗力）与病因的侵袭力（邪气）针锋相对为致病的病因侵入创造条件或起辅助作用，这一过程犹如两个勇士的激烈交锋，各不认输，在交锋中以保护自己为前提并寻找对方的薄弱环节进行袭击一样，只要袭入就会是患者产生刺痛。此时机体的胡瓦特（气、功能、能量）状况处于欲将把束滞的邪气刺入后钩出体外的比较偏盛状态，哈萨克族医称这种状态称为“善什玛勒”（刺进钩出）。这类疾患的治疗原则及方法是“朱勒木”，（是拔出来之意），是指拔除束滞机体的风寒之邪，使机体恢复常态。也就是说，治疗的原则以驱除病邪、发散风寒为主。治疗主要用药浴、裹兽皮疗法、砂疗、外敷驱除风寒之药等外治法：内服马钱子、当归、苦艾等发散风寒之药，配以食疗如肉汤、热牛奶等。

4. 俄斯哈吾勒（əsqawəl，热性疾病）　哈萨克族医学将由于各种病因、致病条件和诱因袭击人体之后，使机体正常恒热升高，引起机体的炽热偏胜的一系列的烧损性的疾病群称为“俄斯哈吾勒”。这时机体的胡瓦特（气、功能、能量）因灼热而处于干燥或耗竭的状态，哈医称为“拉普勒”或“硕合塔玛勒”（是火炭、火热之意）。机体灼热，体温持续升高的时间越长，使元气耗竭的越快，松散（衰弱）的越明显。这也是机体元气以热来灼杀邪气的另一方面。其治疗原则及方法为“苏俄特木”或“苏俄特合”（冷却、降温），是指对机体由于因各种热性疾病所引起的升高的体温进行降温，使热平复正常，即退热补阴为主的治疗方法。药物方面，应用如薄荷、硇砂、土木香、神香草、牛至等寒凉属性的药物进行治疗。

5. 萨尔拉吾勒（sarlawəl，各种慢性消耗性病）　是指自身处于天赋虚弱，或消化功能低下，或发育不良之体，加之忽视各种病因、致病条件和诱因对机体的袭击，对病邪所产生的疾病的初步感觉与症状不加以重视，或者即使感觉到疾病产生的自觉症状，因没有引起太大的痛苦而迁延失治，邪气久羁，由此而产生的一系列消耗性的疾病群，称之为“萨尔拉吾勒”。这时由于机体胡瓦特（气、功能、能量）逐渐耗伤，故处于衰减、无力状态，哈萨克族医称这种胡瓦特的状态为“江萨尔勒”（元气逐渐耗伤而衰减、无力）。

萨尔拉吾勒一般在以下四种原因引起的慢性或消耗性之疾中多见：（1）因长期后天饮食缺乏，或因机体参与消化吸收的脏器因病而功能障碍所致的整体胡瓦特（气、功能、能量）的耗伤，哈萨克族医称这种状态为营养不良或营养不足性萨尔拉吾勒。其治疗原则及方法是以补充营养来补气为主；（2）因天赋的或各种原因引起的造血功能受阻致血液不足，哈萨克族医称这种状态为血液不足性萨尔拉吾勒。其治疗原则及方法是以补血为主；（3）因肺痨病没能及时治疗所致的以咳嗽为主，并使机体胡瓦特（气、功能、能量）逐渐耗伤的疾病状态，哈萨克族医称这种状态为咳嗽性萨尔拉吾勒。其治疗原则及方法是以补气壮阳止咳为主；（4）因胃系、肠系功能失衡不能化生后天水谷精微，饮食摄入途径被部分受阻，致营养得不到及时补充，胡瓦特（气、功能、能量）逐渐耗伤、衰减，即由盛趋于衰的的症候群，哈萨克族医称这种状态为吸收受阻性萨尔拉吾勒。这四种状态总的治疗原则及方法是“托尔列提木”（多样、多种），指运用增强元气、补血壮体等多种补益性的方法进行治疗，包括补充营养、补充血液、提高食欲增强营养、补气壮阳等。

如患者自觉头晕、精神疲乏、面色不华、形体消瘦，其实此时机体胡瓦特（气、功能、能量）已有衰弱之象，久而久之，导致正气耗伤松散，再加之后天滋生给养得不到吸收，耗血伤阴，形成血虚（贫血）之疾。治疗以疏通水谷之道，加强营养为主，在加强食疗如肉汤、羊奶、驼奶、奶制品的同时，配以鹿血、枸杞、黄芪、当归等补气养血的药物治疗等等。

6. 帕尔拉吾勒（parlawəl，湿热性疾病）　温热型血质之体与外界的寒热之邪相合交争，产生两极分离，机体之热与疾病之热不能相合，一个浮于外表，一个遏阻于内（下沉于内），而寒邪在两热之间蒸腾，因此产生想象外蒸的疾病群，哈萨克族医总称为“帕尔拉吾勒”（蒸发于外）。这类疾病一般出现前额痛、双目红赤、眼底牵扯痛等一系列两邪相争的症状。由于热与热的相合只是处于暂时的状态，机体胡瓦特（气、功能、能量）处于一过性的输送和转移性损伤状态，而没有明显的衰弱之象，因此称之为“沃特克孜格勒”（快运、暂时的、一过性）。其治疗原则及方法为“哈依尔格”（分离之意），是指祛除致病源，使两热分离，极速恢复机体常态，即清热或退热疗法。一般采用放血疗法配合补液疗法（补充放出的污血），如多食水果、马奶、牛奶、茶、小麦粥等，并加以熊胆、茵陈等凉血药物。

7. 斯孜达吾勒（səzdawəl，肿胀性疾病） 由于各种病因袭击机体，在体内产生病理性空间并定居于某个脏器之后引起隆起、肿胀、化脓等病变，并使患者产生胀痛等一系列难以忍受的自觉症状的疾病群，哈萨克族医称之为斯孜达吾勒（是胀、满之意）。也就是说，人体发生的疮、疡、痈性病变，表现为隆起、胀痛、化脓等自觉与他觉症状。虽然病变部位在某一处，但通过脏器之间相互衔接与联络关系，所以在别处也有相应的症状。此时因机体胡瓦特（气、功能、能量）的抵抗力处于游走迁移不定状态，故称为“阔什别勒”（游走迁移不定）。其治疗原则及方法为“塔日阿特克”（消散、散开），是指消肿散结、止痛祛湿等治疗方法。初起内服托脓排毒药配以外敷发酵面团、小麦泥、五灵脂、水银、大黄等药物，脓成即切开、拔罐引毒外出。

8. 木孜达吾勒（muzdawəl，寒冷、冰冷） 由于胃系发生疾患出现呕吐、肠系发生疾患出现腹泻或便秘，引起机体胡瓦特（气、功能、能量）及水谷之气来源受阻，使机体恒热（机体的机能活动）得不到及时的补充而偏低并出现畏寒、四肢不温等一系列寒冷之象的疾病群，哈萨克族医总称为木孜达吾勒（寒冷、冰冷）。此时机体的胡瓦特（气、功能、能量）由于没有完全被损耗，但体液流失过多，胡瓦特得不到及时的补充，无法完成温煦机体的功能，故称之为“杰特别勒”（不足、达不到）。治疗原则及方法为“支勒特克”（温补），是指消除病因（致病源），达到提高机体之热，治愈疾患为目的加强营养、补充体液等治疗方法。如用一枝蒿、艾叶、丁香、没食子、獾肉、獾肠等药物，配以药浴、裹兽皮疗法、外贴敷动物内脏等方法进行治疗，食疗配合雄羊肉汤、马肉汤等。

9. 吾孜叶克（øzek，阳、热、燥） 是由于各种病因，特别是库尔特（痨虫）在机体的口腔系、肺系、肠系、淋巴腺系等脏器中寻找侵入途径，产生病理性空间并滞留，虽然不引起患者的特别难忍的自觉症状，但由于病程较长使机体的恒热失衡处于持续偏高的疾病群，哈萨克族医称之为吾孜叶克（阳、热、燥）。主要是因患者体热处于持续的偏高状态，使机体产生一系列的干燥性症候群，如有些患者表现为久咳、面色黑红、体瘦；有些则面色苍白、晨不起床、食欲不振而到午后双颧潮红、饮食稍进、但乏力赖惰。此类患者一般春天卧床不起或多病，夏天病情稍减，秋天、冬天病趋自愈状态，由于机体的胡瓦特（气、功能、能量）因热盛而处于长期的、不同程度的、慢性消耗损伤状态，加之食欲减退、饮食减少，故称为“克普别勒”（偏干、偏燥、阳盛）。治疗原则及方法为“托依塔尔格”（回绝、抑制、拒绝），是指为了避免病情逐步加重而采用退热、补液、滋阴的治疗方法，提高抗病能力。哈萨克族医药民间多用羊尾油调配朱砂等药来内服，配以羊肉汤、马奶等，并用牛奶浸泡马前子发酵后饮用、面精发酵后食用等等的治疗方法。

10. 科孜叶克（kezek，阴、重、湿） 由于寒凉之邪袭击机体，使机体所需的体液受阻，在体内产生病理性空间，体液的代谢与循环途径被破坏和受阻，导致体液失衡、内停、潴留，并滞留于全身或某个脏器之后，引起病变并使患者产生一系列难以忍受的浮肿、肿胀等自觉症状的疾病群，哈萨克族医称之为科孜叶克（是阴、重、湿之意）。由于此时机体的胡瓦特（气、功能、能量）犹如人体被溺死之后沉到水底一样，脏器之间的衔接与协调受阻，脏腑之气不能相互沟通、衔接而独自遏阴于内的损耗状态，称为“硕克别勒”（沉淀、溺亡）。其治疗原则与方法为“哈依塔尔格”（退散、打消），是指调整机体与脏器的液体代谢、消散潴留之液、恢复脏器之间的衔接与协调，即祛寒温肾、利水通络的治疗方法。如当寒邪逐渐侵入机体，与其他病邪或致病条件相遇，若得不到及时治疗或误治而使病邪留滞于肾系，患者逐渐出现浮肿，少尿，食欲减退，乏力等胡瓦特（阳气）衰弱之象时，治疗原则因采取祛寒温肾、利水通络、扶正驱邪等治疗方法。民间常用玉米须、芦苇等药物进行治疗，并配合大麦粥、马肉汤等食疗方法。

11. 俄斯特克得克（əstəqtəq，热性属性） 包括几种含义：一是泛指所有热性病因导致的热性疾病表现；二是人类维持生命的胡瓦特（气、功能、能量）的动力（机体恒热）以及致病条件及诱因的辅助力；三也是所有热性药物的总称，是寒性药物的对立面。当热邪成为病因侵袭人体时，患者的胡瓦特（气、功能、能量）因津亏液涸而处于干涸耗伤状态，称之为“坦得尔勒”（干燥、枯涸）。其治疗原则及方法为“索利叠提克”，或“苏俄特木”（冷却、补液），是指纠正和补充体液过于耗亏的状态，是滋阴补液的治疗方法。

如暑热之邪（热邪、阳邪）侵犯人体，可使机体汗出过多、大汗淋漓、恶心呕吐、腹泻，甚则晕倒，使机体胡瓦特（气、功能、能量）松散，津亏液涸。此时应立即冷却降温、补液滋阴，使之恢复常态。哈萨克族医常民间常用寒性药物，如薄荷、神香草、硇砂、牛至等，配以大麦粥、马奶、酸奶等饮食疗法进行治疗。

12. 苏吾克得克（swəqtəq，寒性属性之意） 包括几种含义：一是泛指所有寒性病因滞留于体内所致的寒性疾病表现；二是它在人类生存当中起耗伤机体胡瓦特（元气、生命动力）的作用。也就是说，是胡瓦特（气、功能、能量）的对敌，它的过盛使胡瓦特（元气、正气）失衡而产生疾病，甚至死亡（哈萨克医认为死亡是由于机体寒盛达极的结果），同时也为导致疾病的病因、诱因及传播途径创造条件；三是所有寒性药物的总称，是热性药物属性的对立面。当寒邪侵袭人体时机体的胡瓦特（气、功能、能量）由于处于徘徊的、不明事理的、混乱的、快速的、明显的减弱损伤状态，故称之为“曼得尔勒”（较快、明显）。其治疗原则及方法为“布特日阿特克”（化解），是指对机体内束滞的寒邪进行的温化寒邪、散寒补阳的治疗方法。如机体受寒邪侵袭而致咳嗽、痰白、全身骨节酸楚、恶寒、苔白等症状，如一般是侵袭了患者的肺系，若不及时治疗，易损伤元气及肺系之气。哈萨克族医多用热性药物配食疗，如羊肉汤、牛肉汤、热牛奶等进行治疗。

列表示意如下：

	名称	病因及疾病群	机体胡瓦特（气、功能、能量）状态	治则与方法
1	哈克帕吾勒（创伤性疾病）	由于意外创伤性病因所导致的外伤性骨折、关节脱臼、软组织损伤、肌肉（筋）腐烂等的一系列症候群。	“且尔特别勒”（轻轻一弹），是指机体的胡瓦特（气、功能、能量）的状态处于犹如用手指轻轻弹了一下似的，损耗不明显，仍处于旺盛状态。	“特尔列涂吾”（发汗），是指发汗驱邪疗法。
2	沃尔纳吾勒（痼疾）	不管是意外创伤性病因还是千变万化的复杂病因因误治或者疾病病程延长，不能痊愈而滞留于全身或某个部位成为痼疾，并表现出的一系列错综复杂的疑难杂症的症状。	“伊利格什别勒”（长久虚弱），是指机体的胡瓦特（气、功能、能量）的损耗状况因以上原因处于习惯性的、长久的、虚弱的衰退状态。	“且西木”（解开结节），是指找到致病的主要原因和诱因的关键所在，解开结节，对准目标进行补气养身、祛邪散结为主的治疗方法。
3	哈尔玛吾勒（疼痛性疾病）	多数由于风寒等病邪与病虫聚集侵犯机体，束滞于整体或某个脏器，也就是整体或某个脏器被风寒之邪与病虫（致病源）相互结聚束滞后所产生的一系列综合性的复杂的刺痛表现。	“善什玛勒”（刺进钩出），是指机体的胡瓦特（气、功能、能量）状况处于欲将把束滞的邪气刺入后钩出体外的比较偏盛状态。	“朱勒木”（拔出来），是指拔除束滞机体的风寒之邪，使机体恢复常态。即驱逐病邪、发散风寒为主的治疗方法。
4	俄斯特克特克（热性疾病）	由于各种病因、致病条件和诱因袭击人体之后，使机体正常恒热升高，引起一系列的机体的炽热偏胜的烧损性的症状。	“拉普勒”或“硕合塔玛勒”（火炭、火热），是指机体胡瓦特（气、功能、能量）因灼热而处于干燥或耗竭的状态。	“苏俄特木”（是冷却、降温）是对机体由于因各种热性疾病所引起的升高的体温进行降温，使热平复正常，即退热补阴为主的治疗方法。
5	萨尔拉吾勒（慢性消耗性疾病）	由于天赋虚弱或各种病因、致病条件和诱因袭击人体之后迁延失治，邪气久羁，并产生一系列的消耗性症状。	“江萨尔勒”（衰减、无力），是指机体胡瓦特（气、功能、能量）逐渐趋于耗伤、衰减状态。	“托尔列提木”（是多样、换样），是指运用增强元气、补血壮体等多种补益性的治疗方法进行治疗。
6	帕尔拉吾勒（湿热性疾病）	温热型血质之体与外界的寒热之邪相合交争，产生两极分离，机体素热与疾病之热不能相合，一个浮于外表，一个遏阻于内（下沉于内），而寒邪在两热之间蒸腾；因此产生热象外蒸的症候群，出现双目红赤、眼底牵扯痛、前额痛等一系列两邪相争的症状。	“沃特克孜格勒”（快运、一过性），是指机体胡瓦特（气、功能、能量）状态是处于一过性的损伤而已，没有明显的衰弱之象。	“哈依尔格”（分离），是指祛除致病源、使两热分离、机体常态极易恢复，即清热或退热疗法。
7	斯孜达吾勒（肿胀性疾病）	由于各种病因袭击机体，在体内产生病理性空间并滞留于某个脏器之后引起隆起、肿胀、化脓等病变并使患者产生胀痛等一系列难以忍受的自觉症状的疾患。	“阔什别勒”（迁移不定），是指机体胡瓦特（气、功能、能量）的抵抗力处于游走迁移不定状态。	“塔日阿特克”（消散、散开），是指消肿散结、止痛祛湿等治疗方法。

8	木孜达吾勒（寒冷性疾病）	由于胃系发生疾患出现呕吐，肠系发生疾患出现腹泻或便秘，引起机体胡瓦特（气、功能、能量）及水谷之气来源受阻，使机体恒热（机体的机能活动）得不到及时补充而偏低，并出现畏寒、四肢不温等一系列寒冷之象。	“杰特别勒”（不足、达不到）是指机体的胡瓦特（气、功能、能量）没有完全被损耗，但由于体液流失过多，胡瓦特得不到及时补充，无法完成温煦的功能状态。	“支勒特克”（温补），是指消除病因（致病源），达到提高机体之热，治愈疾患为目的加强营养、补充体液等治疗方法。
9	吾孜叶克（阳性或热性疾病）	是由于各种病因，特别是库尔特（痨虫）在机体的口腔系、肺系、肠系、淋巴腺系等脏器中寻找侵入途径，产生病理性空间并滞留，虽然不引起患者的特别难忍的自觉症状，但由于病程较长使机体的恒热失衡处于持续偏高的疾患。	“克普别勒”（偏燥、枯瘪、阳盛），是指机体的胡瓦特（气、功能、能量）因热盛而处于不同程度的损伤状态。	“托依塔尔格”（回绝、抑制、拒绝），是指为了避免病情逐步加重而采用退热、补液、滋阴的治疗方法，提高抗病能力。
10	科孜叶克（阴性、湿性疾病）	由于寒凉之邪袭击机体，使机体所需的体液受阻，在体内产生病理性空间，使机体体液代谢、循环的途径被破坏和受阻，导致体液失衡、内停、潴留。并滞留于全身或某个脏器之后引起病变并使患者产生一系列难以忍受的浮肿、肿胀等自觉症状的疾患。	“硕克别勒”（沉淀、溺亡），是指机体的胡瓦特（气、功能、能量）的损耗犹如人体被溺死之后沉到水底一样，脏器之间的衔接与协调受阻、脏腑之气不能相互沟通、衔接而独自遏阴于内的状态。	“哈依塔尔格”（退散、打消），是指调整机体与脏器的液体代谢、消散潴留之液、恢复脏器之间的衔接与协调，即祛寒温肾、利水通络的治疗方法。
11	俄斯特克得克（热性疾病群）	包括几种含义一是乏指所有热性病因导致的热性疾病的性质表现；二是人类维持生命的胡瓦特（气、功能、能量）的动力、支柱，也是致病条件及诱因的辅助力；三也是所有热性药物的总称，是寒性药物的对立面。	“坦得尔勒”（偏热、干燥）。是指机体的胡瓦特（气、功能、能量）因津亏液涸处于干涸耗伤状态。	“索利叠提克”（冷却、补液），是指纠正体液的过于耗亏的滋阴补液的治疗方法。
12	苏吾克得克（寒性疾病群）	包括几种含义一是泛指所有寒性病因导致的寒性疾病的性质表现；二是它在人类生存当中起耗伤机体胡瓦特（元气、生命动力）的作用，是胡瓦特（气、功能、能量）的对敌，它的过盛使胡瓦特（元气、正气）失衡而产生疾病，甚至死亡（哈萨克医认为死亡是由于机体寒盛达极的结果），同时也为导致疾病的病因、诱因及传播途径创造条件；三是所有寒性药物的总称，是热性药物属性的对立面。	“曼得尔勒”（较快、明显），是指机体的胡瓦特（气、功能、能量）因寒盛而处于快速的、明显的减弱状态。	“布特日阿特克”（化解），是指对机体内束滞的寒邪进行的温化寒邪、散寒补阳的治疗方法。

第三章　疾病的药物疗法

1. 内治法

哈萨克族医学在对疾病经过辨证作出正确的诊断与鉴别诊断之后，进行立法，确定治疗原则，并选用对症的内服药物进行治疗。如：哈药不论是单方还是复方，一般都通过煎煮后服用，药物的选择根据疾病的不同而不同。其具体的治疗内容和药物的选择参见哈医内科学、哈医外科学、哈医妇科学等临床学科。至于哈萨克药物的归类、药性、药味、和具体使用的详细内容，可参见乌太波依达克编写的《奇帕格尔利克巴彦》；朱尼斯主编的《哈医小常识》；马合木提主编的《哈医常用药材》以及《哈医处方》上下册；王仁主编的《哈萨克药志》；毛里夏里甫主编的《哈萨克民间疗法》；饶先乔尔曼主编的《哈萨克民间处方》等已正式出版的有关哈萨克族医药的书籍。

2. 外治法

哈萨克族医学认为外治法主要以止痛、消肿、消炎、促进局部血液循环等作用达到治疗疾病的目的，并且具有针对性强的特点。在方药的运用上，有其独特的使用方法，如用马奶烧糊阴干与大黄末混匀治大面积烫伤，雪鸡肉阴干研末、兔毛烧炭研末等方法来治烫伤；在治疗疥疮感染时用山羊肉加土木香煎煮，食肉，用肉汤泡湿毡子，再用毡子热裹患者周身的特殊疗法等。同时，对跌打损伤、局部炎性肿胀、痈疮、湿疹、骨折、骨痨等疾患外治的疗效显著。

在对多种疾病的治疗，运用内治法的同时配合外治法（特别是配合药浴疗法），疾病康复的快，如风湿、类风湿性关节炎、坐骨神经痛、高血压、高脂血症等。哈萨克民间千百年以来非常普及和流行的药浴疗法，是哈萨克族医所称的“布劳”的治疗方法之一。药浴疗法是通过对疾病的性质、病情进行分析之后，根据辨证施药的方法，选用对症的药物，煎出药汁，使病人在药液中熏蒸或浸泡 45～50 分钟。一般以 7 天、14 天、21 天为一疗程。

哈萨克族医学中外治法在临床各科中的具体使用原则与方法，详见各学科的具体内容。

第四章　疾病的非药物治疗法

第一节　饮食疗法

哈萨克族医认为，饮食疗法是帮助患者用饮食来调节和纠正机体的温热、寒凉、松软、紧硬、醒动、静眠、吸收、排泄、干燥、稀湿十种生理平衡状态（阴阳状态）的失衡趋势的方法。食物是人类赖以生存的源泉，自古民间就有药食同源之说，并十分注重随季节的变迁及时调理饮食的摄入，以达到增强体质和提高抗病能力的目的，认为有时可通过饮食疗法将整体的或局部脏器的失衡状态恢复到天赋常态。

哈萨克族从自己的饮食习惯中了解和掌握了具有药用价值的多种食物，如：

1. 奶和奶制品　奶有牛奶、马奶、骆驼奶、山羊奶、绵羊奶之分。骆驼奶性微热，其他奶类性平。奶类具有滋补、安神、养阴、解毒之功效，对口渴、饥饿、眩晕、肺痨等症均有一定的疗效；可用于患病后身体虚弱的恢复；可解除硫酸铜、汞及其他毒物造成的中毒之症等。

驼奶加入适量马钱子一同发酵后饮用可以强阳壮体，并对食道炎、手术后的恢复及减少化疗副作用等疾病大有裨益。

酸奶　以上的奶类经过发酵制成的酸奶，其营养价值极高，具有镇静安神之功，可治失眠多梦、腹泻，并有稀释血液、改善血液循环、降低血压和血黏度的功效。

发酵的马奶子（和木孜）其性平和，长期饮用可补气强身、滋补阴血，还可防止衰老，延年益寿，改善贫血，治疗肺痨虚损等疾患。在发酵时加入适量马钱子、丁香，则疗效更佳。马奶发酵后的沉淀物有催吐、泻下作用，常用于食积和实证。酸奶疙瘩有止泻作用，可用于腹泻之症。便秘时可食用红甜奶酪，并饮用其水。

2. 肉类　主要以绵羊肉、山羊肉、牛肉、马肉为主。羊肉和马肉性热，是大补之品，有多种食用方法，羊肉补中益气、暖胃补脾、祛风寒，产妇食之可治产后诸虚。马肉强身健体、活血通络，治疗寒性痹症、痿症、高血压、高黏血症等等。

3. 哈萨克族以奶酪、炒面、小米粉、羊油、砂糖等七种食物混合制成“吉尼提”，是营养价值极其丰富的食品，具有滋补强身、壮体充饥之效。

总之为了避免难以预测后果的发生，医生应让患者了解各种饮食的性味特征、属性和药用价值，并提醒患者注意对饮食量的摄入，根据病情应适当的增加和减少摄入量，这也是防止疾病发生的核心问题所在。

第二节 安慰或心理疗法（帮助患者从心理上调节）

是医生对患者的病情经过耐心细致的听取、了解并进行安慰之后，使患者消除因疾病而产生的愤怒或担忧之心，并使之产生轻松愉快、提神感觉的疗法。也就是说，医生应不用药物而是用自己的智慧和能力进行交谈，使其转移对疾病的注意力，使机体产生舒适的感觉，从而使患者减轻对所患疾病的担忧，疾病可早日得到康复。

第三节 按摩与推拿疗法

哈萨克族医学把按摩疗法比喻成医生十指中的一指，其他九指是指：①诊断与鉴别诊断学；②外科学；③内科学；④产科学；⑤妇科学；⑥传染病学；⑦药物学；⑧儿科学；⑨方剂学。按摩推拿疗法在《奇帕格尔利克巴彦》一书中有 10 多种分类，30 多种手法，并可治疗 100 多种病的记载。按摩疗法是指医生通过医技按摩痛疼部位来达到或暂时缓解或减轻或治愈患者不适的痛疼症状，使患者机体处于舒适感状态（康复）的治疗手法。由此可见按摩疗法是其它疗法无法取代的，也是不可缺少的治疗方法之一。

因为按摩疗法以患者感觉舒适减轻疼痛症状而被关注、重视和信赖，因此哈医要求医生一定要熟悉和了解产生疾病的病因和疼痛的具体位置，不能凭空想象的去按摩。医生一定要寻找整个机体中需要治疗的、固定的病变部位，或者说在机体的某个固定病变部位，寻得具体的治疗位置再进行按摩，否则达不到治疗的目地。其治疗的适应症很多，如各种喜按的疼痛、腰肌劳损等。其具体的治疗类型、方法（手法）以及适应症，见哈医按摩疗法。

第四节 挑割疗法

哈萨克族医运用挑治与割治疗法治疗各类实症、热症。如：俄勒蔑（羊毛疔）病与切提别（小儿呼吸道和消化道综合征）病，哈萨克医多选用挑治或割治疗法。具体内容详见有关的哈医治疗学。

第五节 放血疗法

是哈萨克医治疗学中颇具特色的治疗技巧之一。若能对症施行，有较好的疗效。因此在施治过程中必须严格掌握适应症、禁忌证、放血时机、部位及放血量等等。

放血疗法适应证一般为黏稠型血质之人（如高血压、高黏血症等）；黄水病（局部血液循环障碍之疾）；癫狂症（精神分裂症）；疮疡症；不明原因的疼痛等多种疾患。

放血方法分动脉放血、静脉放血及拔罐放血等。

放血部位一般是在痛点、额头、舌下、背部、鼻尖等处的大小动静脉进行针刺放血。

放血时机：哈萨克医主张放血的最佳时机为春季，若在别的季节发病，则与患者出生的时间与病情相结合，并选在每周二或五放血为最佳。

哈医民间放血时选用特制的放血器具——汗达吾尔，在病变或特定的部位进行放血，从而达到祛瘀生新、活血化瘀、通络止痛的功效。

注意事项：放血量的多少，要根据患者体质（正气盛衰）状况或病情而定，放血后一般选用对症的哈药配方及羊肉汤等进行补养，以补充血容量。

第六节　手法正骨

哈萨克族过去一直是在穹庐下、马背上的游牧民族，依水草而居，常年劳作搬迁在高山草原之中，摔伤、骨折、脱臼是常见病，因而产生了专门治疗这一类病的医生（民间称之为沃塔什）。他们通过给人和牲畜整复骨折和脱臼，积累了丰富的经验和手法，并代代相传，现有祖传几十代的沃塔什医。他们选用各种复位手法把骨折牵拉复位后，采用夹板、压垫、缠带固定的方法，治愈骨伤病人。

另外至今民间仍在沿用着用马油和其他药物配制成油膏涂在陈旧性骨折或脱臼的畸形愈合处，使其软化、脱离之后重新复位固定，直至治愈的独特疗法。

第七节　布劳（bwlaw，是药浴、蒸熏等各种温疗或蒸疗方法的总称）

布劳（温疗）是哈萨克族民族在长期与疾病斗争的实践过程中总结并使用的、方便的（可就地取材）、经济的、对疾病有一定疗效的、并且非常普及和流行的采用温、蒸、熏等温疗方法治疗疾病的外用疗法。这种治疗方法对少数民族地区常见的风湿、类风湿性关节炎、高血压、部分皮肤病等均有显著的疗效。它是通过温热的方法，由皮肤系的吸收、循环功能来达到治疗疾病的目的，并根据病人的年龄、病情、体质状态、承受能力等来辨证，采用各种不同的外用温疗方法。

下面简要介绍哈萨克族民间广为流行的几种布劳（温疗）方法。

1. 铁热布劳（teri bwlawə，裹兽皮疗法）　是指选择肥壮的马、牛、羊、鹿等将动物，并快速屠宰剥皮，趁皮还热，把病人包裹起来，使其发汗的治疗因风、寒、湿引起的各种疾病的疗法。如果兽皮变凉，患者汗出不畅，则可根据病情选用侧柏叶、麻黄枝、青蒿、艾叶、骆驼蓬、丁香等药物煎汁，趁热均匀倒入皮中（以不造成烫伤为度），再把患者裹入其中，促其发汗，从而达到祛风除湿散寒的目的。

动物皮的选用和发汗时间的长短，哈医一般要根据病人的性别、体质、病情轻重来定。一般男性患者选用羊皮、马皮，女性患者选用山羊皮、公鹿皮等，儿童选用羊羔皮。包裹时间一般以发汗 45 分钟为度。在发汗过程中，及时让患者饮用肉汤、奶茶和祛风散寒的药汤，以补充体液，通过内外同治，达到治疗疾病的目的。治疗后要严防感受风寒。

2. 哈普塔勒格布劳（qaptalʁə bwlaw） 在 7～8 月份选用白桦树叶和白鲜皮嫩枝，装进两大袋子中扎口压紧，上浇热水，然后放在阳光下暴晒十天左右，使其腐熟发热，待袋内温度上升到 45℃时，打开袋口，把一个袋子里的叶枝铺在下面，让患者躺下之后，再把另一个袋子铺盖患者头以外的身体，即把患者包裹在里面。或者用一个较大的袋子发热之后，从中间掏一个洞，让患者进去，使患者发汗。主治因风、寒、湿邪侵入机体后引起的阳痿、风湿病、月经过多等疾患。治疗后保温，防止感受风寒。

3. 哈克塔勒格布劳（qaqtalʁə bwlaw） 在地上挖一个可容一个人身躯的地坑，再用柳枝和五种家畜（绵羊、山羊、牛、马、骆驼）的骨头焚烧，待烧成炭时，外边搭上小帐篷，地坑上支上木制的网状架子，把患者置于网状架上，并盖上被子，在下面地坑的火炭上，不断喷水形成热雾，使其发汗，待炭灭不烫皮肤之时，再让病人躺在地坑中，埋在灰炭里的一种治疗方法。如果患者在治疗过程中大量出汗，要让患者饮用肉汤、奶茶等，防止虚脱。治疗后要防风寒，加强营养。这种方法主要治疗风寒湿侵袭机体所致的各种疾患。

4. 纳克塔勒格布劳（naqtalʁə bwlaw） 哈医将用于局部疾患的湿蒸疗法，称为那合塔力格布劳。如耳部疼痛时用茶壶等口小的容器将川乌、蛇头等药物煎煮之后，将壶口用驼毛均匀裹好，再把耳部对准从壶口冒出的热气，严防烫伤。这种方法还可用于下颌痛、牙痛、前额痛、鼻痛、咽痛等多种疾病，并且疗效显著。哈医学中除了以上的疗法之外，还有药浴、砂疗、热泥疗等方法，治疗多种因风寒湿引起的疾病。由于这些疗法在其他民族民间也广为使用，故没在此详细介绍。

第八节　冻伤的特殊疗法（哈萨克医治冻伤的两种特殊方法）

1. 玛勒玛（malma） 将冻伤患者放入水中浸泡解冻的治疗方法。

2. 吞什合特尔玛（tunʃəqtərma） 在无水的情况下，将严重冻伤的患者用多层被子和毡子等包裹厚实，并不停的滚动，当患者周身发热，汗出甚至大汗淋漓时停止，使患者气血运行如常，以达活血通络、逐寒复原的目的。

第九节 “索尔玛克塔”(sormaqta，盐敷疗法)

是把骆驼绒在食盐溶液中浸泡片刻，再敷在病变部位的疗法。主要用于跌打损伤引起的黄水滞留部位，可起到防止和消退充血肿胀而止痛的目的。

第十节 玛依蜡奥(majlaw，油脂疗法)

哈萨克族医油脂疗法是指用动物油脂内服或外用涂擦患者的患病部位或全身，而达到增强体质（胡瓦特)、滋补营养和治疗疾病的目的一种治疗方法。一般常用酥油或羊尾巴油炼成油脂膏之后使用。对刚出生的婴儿，一般用温水冲洗全身之后，再用温火融化油脂涂擦婴儿全身。为增加婴儿胃肠油水，并把煮熟的羊尾油切成小块，让刚出生的婴儿吮吸，也可增强婴儿抗寒防邪的能力（抵抗力)。

参考文献

1. 乌太波依达克. 奇帕格尔利克巴彦（医药志）（哈萨克文）. 新疆卫生科技出版社，1994.

2. 努巴河提. 哈萨克医药诊治研究与临床应用（汉文）. 新疆科技出版社，2003.

3. 努巴河提，卡丽曼，肯加汗，卡比都拉，哈勒哈什，王仁. “哈萨克族医学”的编译初稿（汉哈两文）. 中国少数民族医学通览.

4. 巴合达吾列提·阿力太. 医药志解析（哈萨克文）. 新疆科技出版社， 2005.

5. 阿吾里汗. 著名学者、不朽著作（哈萨克文）. 伊犁青少年出版社，2003.

汉哈名词术语

对照表

«قازاق شيپاگەرلىك نازارياسىندا» قولدانىلعان سوزدەردىڭ تىزىمدىگى

《哈萨克族医学概论》中的名词术语

第一篇　第一章　阿勒特突固尔学说						
国际音标	汉译	汉字注音	现代哈萨克语释义	《哈萨克族医学概论》名词术语	《西帕格尔利克巴延》名词术语	编号
qanəqtalʁə	基础理论部分	哈尼合塔勒格	(نەگىزگى نازاريا ٴبولىمى)	قانىقتالعى	قانىقتالعى	1
altə	六	阿勒特	(سان ەسىم)	التى	التى	2
tuʁər	底座、立足点、支柱、根源、渊源	突固尔	(زاتتاردىڭ تابان تىرەر تياناعى، كەلۋ قاينارى، شىعۋ تەگى)	تۇعىر	تۇعىر	3
Tzeg altə tuʁər	六元	阿勒特突固尔	وزەگى كەڭىستىك تۇعىر، وزەگى تۇراق تۇعىر، وزەگى ىستىق تۇعىر، وزەگى سۋىق تۇعىر، وزەگى جارىق تۇعىر، وزەگى قاراڭعى تۇعىر سىندى التى تۇعىردىڭ جيناق اتاۋى	التى تۇعىر	وزەگى التى تۇعىر	4
altə tuʁər ilimi	六元学说	阿勒特突固尔学说		التى تۇعىر ٴىلىمى	وزەگى تۇعىرلار	5

Tzeg ke;istik tuʁər	天元（天、空间、位置、范畴）	肯斯提克突固尔	كەڭىستىك بوستىق	كەڭىستىك تۇعىر	وزەگى كەڭىستىك تۇعىر	6
turaq tuʁər	地元(地、底座、立足点、定居点、支柱、支撑点)	土日阿克突固尔	زاتتاردىڭ تابان تىرەر تياناعى، كەلۋ قايىنارى	تۇراق تۇعىر	وزەگى تۇراق تۇعىر	7
ʤarəq tuʁər	明元（明、光、亮、智慧等）	加日克突固尔	تابيعي جارىقتاردى، جاساندى جارىقتاردى زاتتاردىڭ كورنەۋ بەتىن ، سىرى اشىلعان قۇبىلىستاردى بىلدىرەدى	جارىق تۇعىر	وزەگى جارىق تۇعىر	8
qara;ʁə tuʁər	暗元（夜、暗、静眠、未知物等）	哈让格突固尔	زاتتاردىڭ، قۇبىلىستاردىڭ قاراڭعى قالتارىس جاعىن، سىرى اشىلماعان قۇبىلىستاردى كورسەتەدى	قاراڭعى تۇعىر	وزەگى قاراڭعى تۇعىر	9
əstəq tuʁər	热元（热、温、人体恒热的、人工热、土地热、所有事物的热、阳之面等）	俄斯特克突固尔	ىستىقتىڭ كەلۋ قايىنارىن، زاتتاردىڭ ىستىقتىق قاسيەتىن كورسەتەدى	ىستىق تۇعىر	وزەگى ىستىق تۇعىر	10

swəq tuʁər	寒元(寒、凉、潮湿人体恒寒、所有事物的寒、阴之面等)	苏吾克突固尔	زاتتاردىڭ سۋىقتىق قايىنارىن، قاسيەتىن كورسەتەدى	سۋىق تۇعىر	وزەگى سۋىق تۇعىر	11
bes tyrli ʤarasəmdə kyj	五种和谐状态（包括相互转化、相互尊崇、相互协调、相互配合、相互衔接、相互关联、相互补充、相互依存、相互联络等之间的相互选择性组合）		ٴوزارا ارالاسىم، سيلاسىم، سايكەسىم، ۇشتاسىم ، جاراسىم سىندى بەس تۇردەن تۇرادى، كەيدە تولىقتىرىم، الماسىم سىندى ەكى ٴتۇر قوسارلانادى	بەس ٴتۇرلى جاراسىمدى كۇي	بەس قۇندىزدىق نەمەسە ٴوزارا قۇندىزدىقتالىم	12
Tzara aralasəm	相互关联		ٴبىر- بىرىنەن ايىرىلا الماۋ	ٴوزارا ارالاسىم	ٴوزارا ارالاسىم	13
Tzara səjlasəm	相互尊崇		ٴبىر- بىرىنە شارت ازىرلەۋ	ٴوزارا سيلاسىم	ٴوزارا سيلاسىم	14
Tzara ʤarasəm	相互协调		تابيعي كوركىن ساقتاۋ	ٴوزارا جاراسىم	ٴوزارا جاراسىم	15

Tzara sajkesim	相互配合		ٴبىرى ٴبىرىنىڭ قاجەتىنە سايكەسۋ	ٴوزارا سايكەسىم	ٴوزارا سايكەسىم	16
Tzara uʃtasəm	相互衔接		ٴبىر-بىرىنە ۇشتاسىپ ٴوزارا تيىمدىلىك تۋدىرۋ	ٴوزارا ۇشتاسىم	ٴوزارا ۇشتاسىم	17
Tzara toləqtərəm	相互补充		ٴبىرىن-ٴبىرى تولىقتاۋ	ٴوزارا تولىقتىرىم	ٴوزارا تولىقتىرىم	18
Tzara til aləsəm	相互联络		ٴبىر-بىرىمەن قابارلاسۋ	ٴوزارا ٴتىل الىسىم	ٴوزارا ٴتىل الىسىم	19
twəlma tulʁaləq nesibe	先天禀赋（先天六大之本）		ادامنىڭ جاراتىلىستىق دەنە قۇرىلىمى	تۋىلما تۇلعالىق نەسىبە	تۋىلما تۇلعالىق نەسىبە	20
Nesiptik ryzəq	后天摄生（后天六大之本）		ادامنىڭ تىرشىلىگىنە قاجەتتى زاتتار	نەسىپتىك رىزىق	نەسىپتىك رىزىق	21
ke;istik	天、空间	肯斯提克	كەڭىستىك، بوستىق	كەڭىستىك	كەڭىستىك	22
turaq	地、立足点	土日阿克	تۇراقتى تۇلعاداعى زاتتاردى جانە ونىڭ تابان تىرەر تياناعىن كورسەتەدى	تۇراق	تۇراق	23
ʤarəq	明	加日克		جارىق	جارىق	24
qara;ʁə	暗	哈让格		قاراڭعى	قاراڭعى	25
əstəq	热	俄斯特克		ىستىق	ىستىق	26
swəq	寒	苏吾克		سۋىق	سۋىق	27

ʃeksiz ke;istik	无限的宇宙空间	且克斯孜肯斯提克	مولشەرلەۋگە بولمايتىن بوستىق الەمى	شەكسىز كەڭىستىك	شەكسىز كەڭىستىك	28
ʤajqalmalə ke;istik	生存、存形的空间	加依哈勒玛勒肯斯提克	تىرشىلىك ٴومىر سۇرەتىن، جاسايتىن بوستىق	جايقامالى كەڭىستىك	جايقامالى كەڭىستىك	29
ʃajqalmalə ke;istik	流动和对流的空间	夏依哈勒玛勒肯斯提克	زاتتاردىڭ اعىسنا قولايلىق جاراتاتىن بوستىق	شايقامالى كەڭىستىك	شايقامالى كەڭىستىك	30
ʤaqpalə ke;istik	赖以生存的气体	加克巴勒腾斯特克	پايدالى اۋا	جاقپالى تىنىستىق	جاقپالى تىنىستىق	31
qaqpalə ke;istik	天空中存在的对人类有害的空气	哈克巴勒腾斯特克	زياندى اۋا	قاقپالى تىنىستىق	قاقپالى تىنىستىق	32
soqpalə ke;istik	天空中空气随昼夜、季节的变化、变迁而产生的对流形式	索克巴勒腾斯特克	كەڭىستىكتەگى جەل، بوران قاتارلى اۋا اعىسنا قاتىستى قۇبىلىستار	سوقپالى تىنىستىق	سوقپالى تىنىستىق	33
tajanəʃ	支撑点（支柱）		تۇعىرلاردى قۇرايتىن بولشەك	تايانىش	تايانىش	34
tulʁaləq ke;istik	整个机体所占用的空间位置	图鲁哈勒克肯斯提克	دەنەنىڭ كەڭىستىكتەن يەلەيتىن بوستىق كولەمى	تۇلعالىق كەڭىستىك	تۇلعالىق كەڭىستىك	35

myʃelik ke;istik	某个脏器所占用的空间位置	牡雪力克肯斯提克	مۇشەلەردىڭ دەنەدەن يەلەيتىن بوستىق كولەمى	مۇشەلىك كەڭىستىك	مۇشەلىك كەڭىستىك	36
sərqattəq ke;istik	病原或病虫所占有的空间位置	斯尔哈提克肯斯提克	اۋىر قوزدىرعىشتاردىڭ دەنەدەن يەلەيتىن بوستىق كولەمى	سىرقاتتىق كەڭىستىك	سىرقاتتىق كەڭىستىك	37
darəm zarwattəq ke;istik	药物在自然界和在体内所占据得空间	达日木扎尔瓦提克肯斯提克	دارىلەردىڭ جاراتىلىستىق ورتادان جانە ادام دەنەسىنەن يەلەيتىن بوستىق كولەمى	دارىم زارۋاتتىق كەڭىستىك	دارىم زارۋاتتىق كەڭىستىك	38
darəmdawləq ke;istik	治疗所需的空间位置	达日木道勒克肯斯提克	ادام دەنەسىنەن داۋالاۋعا ٴتيىستى ورىن	دارىمداۋلىق كەڭىستىك	دارىمداۋلىق كەڭىستىك	39
tulʁalə turaq	机体整体特征与差异及立足点、归属	图鲁哈勒克土日阿克	ادامعا ٴتان تۇراقتى ٴبىتىم جانە ٴبىر بىرىنەن پارىقتاندىراتىن ەرەكشەلىكتەر	تۇلعالىق تۇراق	تۇلعالىق تۇراق	40

myʃelik turaq	每个脏器的归属位置	牡雪力克土日阿克	ٴاربىر مۇشەنىڭ دەنەدەن يەلەيتىن ورنى	مۇشەلىك تۇراق	مۇشەلىك تۇراق	41
sərqattəq turaq	病源或病源虫在体内所占据的位置、立足点	斯尔哈提克土日阿克	سىرقات قوزدىرعىشتاردىڭ دەنەدەن يەلەيتىن ورنى	سىرقاتتىق تۇراق	سىرقاتتىق تۇراق	42
darəm zarwattəq turaq	药物在自然界和人体内所占有得位置	达日木扎尔瓦提克土日阿克	دارىلەردىڭ تابيعات دۇنيەسىنەن جانە ادام دەنەسىنەن يەلەيتىن ورنىن كورسەتەدى	دارىم زارۋاتتىق تۇراق	دارىم زارۋاتتىق تۇراق	43
darəmdawləq turaq	所需治疗的固定位置	达日木道勒克土日阿克	داۋالاۋعا ٴتيىستى ورىندى كورسەتەدى	دارىمداۋلىق تۇراق	دارىمداۋلىق تۇراق	44
tabjʁj ʤarəq	自然光	塔比格依加日克		تابيعي جارىق	تابيعي جارالىستىق جارىق	45
ʤasalmalə ʤarəq	人造光	加萨玛勒加日克		جاسامالى جارىق	جاسامالى جارىق	46
parasattəq ʤarəq	智慧	帕热萨特克加日克		پاراساتتىق جارىق	پاراساتتىق جارىق	47
tulʁaləq ʤarəq	机体或整体之明	图鲁哈勒克加日克	تۇلعانىڭ سىرتقى كورىنىسى، كورنەۋ بەتى	تۇلعالىق جارىق	تۇلعالىق جارىق	48

myʃelik ʤarəq	脏腑、器官之明	牡雪力克加日克	مۇشەلەردىك سىرتقى كورىنىسى، كورنەۋ بەتى	مۇشەلىك جارىق	مۇشەلىك جارىق	49
sərqattəq ʤarəq	致病之明、即已知之病因病变部位等	斯尔哈提克加日克	سىرقاتتان تۇنداعان اشىق بەلگىلەر	سىرقاتتىق جارىق	سىرقاتتىق جارىق	50
darəm zarwattəq ʤarəq	药物的已知一面	达日木扎尔瓦提克加日克	دارىلەردىڭ ونىمدىلىگى ايقىن جاعى	دارىم زارۋاتتىق جارىق	دارىم زارۋاتتىق جارىق	51
darəmdawləq ʤarəq	治疗过程中得已知得一面	达日木道勒克加日克	داۋلاۋ بارىسىنىڭ ايقىن جاعى	دارىمداۋلىق جارىق	دارىمداۋلىق جارىق	52
tulʁaləq qara;ʁə	机体整体的隐藏面、未知物等	图鲁哈勒克哈让格	تۇلعانىڭ كومەسكى جاعى	تۇلعالىق قاراڭعى	تۇلعالىق قاراڭعى	53
myʃelik qara;ʁə	机体脏器的暗处、未知的一面等	牡雪力克哈让格	مۇشەلەردىڭ كومەسكى جاعى	مۇشەلىك قاراڭعى	مۇشەلىك قاراڭعى	54
sərqattəq qara;ʁə	未知的致病源及损害处等	斯尔哈提克哈让格	سەبەبى، زاقىمداۋ دەڭگەيى بەلگىسىز سىرقاتتار، سىرقات بەلگىلەرى	سىرقاتتىق قاراڭعى	سىرقاتتىق قاراڭعى	55

darəm zarwattəq qara;ʁə	药物的未知面	达日木扎尔瓦提克哈让格	دارىلەردىڭ بەلگىسىز رولى	دارىم زارۋاتتىق قاراڭعى	دارىم زارۋاتتىق قاراڭعى	56
darəmdawləq qara;ʁə	治疗过程中得未知面	达日木道勒克哈让格	داۋالاۋ بارىسىنداعى ايقىن بولماعان تۇيىندەر	دارىمداۋلىق قاراڭعى	دارىمداۋلىق قاراڭعى	57
rajləq swəq	气候寒	热阿依勒克苏吾克	اۋا رايىنداعى سۋىق	رايلىق سۋىق	رايلىق سۋىق	58
twma qaləptə swəq	人体恒寒	图玛哈勒普特苏吾克	ادام دەنەسىندە ساقتالاتىن قالىپتى سۋىقتى كورسەتەدى	تۋما قالىپتى سۋىق	تۋما تۋعالىقتى سۋىق	59
Mezgildik swəq	季节寒	蔑孜格勒迪克苏吾克	ماۋسىمداردىڭ سۋىعى	مەزگىلدىك سۋىق	مەزگىلدىك سۋىق	60
myʃelik swəq	每个脏器之恒寒	牡雪力克苏吾克	ٴاربىر مۇشەلەردىڭ جاراتىلىسىندا بار تابيعي سۋىقتى كورسەتەدى	مۇشەلىك سۋىق	مۇشەلىك سۋىق	61
sərqattəq swəq	病源之寒、寒性疾病等	斯尔哈提克苏吾克	سىرقات قوزدىرعىشتاردىڭ سەبەبىنەن تۋىنداعان سۋىقتاردى كورسەتەدى	سىرقاتتىق سۋىق	سىرقاتتىق سۋىق	62

darəm zarwattəq swəq	药物的寒性特征	达日木扎尔瓦提克苏吾克	دارىلەردىڭ سۋىقتىق قاسيەتىن كورسەتەدى	دارىم زارۋاتتىق سۋىق	دارىم زارۋاتتىق سۋىق	63
darəmdawləq swəq	治疗的寒性原则等	达日木道勒克苏吾克	سۋىق سيپاتتى داۋالاۋ پرەنسيپەرى قاتارلىلاردى كورسەتەدى	دارىمداۋلىق سۋىق	دارىمداۋلىق سۋىق	64
mezgildik əstəq	季节热	蔑孜格勒迪克俄斯特克	ماۋسىمعا ٴتان ىستىقتى كورسەتەدى	مەزگىلدىك ىستىق	مەزگىلدىك ىستىق	65
ʤasandə əstəq	人工热	加桑德俄斯特克	قولدان جاراتىلعان ىستىق	جاراتىندى ىستىق	جاراتىندى ىستىق	66
tulʁaləq əstəq	人体恒热	图鲁哈勒克俄斯特克	تۇلعاداعى تۇما جاراتىلىستىق ىستىقتى كورسەتەدى	تۇلعالىق ىستىق	تۇلعالىق ىستىق	67
myʃelik əstəq	每个脏器之恒热	牡雪力克俄斯特克	ٴاربىر مۇشەلەردەگى تۇما جاراتىلىستىق ىستىقتى كورسەتەدى	مۇشەلىك ىستىق	مۇشەلىك ىستىق	68
sərqattəq əstəq	病源之热、热性疾病等	斯尔哈提克俄斯特克	سىرقات قوزدىرعىشتاردىڭ سەبەبىنەن تۋىنداعان ىستىقتى كورسەتەدى	سىرقاتتىق ىستىق	سىرقاتتىق ىستىق	69
darəm zarwattəq əstəq	药物的热性特征	达日木扎尔瓦提克俄斯特克	دارىلەردىڭ ىستىقتىق قاسيەتىن كورسەتەدى	دارىم زارۋاتتىق ىستىق	دارىم زارۋاتتىق ىستىق	70

darəmdawləq əstəq	热性疗法	达日木道勒克俄斯特克	ىستىق سيپاتتى داۋالاۋ ٴادىسىن كورسەتەدى	دارىمداۋلىق ىستىق	دارىمداۋلىق ىستىق	71
qaləptə yqwattəq kyj	生理状态		ادام دەنەسىنىڭ قالىپتى فيزولوگيالىق كۇيىن كورسەتەدى	قالىپتى ىقۋاتتىق كۇي	تۇلعالىق تۇعالىق	72
adamnə; on eki nesibesi	人体十二大之本		ادام دەنەسىنىڭ 6 ٴتۇرلى تۋا جاراتىلىستىق دەنە قۇرىلىمىن جانە تىرشىلىك بارىسىندا تولىقتانۋعا ٴتيىستى 6 ٴتۇرلى زاتتىق قاجەتىن كورسەتەدى	ادامنىڭ ون ەكى نەسىبەسى	پەندەلىك نەسىبەلەر جانە نەسىپتىك ريزىقتار (ون ەكى ٴتۇرلى)	73
bitim	人体雏形	比体模	ٴبىر ـ بىرىنەن پارىقتاندىراتىن وزگەشەلىكتەردى كورسەتەدى	ٴبىتىم	ٴبىتىم	74
arqaw	真气、能量	阿尔哈吾	ادام دەنەسىندە جاراتىلىسىندا ەجەلدەن بار ٴارى ازىقتىق زاتتاردان تولىقتىرىپ وتىراتىن قۋاتتاردى كورسەتەدى	ارقاۋ	ارقاۋ	75

Dene sujəqtəʁə	体液	苏	ادام دەنەسىندەگى قالىپتى - قالىپسىز سۇيىقتىقتاردىڭ اتالۋى	دەنە سۇيىقتىعى	سۋ	76
qjməl	运动、活动	黑木勒	ارەكەت، قيمىل	قيمىل	قيمىل	77
uʃtasəm	衔接（主指脏器以及功能之间的衔接）	吾什塔斯木	مۇشەلەردىڭ يقۋاتى اراسىنداعى ەتەنە بايلانىستاردى كورسەتەدى	ۇشتاسىم	ۇشتاسىم	78
æwʤal	饮食（主指营养物质）	奥加勒	قورەكتىك زاتتار	ٴاۋجال	ٴاۋجال	79
awa, tənəstəq	呼吸、空气	腾斯特克		اۋا، تىنىستىق	تىنىستىق	80
læm, dəbəs	语音	莱木		ٴلام، دىبىس	ٴلام	81
meken	住、宿、生存区域	蔑肯		مەكەن	مەكەن	82
əlpa, kiyim－keʃek	衣物	勒帕		ىلپا، كيىم-كەشەك	ىلپا	83
qarw－ʤaraq	武器、工具	哈茹甲拉克		قارۋ-جاراق	قارۋ-جاراق	84
urpaqtans, urpaq qaldərw	繁衍后代	吾儿帕克塔尼斯		ۇرپاقتانىس ، ۇرپاق قالدىرۋ	ۇرپاقتانىس	85
kyligelik	精液		اتالىق ۇرپاق ٴسولى	كيلىگەلىك	كيلىگەلىك، ۇرپاقتىق ٴسول	86
Qan, qan sTli	血液			قان، قان ٴسولى	قان ٴسولى	87

arqaw	水谷精液			ارقاۋ	تولىقترمالى ٴسول	88
ʃəʁarəlmalə sTl	废液		ادام دەنەسىنەن سىرتقا تاسمالداناتىن جاراقسىز زاتتاردى كورسەتەدى	شىعارىلمالى ٴسول	شىعارىلمالى ٴسول	89
mezet	胎动之前	蔑子叶提	ىشتەگى بالانىڭ قيمىلداۋدان بۇرىنعى كەزى	مەزەت	مەزەت	90
merzet	胎动之后	蔑儿子叶提	ىشتەگى بالانىڭ قيمىلداۋدان كەيىنگى كەزى	مەرزەت	مەرزەت	91
on tyrli yqwattəq ʤarasəmdə kyʧ	十种生理平衡状态（即：温热、寒凉、干燥、稀湿、紧硬、松软、吸收、排泄、醒动、静眠的十种生理的平衡状态）		ىستىق، سۋىق، كەپكىن، سۇيىقتىق، قاتايعقىلىق، بوساڭقىلىق، ٴسىڭىرىم، شىعارىم، وياۋلىق، تىنىشۋ قاتارلى ون ٴتۇردى قامتيدى	ون ٴتۇرلى ىقۋاتتىق جاراسىمدى كۇي		92
əstəq	温热	俄斯得克	جاڭعىرتىلعان اتاۋ	ىستىق	ىستىق	93
swəq	寒凉	苏吾克	جاڭعىرتىلعان اتاۋ	سۋىق	سۋىق	94
kepkin	干燥	柯普肯	جاڭعىرتىلعان اتاۋ	كەپكىن	كەپكىن	95
sujəqtəq	稀湿	穗克勒得克	جاڭعىرتىلعان اتاۋ	سۇيىقتىق	سۇيىقلىدىق	96

qatajə;qələq	紧硬	哈塔英合勒克	جاٴعىرتىلعان اتاۋ	قاتايعقىلىق	قاتايعقىلىق	97
bosa;ələq	松软	波桑合勒克	جاٴعىرتىلعان اتاۋ	بوساڭقىلىق	بوساڭقىلىق	98
si;irim	吸收	渗俄里木	جاٴعىرتىلعان اتاۋ	ٴسىڭىرىم	ٴسىڭىرىم	99
ʃəʁarəm	排泄	施尕里木	جاٴعىرتىلعان اتاۋ	شىعارىم	شىعارىم	100
ojawləq	醒动	沃瑶勒克	جاٴعىرتىلعان اتاۋ	ويانۋلىق	ويانۋلىق	101
tənʃw	静眠	腾舒	جاٴعىرتىلعان اتاۋ	تىنىشۋ	تىنىشۋ	102
ke;istiktuʁərləqqasjeti	天元属性			كەڭىستىك تۋعىرلىق قاسيەتى	وزەگى كەڭىستىك تۋعىرلىق ٴماننىلى	103
əstəq tuʁərləq qasjeti	热元属性			ىستىق تۋعىرلىق قاسيەتى	وزەگى ىستىق تۋعىرلىق ٴماننىلى	104
swəq tuʁərləq qasjeti	寒元属性			سۋىق تۋعىرلىق قاسيەتى	وزەگى سۋىق تۋعىرلىق ٴماننىلى	105
ʤarəq tuʁərləq qasjeti	明元属性			جارىق تۋعىرلىق قاسيەتى	وزەگى جارىق تۋعىرلىق ٴماننىلى	106
qara;ʁə tuʁərləq qasjeti	暗元属性			قاراڭعى تۋعىرلىق قاسيەتى	وزەگى قاراڭعى تۋعىرلىق ٴماننىلى	107
Turaq tuʁərləq qasjeti	地元属性			تۇراق تۋعىرلىق قاسيەتى	وزەگى تۇراق تۋعىرلىق ٴماننىلى	108
tirʃilikti ʤasaj beredi	创造生命			تىرشىلىكتى جاساي بەرەدى	تىرشىلىكتى جاساي بەرەدى	109

tir∫ilikti ʤalʁaj beredi	延续生命			تىرشىلىكتى جالعاي بەرەدى	تىرشىلىكتى جالعاي بەرەدى	110
tir∫ilikti qorʁaj beredi	保护生命			تىرشىلىكتى قورعاي بەرەدى	تىرشىلىكتى قورعاي بەرەدى	111
tir∫ilikti qwzaj beredi	催促生命			تىرشىلىكتى قۋزاي بەرەدى	تىرشىلىكتى قۋزاي بەرەدى	112
tir∫ilikti qozʁaj beredi	推动生命			تىرشىلىكتى قوزعاي بەرەدى	تىرشىلىكتى قوزعاي بەرەدى	113
ajnaləm za;dələʁə, ajnaləm tærtibi	循环规律			اينالىم زاڭدىلىعى ، اينالىم ٴتارتىبى	كەزەكشىلىك كەرىك	114
uzdiksiz	不间断的			ۇزدىكسىز	ۇزدىكسىز	115
tolassəz	不停顿的			تولاسسىز	تولاسسىز	116
∫a∫awsəz	不紊乱的			شاشاۋسىز	شاشاۋسىز	117
∫artsəz	无条件的			شارتسىز	شارتسىز	118
irkilissiz	无阻碍的			ىركىلىسسىز	ىركىلىسسىز	119
almasəm, ajnaləm	轮回、转化、替换、循环			الماسىم، اينالىم	الماسىم	120
daraləʁə, daraləq qasijeti	突显性			دارالىعى، دارالىق قاسيەتى	دارالانىم	121

ujtqələq rolə	核心作用			ۇيتقىلىق رولى		122
əstəqtəq qasijeti, sjpatə	热性			ىستىقتىق قاسيەتى، سىپاتى	ىستىقتىق ءمانىسى	123
swəqtəq qasjeti, sjpatə	寒性			سۋىقتىق قاسيەتى، سىپاتى	سۋىقتىق ءمانىسى	124
twma tulʁaləq qəzəm	先天之热			تۋما تۇلعالىق قىزىم	تۋما تۇلعالىق قىزىم	125
mezgildik əstəq	季节性热			مەزگىلدىك ىستىق	مەزگىلدىك ىستىق	126
kyn kTzindik əstəq	阳光之热			كۇن كوزىندىك ىستىق	كۇن كوزىندىك ىستىق	127
topəraqtəq əstəq	土地性热			توپىراقتىق ىستىق	توپىراقتىق ىستىق	128
Uzilissiz toləʁəm	不断补充			ۇزىلىسسىز تولىعىم	ۇزىلىسسىز تولىعىم	129
Uzilissiz moləʁəm	不断充盈			ۇزىلىسسىز مولىعىم	ۇزىلىسسىز مولىعىم	130
第二章　吾孜叶克-科孜叶克（阳阴）学说						
Tzek	阳	吾孜叶克		وزەك	وزەك	132
kezek	阴	科孜叶克		كەزەك	كەزەك	133

Tzek-kezek ilimi	阳阴学说	吾孜叶克- 科孜叶克学说		وزەك - كەزەك ٴبىلىمى	وزەك - كەزەك	134
Tzek-kezektik tepe te;digi	阴阳平衡状态	吾孜叶克- 科孜叶克平衡状态		وزەك - كەزەكتىك تەپە تەڭدىگى		135
Tzek-kezektik tæweldiligi	阳阴归属	吾孜叶克- 科孜叶克归属		وزەك-كەزەكتىك تاۋەلدىلىگى	وزەك-كەزەكتىك ٴمانىلى	136
第三章 热阿依（气候）学说						
raj	气候	热阿依		راي	راي	137
raj ilimi	气候学说	热阿依学说		راي ٴبىلىمى	رايلار	138
ʃaldama	风	夏勒达玛	«شيپاگەرلىك بايانىنان» تىكەلەي قابىلدانعان اتاۋلار	شالداما	شالداما	139
swsaq	寒潮	苏萨克	‖	سۇساق	سۇساق	140
əzʁəma	寒	俄孜格玛	‖	ىزعىما	ىزعىما	141
səzəna	湿	思孜纳	‖	سىزىنا	سىزىنا	142
təməq	暑热	特木克	‖	تىمىق	تىمىق	143
quzəna	热。炎热	胡孜纳、克孜得尔玛、	‖	قۇزىنا (قىزدىرما، ىستىق)	قۇزىنا (قىزدىرما)	144
ʃwaq	温暖	舒瓦克	‖	شۋاق	شۋاق	145
ajaz	严寒	阿亚孜	‖	اياز	اياز	146

bulə;ʁər	朦胧	布楞格尔	‖	بۇلىڭعىر	بۇلىڭعىر	147
bulttə	云	杜勒	‖	بۇلتتى ، دۋلى	دۋلى	148
ajəq	晴	阿依克	‖	ايىق	ايىق	149
burqaq	暴风雪	布尔哈克	‖	بۇرقاق	بۇرقاق	150
æsire ʃaldama	风		‖	اسىره شالداما	اسىره شالداما	151
æsire səzəna	湿		‖	اسىره سىزنىا	اسىره سىزنىا	152
æsire əzʁəma	寒		‖	اسىره ىزعىما	اسىره ىزعىما	153
æsire quzəna	热		‖	اسىره قۇزنىا	اسىره قۇزنىا	154
ʃaldama quzəna	风寒		‖	شالداما ىزعىما	شالداما ىزعىما	155
ʃaldama səzəna	风湿		‖	شالداما سىزنىا	شالداما سىزنىا	156
ʃaldama quzəna	风热		‖	شالداما قۇزنىا	شالداما قۇزنىا	157
səzəna ʃaldama	湿风		‖	سىزنىا شالداما	سىزنىا شالداما	158
səzəna əzʁəma	湿寒		‖	سىزنىا ىزعىما	سىزنىا ىزعىما	159
səzəna quzəna	湿热		‖	سىزنىا قۇزنىا	سىزنىا قۇزنىا	160
əzʁəma ʃaldama	寒风		‖	ىزعىما شالداما	ىزعىما شالداما	161
əzʁəma səzəna	寒湿		‖	ىزعىما سىزنىا	ىزعىما سىزنىا	162
əzʁəma quzəna	寒热		‖	ىزعىما قۇزنىا	ىزعىما قۇزنىا	163
quzəna ʃaldama	热风		‖	قۇزنىا شالداما	قۇزنىا شالداما	164

quzəna səzəna	热 湿		‖	قۇزىنا سىزىنا	قۇزىنا سىزىنا	165
quzəna əzʁəma	热寒		‖	قۇزىنا ىزعىما	قۇزىنا ىزعىما	166
ʃaldama səzəna əzʁəma	风湿寒		‖	شالداما سىزىنا ىزعىما	شالداما سىزىنا ىزعىما	167
ʃaldama səzəna quzəna	风湿热		‖	شالداما سىزىنا قۇزىنا	شالداما سىزىنا قۇزىنا	168
səzəna ʃaldama əzʁəma	湿风寒		‖	سىزىنا شالداما ىزعىما	سىزىنا شالداما ىزعىما	169
səzəna ʃaldama quzəna	湿风热		‖	سىزىنا شالداما قۇزىنا	سىزىنا شالداما قۇزىنا	170
əzʁəma ʃaldama səzəna	寒风湿		‖	ىزعىما شالداما سىزىنا	ىزعىما شالداما سىزىنا	171
əzʁəma ʃaldama quzəna	寒风热		‖	ىزعىما شالداما قۇزىنا	ىزعىما شالداما قۇزىنا .	172
quzəna ʃaldama səzəna	热风湿		‖	قۇزىنا شالداما سىزىنا	قۇزىنا شالداما سىزىنا	173
quzəna ʃaldama əzʁəma	热风寒		‖	قۇزىنا شالداما ىزعىما	قۇزىنا شالداما ىزعىما	174
sTtke	昼夜		‖	سوتكه	ۋيقاش	175
4 tyrli negizdik awa_rajə	四大突显性气候		‖	4 ٴتۇرلى نەگىزدىك اۋا رايى		176

ʃəqtama – ʃəlqəma	霜湿		‖	شقتاما شلقما	شقتاما شلقما	177
səzəna qurʁawəl	湿燥		‖	سزنا قۇرعاۋل	سزنا قۇرعاۋل	178
ʃaldama kepkindeme	风干燥		‖	شالداما كەپكندەمە	شالداما كەپكندەمە	179
quzəna qəzdərma	暑热		‖	قۇزنا قزدرما	قۇزنا قزدرما	180
qəzdərma kepkindeme	热燥		‖	قزدرما كەپكندەمە	قزدرما كەپكندەمە	181
qəzdərma qurʁawəl	热干		‖	قزدرما قۇرعاۋل	قزدرما قۇرعاۋل	182
quzəna ʃəqtama	热霜		‖	قۇزنا شقتاما	قۇزنا شقتاما	183
ʃaldama kepkindeme	风燥		‖	شالداما كەپكندەمە	شالداما كەپكندەمە	184
ʃaldama qurʁawəl	风干		‖	شالداما قۇرعاۋل	شالداما قۇرعاۋل	185
qurʁawəl swsaq	霜寒		‖	قراۋل سۋساق	قراۋل سۋساق	186
Swsaq əzʁəma	凉寒		‖	سۋساق ىزعما	سۋساق ىزعما	187
əzʁəma qurʁawəl	寒霜		‖	ىزعما قراۋل	ىزعما قراۋل	188
æsire əzʁəma	严寒		‖	اسره ىزعما	اسره ىزعما	189
ʃəqtama ʃəlqəma	霜湿		‖	شقتاما شلقما	شقتاما شلقما	190
Swsaq səzəna	寒湿		‖	سۋساق سزنا	سۋساق سزنا	191
əzʁəma ʃaldama	寒风		‖	ىزعما شالداما	ىزعما شالداما	192
səzəna swsaq	湿凉		‖	سزنا سۋساق	سزنا سۋساق	193
ʃəlqəma səzəna	潮湿		‖	شلقما سزنا	شلقما سزنا	194

qurʁawəl qəzdərma	燥热		‖	قۇرعاۋىل قىزدىرما	قۇرعاۋىل قىزدىرما	195
qəzdərma kepkindeme	热干		‖	قىزدىرما كەپكىندەمە	قىزدىرما كەپكىندەمە	196
əzʁəma swsaq	寒凉		‖	ىزعىما سۋساق	ىزعىما سۋساق	197
ʃaldamalə qurʁawəl	风燥		‖	شالدامالى قۇرعاۋىل	شالدامالى قۇرعاۋىل	198
ʃaldama swsaq	风寒		‖	شالداما سۋساق	شالداما سۋساق	199
əzʁəma ʃəqtama səzəna	寒霜湿		‖	ىزعىما شىقتاما سىزىنا	ىزعىما شىقتاما سىزىنا	200
ʃəlqəma quzəna	潮热		‖	شىلقىما قۇزىنا	شىلقىما قۇزىنا	201
sTtkeni; o; qanatə	昼夜的右翅		كۇندىز	سوتكەنىڭ وڭ قاناتى	ۆيقاش وڭ قاناتى	202
sTtkeni; sol qanatə	昼夜的左翅		ٴتۇن	سوتكەنىڭ سول قاناتى	ۆيقاش سول قاناتى	203
ʃəlqəma	潮湿		«شيپاگەرلىك بايانىنان» تىكەلەي قابىلدانعان اتاۋلار	شىلقىما	شىلقىما	204
qəzdərma	酷暑		‖	قىزدىرما	قىزدىرما	205
ʃəqtama	露		‖	شىقتاما	شىقتاما	206
qərawəl	霜		‖	قىراۋىل	قىراۋىل	207
qurʁawəl	燥		‖	قۇرعاۋىل	قۇرعاۋىل	208
kepkewil	干		‖	كەپكەۋىل	كەپكەۋىل	209

tajdərəm	突显	塔依德日木	4ٴتۇرلى ٴتۇيىندى اۋا رايىنىڭ قوساقتالىپ كەلگەن كەزدە ونىڭ ىشىندەگى جەتەكشىسىن كورسەتەدى	تايدىرىم	تايدىرىم	210
Kyrdeli awa_rajə ʃoʁərə	复杂性气候群			كۇردەلى اۋا رايى شوعىرى		211
qosələm	参合	霍斯勒木	ەكى تۇرلىدەن جوعارى اۋا رايىنىڭ قوسىلىپ كەلۋى	قوسىلىم	قوسىلىم	212
erimdik kTktem	融化之春		ناۋرىز ايى	ەرىمدىك كوكتەم	ەرىمدىك كوكتەم	213
Degimdik kTktem	蒸发之春		ساۋىر ايى	دەگىمدىك كوكتەم	دەگىمدىك كوكتەم	214
Tnimdik kTktem	萌芽之春		مامىر ايى	ونىمدىك كوكتەم	ونىمدىك كوكتەم	215
Gyldemeli ʤaz	蓬茸之夏		ماۋسىم ايى	گۇلدەمەلى جاز	گۇلدەمەلى جاز	216
alʃəndamalə ʤaz	茂盛之夏		شىلدە ايى	الشىنداماڭى جاز	الشىنداماڭى جاز	217
barʃənadamalə ʤaz	茂密之夏		تامىز ايى	بارشىنداماڭى جاز	بارشىنداماڭى جاز	218
ʃalʁəndamalə kyz	成熟之秋		قىركۇيەك ايى	شالعىنداماڭى كۇز	شالعىنداماڭى كۇز	219
dawəldamalə kyz	风盛之秋		قازان ايى	داۋىلداماڭى كۇز	داۋىلداماڭى كۇز	220
qo;ərlamalə kyz	潇洒之秋		قاراشا ايى	قوڭىرلاماڭى كۇز	قوڭىرلاماڭى كۇز	221
ʤasqamalə qəs	小寒之冬		جەلتوقسان ايى	جاسقاماڭى قىس	جاسقاماڭى قىس	222
qəsqamalə qəs	严寒之冬		قاڭتار ايى	قىسقاماڭى قىس	قىسقاماڭى قىس	223

ʤadəramalə qəs	寒融之冬		اقپان ايى	جادىرامالى قس	جادىرامالى قس	224
toləʁəm	上旬	托勒合木	ايدىڭ الدىنعى ون كۇنى	تولىعىم	تولىعىم	225
toləqsəm	中旬	托勒合斯木	ايدىڭ ورتانعى ون كۇنى	تولقسىم	تولقسىم	226
torəʁəm	下旬	托日合木	ايدىڭ سوڭعى ون كۇنى	تورىعىم	تورىعىم	227
esekqərʁan, ʃonaj	凌晨 4_6 时	耶色克柯尔干	ساعات 4پەن 6اراسى	ەسەكقىرعان ، شوناي	ەسەكقىرعان	228
ta;erte;	早晨 6_8 时	唐尔滕	ساعات 6مەن 8اراسى	تاڭەرتەڭ	تاڭەرتەڭ	229
sæske	上午 8_10 时	萨斯克	ساعات 8بەن 10اراسى	ساسكە	ساسكە	230
tys	中午 10_12 时	图斯	ساعات 10مەن 12اراسى	ٴتۇس	ٴتۇس	231
qjəm	下午 12_14 时	合依木	ساعات 12مەن 14اراسى	قيىم	قيىم	232
beʃin	傍晚 14_16 时	别新	ساعات 14پەن 16اراسى	بەسىن	بەسىن	233
bejwaq	黄昏 16_18 时	贝瓦克	ساعات 16مەن 18اراسى	بەيۋاق	بەيۋاق	234
keʃ	晚 上　18_20	克什	ساعات 18بەن 20اراسى	كەش	كەش	235
i;irt	上半夜 20_22	英尔特	ساعات 20مەن 22اراسى	ٴىڭىرت	ٴىڭىرت	236
qatan	深　半　夜	哈坦	ساعات 22دەن 0اراسى	قاتان	قاتان	237
awəm	深夜 0_2 时	奥额木	ساعات 0مەن 2اراسى	اۋىم	اۋىم	238
ta;ʤaq	下半夜 2_4 时	唐加克	ساعات 2مەن 4اراسى	تاڭجاق	تاڭجاق	239
aldaʃə waqət	危险时辰段			الداشى ۋاقىت	الداشى ۋاقىت	240

Ysinwlik sezilis	冻觉	玉斯努力克色孜力斯	ٴۇسنۋ بەلگسى	ۇسنۋلىك سەزىلىس	ۇسنۋلىك سەزىلىس(ايگىلەم)	241
Kyjwlik sezilis	晒觉	库由力克色孜力斯	كۇيۋ بەلگسى	كۇيۋلىك سەزىلىس	كۇيۋلىك سەزىلىس	242
batəmdəq sezilis	痛觉	巴特木德克色孜力斯	باتىپ اۋرۋ بەلگسى	باتىمدىق سەزىلىس	باتىمدىق سەزىلىس	243
ze;iwlik sezilis	晕觉	曾吾力克色孜力斯	باستىڭ زەڭىپ اۋرۋ بەلگسى	زەڭۋلىك سەزىلىس	زەڭۋلىك سەزىلىس	244
Ttkindik sezilis	中淫气	吾特肯迪克色孜力斯	اۋا رايىنداعى وزگەرىستەردىڭ دەنەگە ٴوتۋ بەلگسى	وتكىندىك سەزىلىس	وتكىندىك سەزىلىس	245
Raxatteq sezilis	舒适感	热哈特迪克色孜力斯	اۋا رايىنداعى جاعىمدى وزگەرىستەردىڭ ادام دەنەسىنە جاساعان ىقپالى	راحاتتىق سەزىلىس	راحاتتىق سەزىلىس	246
sərqat sebepkeri, awrw qozdərʁəʃ	致病原			سىرقات سەبەپكەرى، اۋرۋ قوزدىرعىش	سىرقات سەبەپكەرى	247
kytinw	后天调养			كۇتىنۋ	كۇتىنۋ	248
Dene sapasənə; sjpattəq erekʃeligi	体质属性特征			دەنە ساپاسىنىڭ سيپاتتىق ەرەكشەلىگى		249

tTzimtaldəq kyʃ, tTzimtaldəq qwat	承受力	托孜木塔勒得克	ادام دەنەسىنىڭ اۋرايىنا قارانقان بەرىك، شىدامدى، شىدامسىز سىندى ٴۇش ٴتۇرلى ٴتوزىمتالدىق قۋاتىن كورسەتەدى	ٴتوزىمتالدىق كۇش، ٴتوزىمتالدىق قۋات	ٴۇش تارامدالىم(بەرىك، شىدامدى، شىدامسىز)	250
Beriktik qasjeti	禀赋力	别日克		بەرىكتىك قاسيەتى	بەرىك	251
ʃədamdələq qasjeti	忍耐力	施达木得		شىدامدىلىق قاسيەتى	شىدامدى	252
ʃədamsəzdəq qasjeti	无耐力	施达木斯孜		شىدامسىزدىق قاسيەتى	شىدامسىز	253
meʃel	佝偻病	蔑谢勒		مەشەل	كەشەك ، مەشەل	254
əzʁəma tæweldi myʃeler, ʤyjeler	寒性脏器			ىزعىماعا تاۋەلدى مۇشەلەر، جۇيەلەر	ىزعىما مانىنلىدىك مۇشەلەر	255
səzəna tæweldi myʃeler. ʤyjeler	湿性脏器			سىزىناعا تاۋەلدى مۇشەلەر، جۇيەلەر	سىزىنا مانىنلىدىك مۇشەلەر	256
ʃaldama tæweldi myʃeler, ʤyjeler	风性脏器			شالداماعا تاۋەلدى مۇشەلەر، جۇيەلەر	شالداما مانىنلىدىكمۇشەلەر	257
quzənaʁa tæweldi myʃeler, ʤyjeler	热性脏器			قىزىناعا تاۋەلدى مۇشەلەر ،جۇيەلەر	قىزىنا مانىنلىدىك مۇشەلەر	258
qarmawəl ʃaldama	风邪性疾病群	哈尔毛勒夏勒达玛		قارماۋىل شالداما	قارماۋىل شالداما	259
Qaptektik ajqasqə ʃaldama	风邪、病虫所致的疾病群	哈普铁克提克阿衣哈斯克夏勒达玛	تەرىمەن ايقاسقان جەل	قاپتەكتىك ايقاسقى شالداما	قاپتەكتىك ايقاسقى شالداما	260

ʃaldama qarəsqələ	风邪侵袭	夏勒达玛哈尔斯合勒	«شيپاگەرلىك بايانان »تىكەلەي قابىلدانعان اتاۋلار	شالداما قارسقلى	شالداما قارسقلى	261
ʃaldama ʤanəsqələ	风毒蚀鼻	夏勒达玛佳尼斯合勒	‖	شالداما جانسقلى	شالداما جانسقلى	262
ʃaldama qanəsqələ	风痨	夏勒达玛哈尼斯合勒	‖	شالداما قانسقلى	شالداما قانسقلى	263
ʃaldama kekirli	风性呃逆	夏勒达玛克科尔勒	‖	شالداما كەكىرلى	شالداما كەكىرلى	264
ʃaldama otərmalə	风性矢气	夏勒达玛吾特尔玛勒	‖	شالداما وتىرمالى	شالداما وتىرمالى	265
səzəna ʃykirlewik	热湿黄疸	斯孜纳旭克尔列吾克	‖	سىزنا شۇكىرلەۋىك	سىزنا شۇكىرلەۋىك	266
səzəna qəzəldawəq	热湿性疾病	斯孜纳克孜勒达吾克	‖	سىزنا قىزىلداۋىق	سىزنا قىزىلداۋىق	267
səzəna qarmawəldəq	湿性性疾病	斯孜纳哈尔玛吾勒得克	‖	سىزنا قارماۋىلدىق	سىزنا قارماۋىلدىق	268
ʃaʃəndə əzʁəma	寒邪性疾病	夏申德俄孜格玛	‖	شاشىندى ىزعىما	شاشىندى ىزعىما	269
tasəndə əzʁəma	冻伤性疾病	塔森德俄孜格玛	‖	تاسىندى ىزعىما	تاسىندى ىزعىما	270
qasəndə əzʁəma	瘙痒性疾病	哈森德俄孜格玛	‖	قاسىندى ىزعىما	قاسىندى ىزعىما	271

Oqtama quzəna	寒盛激热	乌合塔玛胡孜纳	‖	وقتاما قۇزىنا	وقتاما قۇزىنا	272
ʃoqtama quzəna	火热、火炭	硕合塔玛胡孜纳	‖	شوقتاما قۇزىنا	شوقتاما قۇزىنا	273
Toqtama quzəna	久滞热	托合塔玛胡孜纳	‖	توقتاما قۇزىنا	توقتاما قۇزىنا	274
Naqtama quzəna	热邪挟风	纳合塔玛胡孜纳	‖	ناقتاما قۇزىنا	ناقتاما قۇزىنا	275
almasəm	转化、转换、替换、轮回、循环	第四章 阿勒玛斯木(转换、轮回、循环)学说		الماسىم	الماسىم	276
almasəmdar ilimi	转化、转换、替换、轮回、循环学说	阿勒玛斯木学说		الماسىمدار ءىلىمى	الماسىمدار	277
Mezgildik almasəm	季节的转换、轮回、循环、	蔑孜格勒迪克阿勒玛斯木		مەزگىلدىك الماسىم	مەزگىلدىك الماسىم	288
Eskini ʃəʁarəp ʤa;anə qabəldaw	吐故纳新			ەسكىنى شىعارىپ جاڭانى قابىلداۋ، زات الماسترۋ		289
waqəttəq almasəm	昼夜的（时间的）转换、轮回、循环	瓦合特提克阿勒玛斯木		ۋاقىتتىق الماسىم	ۋاقىتتىق الماسىم	290
qandəq almasəm	体液或血液的转化、轮回、循环	罕德克阿勒玛斯木		قاندىق الماسىم	قاندىق الماسىم	291

æwʤaldəq almasəm	饮食的转化、轮回、循环	奥加勒得克阿勒玛斯木		ئاۋجالدىق الماسىم	ئاۋجالدىق الماسىم	292
sərqattəq almasəm	病情的自然预后转归	斯尔哈提克阿勒玛斯木		سىرقاتتىق الماسىم	سىرقاتتىق الماسىم	293
darəmdawləq almasəm	治疗后的病情转归	达日木达吾勒克阿勒玛斯木		دارىمداۋلىق الماسىم	دارىمداۋلىق الماسىم	294
tolʁamdəq ʤebem	饥饿感		قارىن اشۋ سەزىمى نەمەسە دەنەنىڭ قاجەتسىنۋ سەزىمى	تولعامدىق جەبەم	تولعامدىق جەبەم	295
ʤegi qurt	病虫、致病源	库尔特	مەكروپتار	جەگى قۇرت	قۇرت	296
altə salalə waqəttəq almasəm	时间的六种轮回与循环规律	阿勒特萨拉勒瓦合特克阿勒玛斯木		التى سالالى ۋاقىتتىق الماسىم	التى سالالى ۋاقىتتىق الماسىم	297
第五章：苏勒（体液）学说						
sTl	体液	苏勒		ءسول	ءسول	298
qalptə sTlder	生理性体液		قالىپتى دەنە سۇيىقتىعى	قالىپتى ءسولدەر	توعالىقتى ءسولدەر	299
sərqattəq sTl	病理性体液		سىرقاتتىڭ تاسىرىنەن دەنەدەگى سولدەردىڭ بۇزىلۋىن كورسەتەدى	سىرقاتتىق ءسول	سىرقاتتىق ءسول	300

ʤalʁamalə sTl	繁衍之液	加勒哈玛勒苏勒	ۇرپاق جالعاۋعا قاتىستى سۇيىقتار	جالعامالى ٴسۇل	جالعامالى ٴسۇل	301
təndərəmdəq sTl	精微之液	腾德日木得克苏勒	دەنەدەگى ٴبىرقانشا ٴتۇرلى قالىپتى سۇيىقتاردى كورسەتەدى	تەندىرىمدىق ٴسۇل	تەندىرىمدىق ٴسۇل	302
ʃəʁarəlmalə sTl	排泄液	施哈日勒玛勒苏勒	دەنەدەن سىرتقا شىعارىلاتىن جاراقسىز سۇيىقتاردى كورسەتەدى	شىعارىلما لى ٴسۇل	شىعارىلمالى ٴسۇل	303
Yjirlik sTl	卵子液	玉尔勒克苏勒	انالىق ۇرىق	ۇيىرلىك ٴسۇل	ۇيىرلىك ٴسۇل	304
etekkir	月经	阿合塔日勒玛		ەتەككىر	اقتارىلما، ايىز	305
qaʁanaq sTli	羊水	哈尕纳克苏勒		قاعاناق ٴسۇلى	قاعاناق ٴسۇلى	306
kindik qan sTli	脐血	肯得克罕苏勒		كىندىك قان ٴسۇلى	كىندىك قان ٴسۇلى	307
oməraw sTli	乳液	乌木绕苏勒	ومىراۋ ٴسۇتى	ومىراۋ ٴسۇلى	ومىراۋ ٴسۇلى	308
mezet sTli	交媾渊液	篾子叶体苏勒	ۇرىقتانعان انالىق ۇرىق	مەزەت ٴسۇلى	مەزەت ٴسۇلى	319
ʃarana swə	养胎营养液	夏热阿纳苏勒		شارانا سۋى	شارانا سۋى	310
qan sTli	血液	罕苏勒	جالپى قاندى بىلدىرەدى	قان ٴسۇلى	قان ٴسۇلى	311
qan tunbasə	血液的有形部分	罕屯巴斯	قاننىڭ فورمالى قۇرامىن كورسەتەدى	قان تۇنباسى	قان تۇنباسى	312
qan sarswə	血液的无形部分	罕萨尔苏		قان سارسۋى	قان سارسۋى	313

T;ʁar sTli	消化液、胃液	翁尕尔苏勒	اسقورتۋ ٴسولى	ٴوڭعار ٴسولى	ٴوڭعار ٴسولى	314
tæbettik sTl	唾液	塔别提提克苏勒	تابەتتى ارتتىراتىن ٴسول ياعني اۋىز بوستىعىنداعى پەرمەنتتەر	تابەتتىك ٴسول	تابەتتىك ٴسول	315
Næwmettik sTl	胃液	奈吾蔑提克苏勒	اسقازان ىشەكتەگى اس قورتۋعا كومەكتەسەتىن سولدەر	ناۋمەتتىك ٴسول	ناۋمەتتىك ٴسول	316
iʃtek sTli	肠液	伊西铁克苏勒	ىشەك جولىنداعى سولدەر	ىشتەك ٴسولى	ىشتەك ٴسولى	317
bez sTli	淋巴液、腺液	别孜苏勒	لينفا تۇيىندەرىنەن جانە بەزدەردەن ٴبولىنىپ شىعاتىن سۇيىقتىقتار	بەز ٴسولى	بەز ٴسولى	318
sərqat bezdirgiʃ sTl	免疫体液	斯尔哈提别孜得尔格什苏勒	دەنەدەگى اۋرۋعا قارسى تۇراتىن سۇيىقتىقتاردىڭ جيىنتىق اتاۋى ياعني يممۋنيتەتتىك قاسيەتكە يە سولدەر	سىرقات بەزدىرگىش ٴسول		319

urpaqtandərʁəʃ sTl	生殖体液	吾尔帕克唐得尔格什苏勒	ۇرپاق جالعاۋعا قاتىستى سۋلدەر ياعني اتالىق، انالىق ۇرىق جانە گورمونداردىڭ جينتىق اتاۋى	ۇرپاقتاندىرعىش ٴسۋل	ۇرپاقتاندىرعىش ٴسۋل	320
ʤibitw sTli	滋养润滑之液	吉布图苏勒	بۇكىل دەنەگە تارقالعان سۋيىقتىقتاردى كورسەتەدى	ٴجىبىتۋ سۋلى	ٴجىبىتۋ سۋلى	321
majdalaʁəʃ sTl	润滑之液	玛依达拉格什苏勒	بۋىندارداعى اراسىنداعى سۋيىقتىقتار	مايدالاعىش ٴسۋل	مايدالاعىش ٴسۋل	322
ʤibitkiʃ sTl	滋润之液	吉布提克什苏勒	مۇشەلەر اراسىنداعى جانە مۇشەلەردىڭ ٴوز ىشىندەگى سۋيىقتىقتاردى كورسەتەدى	جىبىتكىش ٴسۋل	جىبىتكىش ٴسۋل	323
qandəq a;ʁaqtəq bejimder	血质趋向论	罕得克昂尕克提克别衣木	دەنەدەگى قاننىڭ ساپالىق مەرەكشەلىگىنە قاراي توپتارعا جىكتەلۋى	قاندىق اعاقتىق بەيىمدەر	قاندىق اعاقتىق بەيىمدەر	324

əstəqtəq bejimdegiler	温热型血质			ىستقتىق بەيىمدەگىلەر	قاندىق ائعاقتىق ىستقتىق بەيىمدەگىلەر	325
swəqtəq bejimdegiler	寒湿型血质			سۋىقتىق بەيىمدەگىلەر	قاندىق ائعاقتىق سۋىقتىق بەيىمدەگىلەر	326
sujqəldəq bejimdegiler	稀薄型血质			سۇيقىلدىق بەيىمدەگىلەر	قاندىق ائعاقتىق سۇيقىلدىق بەيىمدەگىلەر	327
qojwləq bejimdegiler	粘稠型血质			قويۋلىق بەيىمدەگىلەر	قاندىق ائعاقتىق قويۋلىق بەيىمدەگىلەر	328
wəlmalə bejimdegiler	内向型血质			ۋىلمالى بەيىمدەگىلەر	قاندىق ائعاقتىق ۋىلمالى بەيىمدەگىلەر	329
bwəlmalə bejimdegiler	虚弱型血质			بۋىلمالى بەيىمدەگىلەر	قاندىق ائعاقتىق بۋىلمالى بەيىمدەگىلەر	330
sərqattəq ter	病理性汗液		قالىپسىز تەر	سىرقاتتىق تەر	سىرقاتتىق تەر	331

sərqattəq nesep	病理性尿液		قالپسز نەسەپ	سرقاتتىق نەسەپ	سرقاتتىق نەسەپ	332
sərqattəq ulʤaraq	病理性粪便		قالپسز ۇلجاراق	سرقاتتىق ۇلجاراق	سرقاتتىق ۇلجاراق	333
sərqattəq ma;qa	病理性鼻涕		قالپسز ماڭقا	سرقاتتىق ماڭقا	سرقاتتىق ماڭقا	334
sərqattəq kTz ʤasə	病理性眼泪		قالپسز كوز جاسى	سرقاتتىق كوز جاسى	سرقاتتىق كوز جاس	335
sərqattəq qaqərəq	病理性痰液		قالپسز قاقىرىق	سرقاتتىق قاقىرىق	سرقاتتىق قاقىرىق	336
ter	汗	铁尔		تەر	تەر	337
Ter qasqa; ʁə	自汗	铁尔哈斯康格	شىپىلداپ شىعاتىن تەر	تەر قاسقاڭقى	تەر قاسقاڭعى	338
Ter ʤasqa; ʁə	盗汗	铁尔加斯康格	قاراقشى تەر	تەر جاسقاڭعى	تەر جاسقاڭعى	339
Ter astarlə	战汗	铁尔阿斯塔尔勒	قالتىراتپالى تەر	تەر استارلى	تەر استارلى	340
Ter ʤasqarlə	大汗	铁尔加斯哈尔勒	شىپ-شىپ شىعاتىن تەر	تەر جاسقارلى	تەر جاسقارلى	341
Ter bastanʁə	头汗	铁尔巴斯唐格	باستان عانا شىعاتىن تەر	تەر باستانعى	تەر باستانعى	342
Ter saspalə	半身出汗	铁尔萨斯帕勒	اۋىسپالى تەر	تەر ساسپالى	تەر ساسپالى	343
Ter qaʃpalə	手心、足心汗	铁尔哈什帕勒	الاقان، تابانىنان شىعاتىن تەر	تەر قاشپالى	تەر قاشپالى	344
Ter tastalʁə	微汗	铁尔塔斯塔勒格	بولماشى تەر	تەر تاستالعى	تەر تاستالعى	345
Ter majlanʁə	粘油汗	铁尔玛依朗格	مايلى تەر	تەر مايلانعى	تەر مايلانعى	346

第六章 胡瓦特（气）学说						
qwat, kyʃ, kyʃ-qwat, æl-qwat, qabilet	气、功能、能量	胡瓦特		قۋات، كۈش، كۈش - قۋات، ئەل - قۋات، قابىلەت	قۋات	347
qwat ilimi	气、功能、能量学说	胡瓦特学说		قۋات ئىلمى	قۋاتتار	348
arqawləq qwat	真气、元气	阿尔豪力克胡瓦特	«شىپاگەرلىك بايانىن تىكەلەي قابىلدانعان» اتاۋلار	ارقاۋلىق قۋات	ارقاۋلىق قۋات	349
myʃelik qwat	脏器之气	牡雪力克胡瓦特	‖	مۇشەلىك قۋات	مۇشەلىك قۋات	350
ʤanʃələqqwat	元气、宗气	江什力克胡瓦特	‖	جانشىلىق قۋات	جانشىلىق قۋات	351
ʤarʃələqqwat	预防之气	加尔什力克胡瓦特		جارشىلىق قۋات	جارشىلىق قۋات	352
ʁarʃələqqwat	贮存、消耗之气	哈尔什力克胡瓦特	‖	عارشىلىق قۋات	عارشىلىق قۋات	353
tarʃələq qwat	潜能力	塔尔什力克胡瓦特	‖	تارشىلىق قۋات	تارشىلىق قۋات	354
barʃələq qwat	脏器之气	巴尔什力克胡瓦特	‖	بارشىلىق قۋات	بارشىلىق قۋات	355
qəjməl-xarektirlik	活动之气	黑木勒哈热克	‖	قيمىل - حارەكتىرلىك	قيمىل-	356

qwat		提克胡瓦特		قۋات	حارەكترلىك قۋات	
sezimtaldəq qwat	感知思维之气	色孜木塔勒得克胡瓦特	‖	سەزىمتالدىق قۋات	سەزىمتالدىق قۋات	357
teʤelistik qwat	固抑之气	铁杰力斯提克胡瓦特	‖	تەجەلىستىك قۋات	تەجەلىستىك قۋات	358
qosaqtəq qwat	孕育之气、性能力	霍萨克特克胡瓦特	‖	قوساقتىق قۋات	قوساقتىق قۋات	359
te;dessiz tTtemeli qwat	自身持久免疫力	腾叠斯斯孜托铁蔑勒胡瓦特	‖	تەڭدەسسىز تۇتەمەلى قۋات	تەڭدەسسىز تۇتەمەلى قۋات	360
ʤasərən qwat	后天终身免疫	加斯仁布尔克蔑勒胡瓦特	‖	جاسىرىن بۇركەمەلى قۋات	جاسىرىن بۇركەمەلى قۋات	361
qaxarlə tTtemeli qwat	自身特殊免疫力	哈尔哈尔勒托铁蔑勒胡瓦特	‖	قارھارلى تۇتەمەلى قۋات	قارھارلى تۇتەمەلى قۋات	362
ʤasamalə ʤalʁamalə qwat	人工免疫力	加萨玛勒加勒哈玛勒胡瓦特	‖	جاسامالى جالعامالى تۇتەمەلىك قۋات	جاسامالى جالعامالى تۇتەمەلىك قۋات	363
bayansəz tTtemeli qwat	不持久的免疫力	巴延斯孜托铁蔑勒胡瓦特	‖	بايانسىز تۇتەمەلى قۋات	بايانسىز تۇتەمەلى قۋات	364
ʁarəʃləq qwat	消耗、贮存之	哈日什力克胡	‖	عارىشلىق قۋات	عارىشلىق قۋات	365

	气	瓦特				
ʤojələstəq qwat	消耗之气	卓依勒斯特克胡瓦特	‖	جويىلستىق قۋات	جويىلستىق قۋات	366
irkindi qwat	贮存之气	伊尔肯得胡瓦特	‖	ىركىندى قۋات	ىركىندى قۋات	367
iʃki myʃelerdi; qwatə	脏腑之气		‖	ىشكى مۇشەلەردىڭ قۋاتى	ىشكى مۇشەلەردىڭ قۋاتى	368
ʤan ʃərən qwatə	生命之气	坚什仁胡瓦特	‖	جان شىرىن قۋاتى	جان شىرىن قۋاتى	369
qan－sTldik qwat	精血之气	罕苏勒迪克胡瓦特	‖	قان ـ ٴسولدىك قۋات	قان ـ ٴسولدىك قۋات	370
ʃəʁaʁələq qwat	排泄之气	施哈尔合勒克胡瓦特	‖	شىعارعىلىق قۋات	شىعارعىلىق قۋات	371
qosaqtəq qwat	性欲之气	霍萨克特克胡瓦特	‖	قوساقتىق قۋات	قوساقتىق قۋات	372
ʤanʃələq qwat	防预之气	江什力克胡瓦特	‖	جانشىلىق قۋات	جانشىلىق قۋات	373
tolʁamdəq qwat	思维之气	托勒哈木得克胡瓦特	‖	تولعامدىق قۋات	تولعامدىق قۋات	374
Medwlik qwat	支撑之气	蔑叠吾力克胡瓦特	‖	مەدەۋلىك قۋات	مەدەۋلىك قۋات	375

kyʃ-qayrattəq qwat	力量之气	库什海热特克胡瓦特	‖	كۈش-قايراتتىق قۋات	كۈش-قايراتتىق قۋات	376
talʃəqtəq qwat	粉碎之气	塔勒什克特克胡瓦特	‖	تالشقتىق قۋات	تالشقتىق قۋات	377
qortqələq qwat	消化之气	霍尔特合勒克胡瓦特	‖	قورتقىلىق قۋات	قورتقىلىق قۋات	378
ujtqələq qwat	吸收之气	吾依特合勒克胡瓦特	‖	ۇيتقىلىق قۋات	ۇيتقىلىق قۋات	379
tənəstalʁələq qwat	呼吸之气	特尼斯塔勒格勒克胡瓦特	‖	تىنىستالغىلىق قۋات	تىنىستالغىلىق قۋات	380
sərtqə myʃelerdi; qwatə	器官之气		‖	سىرتقى مۇشەلەردىڭ قۋاتى	سىرتقى مۇشەلەردىڭ قۋاتى	381
kTrwlik-tanəmdəq qwat	视辨之气	阔茹勒克塔尼木胡瓦特	‖	كورۋلىك- تانىمدىق قۋات	كورۋلىك- تانىمدىق قۋات	382
sTjlew dæm parəqtaw qwatə	味觉语言之气	索依列吾代木帕日克套胡瓦特	‖	سويلەۋ، دام پارىقتاۋ قۋاتى	سويلەم، تاتىم قۋاتى	383
sezgirlik, syzgilik qwat	知觉过滤（皮肤）之气	色孜格尔勒克苏孜格勒克胡瓦特	‖	سەزگىرلىك، سۈزگىلىك قۋات	سەزگىرلىك، سۈزگىلىك قۋات	384
erkektik, erlik qwat	男性之气	叶尔可克特克叶尔力克胡瓦特	‖	ەركەكتىك، ەرلىك قۋات	ەركەكتىك، ەرلىك قۋات	385

jiskemdik, jis parəqtaw qwatə	嗅觉之气	依斯克木迪克依斯帕日克套勒克胡瓦特	‖	يسكەمدىك ئىس پارىقتاۋلىق قۇۋاتى	يسكەمدىك ئىس پارىقتاۋلىق قۇۋات	386
taweldik qwat (ʤənəs parqəndəq qwat)	性别之气	陶额里迪克胡瓦特	‖	تاۋەلدىلىك قۇۋات (جىنس پارقىندىق قۇۋات)	تاۋەلدىلىك قۇۋات	387
Serpimdilik qwat	伸屈之气	色尔普木得力克胡瓦特	‖	سەرپىمدىلىك قۇۋات	سەرپىمدىلىك قۇۋات	388
tarpəmdələq qwat	踢爬之气	塔尔普木得勒克胡瓦特	‖	تارپىمدىلىق قۇۋات	تارپىمدىلىق قۇۋات	389
samdaʁajləq qwat (lezdik qwat)	灵动之气	萨木达海勒克胡瓦特	‖	سامداغايلىق قۇۋات (لەزدىك قۇۋات)	سامداغايلىق قۇۋات 198	390
estw qwatə	听觉之气	叶斯图胡瓦特	‖	ەستۇ قۇۋاتى	ەستىمدىك قۇۋات	391
ʤalʁaʁəʃ qwat	衔接之气	加勒尕格什胡瓦特	‖	جالغاعىش قۇۋات	جالغاعىش قۇۋات	392
kyʃ aləm qwatə	用力（腹部）之气	库什阿勒木胡瓦特	‖	كۇش الىم قۇۋاتى	كۇش الىم قۇۋاتى	393
Arqaw ʃjrəqtələq	元气聚盛	阿尔考西日克特勒克	‖	ارقاۋ شىيرقتىلىق	ارقاۋ شىيرقتىلىق	394

Arqaw ʃjrəqsəzdəʁə	元气衰散	阿尔考西日克斯孜得克	‖	ارقاۋدىك شيرقسزدىعى	ارقاۋدىك شيرقسزدىعى	395
ajəʁəm	康复	阿依格木	‖	ايعىم	ايعىم	396
sərqat, awrw, nawqas	疾病	斯尔哈特	‖	سرقات، اۋرۇ، ناۋقاس	سرقات	397
sərqat sebepkerleri	病因（致病条件、诱因）	斯尔哈特色别普克尔列日	‖	سرقات سەبەپكەرلەرى	سرقات سەبەپكەرلەرى	398
sərqat sebepkerleri ilimi	病因学说	斯尔哈提色别普克尔学说	‖	سرقات سەبەپكەرلەر ئىلمى	سرقات سەبەپكەرلەرى	399
rajləq sebepkerleri	气候性病因	热阿依勒克色别普克尔	‖	رايلىق سەبەپكەرلەر	رايلىق سەبەپكەرلەر	400
almasəmdələq	代谢性病因	阿勒玛斯木色别普克尔	‖	الماسمدىق	الماسمدىق سەبەپكەرلەر	401
minez－quləqtəq sebepkerler	性格性诱因	米聂孜胡勒克特克色别普克尔	‖	مىنەز-قۇلىقتىق سەبەپكەرلەر	جۇلدىزدىق سەبەپكەرلەر	402
sTldik sebepkerler	体液性病因	苏勒迪克色别普克尔	‖	سولدىك سەبەپكەرلەر	سولدىك سەبەپكەرلەر	403
qwattəq sebepkerler	功能（气）性病因	胡瓦特克色别普克尔	‖	قۋاتتىق سەبەپكەرلەر	قۋاتتىق سەبەپكەرلەر	404

əstəqtəq sebepkerler	热性病因	俄斯特克特克色别普克尔	‖	ىستىقتىق سەبەپكەرلەر	ىستىقتىق سەبەپكەرلەر	405
swəqtəq sebepkerler	寒性病因	苏吾克特克色别普克尔	‖	سۋىقتىق سەبەپكەرلەر	سۋىقتىق سەبەپكەرلەر	406
uʃəqtəq sebepkerler	情感性病因	吾什克特克色别普克尔	‖	ۇشىقتىق سەبەپكەرلەر	ۇشىقتىق سەبەپكەرلەر	407
ʤazəmdəq sebepkerler	创伤性病因	加孜木得克色别普克尔	‖	جازىمدىق سەبەپكەرلەر	جازىمدىق سەبەپكەرلەر	408
qaharlə sebepkerler	传染性病因	喀阿尔勒色别普克尔	‖	قاھارلى سەبەپكەرلەر	قاھارلى سەبەپكەرلەر	409
zaharlə sebepkerler	毒物所伤性病因	扎阿尔勒色别普克尔	‖	زاھارلى سەبەپكەرلەر	زاھارلى سەبەپكەرلەر	410
qaharsəz sebepkerler	无传染性病因	喀阿尔斯孜色别普克尔	‖	قاھارسىز سەبەپكەرلەر	قاھارسىز سەبەپكەرلەر	411
atpalə uʃəq, ʤazəmdəq sərqattar	获得性疾病	阿特帕勒吾什克	‖	اتپالى ۇشىق، جازىمدىق سىرقاتتار	اتپالى ۇشىق	412
bwəlmalə sjpattə awrwlar	致病菌或气候变化引起的疾病	布额勒玛勒色别普克尔		بۋلمالى سىپاتتى اۋرۋلار	بۋلما سەبەپكەرلەر	413

twəlmalə sjpattə awrwlar	先天性疾病	图额勒玛勒色别普克尔		تۇلمالى سيپاتتى اۋرۋلار	تۇلما سەبەپكەرلەر	414
qwəlmalə sjpattə awrwlar	遗传性疾病	胡额勒玛色别普克尔		قۇلمالى سيپاتتى اۋرۋلار	قۇلما سەبەپكەرلەر	415
merejli uʃəq	兴奋性诱因	蔑热依勒吾什克	قۋانىشقا ٴتان كوڭىل كۇي	مەرەيلى ۇشق	مەرەيلى ۇشق	416
syjsinis	欢乐	穗斯尼斯	ٴسۇيسىنۇ	ٴسۇيسىنىس	ٴسۇيسىنىس	417
qwanəʃ	兴奋	胡瓦尼什	قۋانۇ	قۋانىش	قۋانىش	418
ʃattanəs	喜悦	夏特塔尼斯	شاتتانۇ	شاتتانىس	شاتتانىس	419
serejli uʃəq	抑郁性诱因	色热依勒吾什克	قاسىرەتكە ٴتان كوڭىل كۇي	سەرەيلى ۇشق	سەرەيلى ۇشق	420
kektenis	愤怒	克可铁尼斯	كەكتەنۇ	كەكتەنىس	كەكتەنىس	421
seskenis	嫌憎	色斯克尼斯	سەسكەنۇ	سەسكەنىس	سەسكەنىس	422
ʤijirkenis	嫌脏	吉尔克尼斯	جيىركەنۇ	جيىركەنىس	جيىركەنىس	423
ʃoʃənəs	惊吓	硕什尼斯	شوشىنۇ	شوشىنىس	شوشىنىس	424
kujiktenis	悲伤	奎依克铁尼斯	كۇيىكتەنۇ	كۇيىكتەنىس	كۇيىكتەنىس	425
torəʁəs	困惑	托日格斯	تورىعۇ	تورىعىس ،	تورىعىس	426
yrejlenis	恐怖	吾热依列尼斯	ۇرەيلەنۇ	ۇرەيلەنىس	ۇرەيلەنىس	427

Tkiniʃ	懊悔	沃克尼什	وكىنۇ	وكىنىش	وكىنىش	428
tyrʃigis	恐惧	图尔西格斯	تۇرشگۇ	تۇرشگىس	تۇرشگىس	429
第八章：牡雪列尔(脏器）学说						
myʃeler, ʤyjeler	脏器	牡雪列尔		مۇشەلەر، جۇيەلەر	مۇشەلەر	430
myʃeler ilimi	脏器学说	牡雪列尔学说		مۇشەلەر ئىلمى	مۇشەلەر جىكتەلىس اۋقمى	431
sərtqə kTrnew 12 myʃe	外显十二器官			سرتقى كورنەۋ 12 مۇشە	سرتقى كورنەۋ 12 مۇشە	432
iʃki kTmeski 12 myʃe	内藏十二脏腑			ىشكى كومەسكى 12 مۇشە	ىشكى كومەسكى 12 مۇشە	433
tykkene, tyk ʤyjesi	毫毛系	图克可涅		تۇككەنە، تۇك جۇيەسى	تۇككەنە	434
qaptek, teri ʤyjesi	皮肤系	哈普铁克		قاپتەك، تەرى جۇيەسى	قاپتەك	435
tantal, kTz ʤyjesi	眼睛系	塔尼塔勒		تانتال، كوز جۇيەسى	تانتال	436
my;k, murən ʤyjesi	鼻系	木恩克		مۇڭك، مۇرن جۇيەسى	مۇڭك	437
qosqol, qulaq ʤyjesi	耳系	霍斯活勒		قوسقول، قۇلاق جۇيەسى	قوسقول	438
ʤyrim, ajaq ʤyjesi	足系	居日木		ٴجۇرىم، اياق جۇيەسى	ٴجۇرىم	439
ustamar, qol ʤyjesi	手系	捂斯塔玛尔		ۋستامار، قول جۇيەسى	ۋستامار	440

ijilgim, bwən ʤyjesi	关节系	依勒格木		يىلگىم، بۆن جۈيەسى	يىلگىم	441
tilsTz, til ʤyjesi	舌系	提里索孜		ئتىلسوز، ئتىل جۈيەسى	ئتىلسوز	442
bawəzdawləq, mojən ʤyjesi	颈部系	巴吾孜道勒克		باۋىزداۋلىق، موين جۈيەسى	باۋىزداۋلىق	443
qwsaq, qursaq ʤyjesi	腹部系	胡萨克		قۋساق، قۇرساق جۈيەسى	قۋساق	444
arajʤap, sərtqə ʤənəs ʤyjesi	外生殖器系	阿莱加普		ارايجاپ، سىرتقى جىنىس جۈيەسى	ارايجاپ	445
mjaq, mj ʤyjesi	脑系	美亚克		مياق، مي جۈيەسى	مياق	446
awʁaz, awəz ʤyjesi	口腔系	奥尕孜		اۋعاز، اۋىز جۈيەسى	اۋعاز	447
ʤemit, et ʤyjesi	肌肉系	杰木提		جەمىت، ەت جۈيەسى	جەمىت	448
syjemek, syjek ʤyjesi	骨系	髓叶蔑克		سۈيەمەك، سۈيەك جۈيەسى	سۈيەمەك	449
barʁaq, bawər ʤyjesi	肝系	巴尔尕克	باۋىر، كوكباۋىر- ۋىقى بەز سىندى ئۇش مۇشەنى قامتيدى	بارعاق، باۋىر جۈيەسى	بارعاق	450
qaharqaq, ʤyrek ʤyjesi	心系	喀哈尔喀克		قاھارقاق، جۇرەك جۈيەسى	قاھارقاق	451
demik, Tkpe ʤyjesi	肺系	叠木克		دەمىك، وكپە جۈيەسى	دەمىك	452

byrgek, byjrek ʤyjesi	肾系	布尔格克		بۇرگەك، بۇيرەك جۇيەسى	بۇرگەك	453
o;ʁar, asqazan ʤyjesi	胃系	翁尕尔		وڭعار، اسقازان جۇيەسى	وڭعار	454
iʃtek, iʃek ʤyjesi	肠系	依西铁克		ىشتەك، ىشەك جۇيەسى	ىشتەك	455
bezelik, bez ʤyjesi	腺系	别则力克		بەزەلىك، بەز جۇيەسى	بەزەلىك	456
nwχalma, iʃki ʤənəs myʃesi	内生殖器	努哈勒玛		نۇحالما، ىشكى جىنىس مۇشەسى	نۇحالما	457
tykkene uzarʁə	长毫毛	图克可涅吾扎尔格	ۇزىن تۇكتەر	تۇككەنە ۇزارعى	تۇككەنە ۇزارعى	458
tykkene qəsqarʁə	短毫毛	图克可涅克斯喀尔格	قىسقا تۇكتەر	تۇككەنە قىسقارعى	تۇككەنە قىسقارعى	459
tykkene tənarʁə	微毫毛	图克可涅特纳尔格	بولىمسىز تۇكتەر	تۇككەنە تىنارعى	تۇككەنە تىنارعى	460
tykkeneli qaptek	毫毛性皮肤	图克可涅勒哈普铁克	تۇكتى تەرى	تۇككەنەلى قاپتەك	تۇككەنەلى قاپتەك	461
Tykkenesiz qaptek	无毫皮肤	图克可涅色泽哈普铁克	تۇكسىز تەرى	تۇككەنەسىز قاپتەك	تۇككەنەسىز قاپتەك	462
tanəmal myʃe	视觉器官	塔尼玛勒牡雪	كورىپ، تانۋ مۇشەسى	تانىمال مۇشە	تانىمال مۇشە	463

jistik myʃe	嗅觉器官	伊斯提克 牡雪	ٴيس سەزىم مۇشەسى	يستىك مۇشە	يستىك مۇشە	464
belgilik	相貌特征器官	别勒格力克 牡雪	بەلگىلى مۇشە	بەلگىلىك	بەلگىلىك مۇشە	465
qaptama myʃe	包裹器官	哈普塔玛 牡雪		قاپتاما مۇشە	قاپتاما مۇشە	466
tə;dam myʃe	听力器官	腾达木 牡雪		تىڭدام مۇشە	تىڭدام مۇشە	467
adəmdəq myʃe	行走器官	阿得木得克 牡雪		ادىمدىق مۇشە	ادىمدىق مۇشە	468
əqələm myʃe	机灵器官	额克特勒克 牡雪	قاعىلەز مۇشە	ىقتىلىق مۇشە	ىقتىلىق مۇشە	469
Jkemdilik myʃe	活动器官	依克木迪克 牡雪		يكەمدىك مۇشە	يكەمدىك مۇشە	470
tatəmdəq myʃe	味觉器官	塔特木得克 牡雪		تاتىمدىق مۇشە	تاتىمدىق مۇشە	471
qorʁan myʃe	保护器官	霍尔甘 牡雪		قورعان مۇشە	قورعان مۇشە	472
ʤazələm myʃe	伸展器官	加孜勒木牡雪		جازىلىم مۇشە	جازىلىم مۇشە	473
urpaq ʤalʁama myʃe	交媾繁衍器官	吾儿帕克加勒 尕马 牡雪		ۇرپاق جالعاما مۇشە	ۇرپاق جالعاما مۇشە	474
tolʁamdəq myʃe	思维脏腑	托勒哈木得克 牡雪		تولعامدىق مۇشە	تولعامدىق مۇشە	475
tolʤandəq myʃe	嚼食脏腑	托勒坚得克牡雪	اس قورتۋ مۇشەسى	تولجاندىق مۇشە	تولجاندىق مۇشە	476
qjməldəq myʃe	活动脏腑	黑木勒得克牡雪		قيمىلدىق مۇشە	قيمىلدىق مۇشە	477
medewlik myʃe	支撑脏腑	蔑叠吾力克牡雪		مەدەۋلىك مۇشە	مەدەۋلىك مۇشە	478
qan ʤasawʃə myʃe	造血脏腑	罕加扫什牡雪		قان جاساۋشى مۇشە	قان كوزگى مۇشە	479
qan kezdirgiʃ myʃe	循环脏腑	罕克孜迪尔格牡雪		قان كەزدىرگى مۇشە	قان كەزدىرگى مۇشە	480

tənəstəq myʃe	呼吸脏腑	腾斯特克牡雪		تىنىستىق مۇشە	تىنىستىق مۇشە	481
syzgi myʃe	过滤脏腑	肃孜格牡雪		سۇزگى مۇشە	سۇزگى مۇشە	482
si;irgi myʃe	消化脏腑	僧尔格牡雪		سىڭىرگى مۇشە	سىڭىرگى مۇشە	483
as qortw myʃe	吸收脏腑	阿斯霍尔图牡雪		اس قورتۋ مۇشە	اس قورتۋ مۇشە	484
sTlswləq myʃe	贮藏精微脏腑	素勒苏勒克牡雪		ٴسولسۋلىق مۇشە	ٴسولسۋلىق مۇشە	485
urpaqtəq myʃe	交媾繁衍脏腑	吾儿帕克特克牡雪		ۇرپاقتىق مۇشە	ۇرپاقتىق مۇشە	486
ərəsqə a;ʁaq	细小网络脉管	额日斯克昂尕克	كاپيلار، جىڭىشكە تامىر	ىرىسقى اعاق	ىرىسقى اعاق	487
ʤəmpəma a;ʁaq	静脉	支木普玛昂尕克	ۆەنا تامىرى	جىمپىما اعاق	جىمپىما اعاق	488
ləpəma a;ʁaq	动脉	勒普玛昂尕克	ارتەريا تامىرى	لىپىما اعاق	لىپىما اعاق	489
ʤel iʃek	直肠		تىك ىشەك	جەل ىشەك	جەل ىشەك	490
ajlanʃəq	肛门		انۋس	ايلانشىق	ايلانشىق	491
第九章　托热拉斯罕肯斯提克（脉络空间）学说						
torlasqan ke;istik	脉络空间	托尔拉斯罕肯斯提克		تورلاسقان كەڭىستىك	تورلاسقان تورلاۋلى-تورلاۋلى كەڭىستىك	492
bitistik sapa ilimi	体质学说	比体斯德克萨帕（体质）学说		بىتىستىك ساپا ٴىلىمى		493

第二篇 纳日克塔勒格与达日木达勒格（诊治与药学部分）

typteme	总论	图普铁蔑	جالپى شولۋ	تۇپتەمە	تۇپتەمە	494
ʤikteme	各论（基础理论）	吉克铁蔑	ىشكى مازمۇندار	جىكتەمە	جىكتەمە	495
narəqtalʁə	诊断学	纳日克塔勒格	دياگنوستيكا	نارىقتالعى	نارىقتالعى	496
a;ʁarəmdama	诊断	昂尕勒木达玛	دياگنوز	اڭعارىمداما	اڭعارىمداما	497
naqtama	鉴别诊断学	纳合达玛	پارىقتاۋ دياگنوزى	ناقتاما	ناقتاما	498
darəmdalʁə	临床医学	达日木达勒格	كىلەنيكالىق مەديتسينا	دارىمدالعى	دارىمدالعى	499
darəm zarwatə	药物学	达日木扎尔瓦特	فارموكولوگيا	دارىم زارۋاتى	دارىم زارۋاتى	500
ajəqtərʁə, dawalaw ilimi	治疗学	阿依合特尔格	اۋرۋدان ايىقتىرۋ	ايىقتىرعى، داۋالاۋ ٴبىلىمى	ايىقتىرعى	501
yʃ ʃə; altə beles	三峰六坡		«شىپاگەرلىك بايانداعى» قانىقتالعى، نارىقتالعى، دارىمدالعى سىندى ٴۇش شىڭ مەن تۇپتەمە، جىكتەمە، اڭعارىمداما، ناقتاما، دارىمزارۋاتى، ايىقتىرعى قاتارلى التى بەلەستى كورسەتەدى	ٴۇش شىڭ التى بەلەس	ٴۇش شىڭ التى بەلەس	502

ke;istik tuʁər men turaq tuʁər	天地为本			كەڭىستىك تۇعىرمەن تۇراق تۇعىر زاتتىق قايناردى (كورسەتەدى)		503
əstəq tuʁər men swəq tuʁər	寒热之性			ىستىق تۇعىر مەن سۋىق تۇعىر زاتتاردىڭ قاسيەتى (كورسەتەدى)		504
qara;ʁə tuʁər men ʤarəq tuʁər	明暗变化			قاراڭعى تۇعىر مەن جارىق تۇعىر زاتتاردىڭ قۇبىلىسى (كورسەتەدى)		505
nawqastəq æjgilenim	他觉症状	瑙哈斯特克阿依格列尼木	ٴوزى جانە باسقالار سەزەتىن اۋرۋ	ناۋقاستىق ايگىلەنىم	ناۋقاستىق ايگىلەنىم	506
sərqattəq æjgilenim	自觉症状	斯尔哈提克阿依格列木	ناۋقاستانۋشى تۇيسىنگەن اۋرۋ بەلگىسى	سىرقاتتىق ايگىلەنىم	سىرقاتتىق ايگىلەنىم	507
sərqat ʃoʁərə	症候群		ٴبىر توپقا جاتاتىن اۋرۋلاردى كورسەتەدى	سىرقات شوعىرى		508
sərqat belgisi	症状			سىرقات بەلگىسى	سىرقات بەلگىسى	509

sərqat bejnesi	疾病表现			سرقات بەينەسى	سرقات بەينەسى	510
eki tyrli a;ʁarəm ʤolə men altə tyrli Tekserw ædisi	二诊六法			ەكى ٴتۇرلى اڭعارىم جولى، التى ٴتۇرلى تەكسەرۋ ٴادىسى		511
ʤansərʁə a;ʁarəm	二 诊	静态下 观察		جانسرعى اڭعارىم	جانسرعى اڭعارىم	512
mænsarəm a;ʁarəm		动态下 的检查	اشىق تەكسەرىپ دياگنوز قويۋ	ٴمانسرعى اڭعارىم	ٴمانسرعى اڭعارىم	513
tanwləq a;ʁarəm	六 法	眼系用 于望诊	كورىپ تەكسەرۋ	تانۋلىق اڭعارىم	مۇشە تانتالدىق-تانۋلىق	514
Estwlik a;ʁarəm		耳系用 于听诊	تىڭداپ تەكسەۋ	ەستۋلىك اڭعارىم	مۇشە قولقۇلدىق-ەستۋلىك	515
Jiskemdik a;ʁarəm		鼻系用 于嗅诊	يىسكەپ تەكسەرۋ	يىسكەمدىك اڭعارىم	مۇشە مۇڭكتىك يىسكەمدىك	516
ustawləq a;ʁarəm		手系用 于触切	ۇستاپ-سيپاپ تەكسەرۋ	ۇستاۋلىق،اڭعارىم	مۇشە ۇستامارلىق-ۇستاۋلىق	517
tolʁamdəq a;ʁarəm		脑系用 于思考		تولعامدىق اڭعارىم	مۇشە مياقتىق-تولعامدىق	518

ko;il elegindik a;ɤarəm	心系用于指挥		كوڭىل ەلەگىندىك اڭعارىم	مۇشە قاقارقاقتىق-مەڭگەرىمدىلىك		519
bTme qajəp	舌质	波利蔑哈依普		بولمە قايىپ	بولمە قايىپ	520
bole qajəp	舌苔	波列哈依普		بولە قايىپ	بولە قايىپ	521
a;ɤaq ylbir	幼儿老年之脉	昂尕克吾利布尔	قارتتار مەن سابيلەردىڭ تامىرىنىڭ قالىپتى سوعىلۋ جاعدايى	اڭعاق ٴۇلبىر	اڭعاق ٴۇلبىر	522
a;ɤaq alqaq	正常脉	昂尕克阿勒哈克	قالىپتى سوققان تامىر	اڭعاق القاق	اڭعاق القاق	523
telimdilik	收集整理	铁勒木得力克	كوپ ٴتۇرلى اۋرۋ بەلگىلەرىنىڭ سوڭىنا ٴتۇسۋ	تەلىمدىلىك	تەلىمدىلىك	524
Tnimdilik	辩证分析	握尼木得力克	اۋرۋ بەلگىلەرىن سارالاپ ٴتۇيىنىن جيناقتاۋ	ونىمدىلىك	ٴونىمدىلىك	525
senimdilik	真实、确凿	色尼木得力克	اۋرۋ بەلگىلەرىنىڭ ٴتۇپ توركىنىن تابۋ	سەنىمدىلىك	سەنىمدىلىك	526
swəq sjpattə dæriler	寒性药			سۋىق سيپاتتى دارىلەر	سۋىقتىق دارىلەر	527
əstəq sjpattə dæriler	热性药			ىستىق سيپاتتى دارىلەر	ىستىقتىق دارىلەر	528

ʤələ sjpattə dæriler	温性药			جىلى سىيپاتتى دارىلەر	جىلىلىق دارىلەر	529
salqən sjpattə dæriler	凉性药			سالقىن سىيپاتتى دارىلەر	سالقىندىق دارىلەر	530
æsire əstəq sjpattə dæriler	大热性药			اسىرە ىستىق سىيپاتتىق دارىلەر	اسىرە ىستىق دارىلەر	531
æsire swəq sjpattə dæriler	大寒性药			اسىرە سۋىق سىيپاتتى دارىلەر	اسىرە سۋىقتىق دارىلەر	532
Syjinbelik tatəm	甘味		ٴتاتتى	سۇيىنبەلىك تاتىم	سۇيىنبەلىك تاتىم	533
tyʃirkemelik tatəm	辛味		ۋنامدى	تۇشىركەمەلىك تاتىم	تۇشىركەمەلىك تاتىم	534
Kyrsinbelik tatəm	酸味		قىشقىل	كۇرسىنبەلىك تاتىم	كۇرسىنبەلىك تاتىم	535
keʃirkemelik tatəm	苦味		كەرمەك	كەشىركەمەلىك تاتىم	كەشىركەمەلىك تاتىم	536
tosərqamaləq tatəm	咸味		اشتى	توسىرقامالىق تاتىم	توسىرقامالىق تاتىم	537
Kisirkenbelik tatəm	平味		بەيتاراپ، ٴدامسىز	كىسىركەنبەلىك تاتىم	كىسىركەنبەلىك تاتىم	538
tjɤəlar	止泻药		«شىيپاگەرلىك بايانىنان» تىكەلەي قابىلدانعان اتاۋلار	تيعىلار	تيعىلار	539
basqəlar	止呕药		〃	باسقىلار	باسقىلار	540

qustərɤəlar	驱吐药			‖	قۇستىرغىلار	قۇستىرغىلار	541
terletkiler	发汗药			‖	تەرلەتكىلەر	تەرلەتكىلەر	542
aydatqəlar	泻下药			‖	ايداتقىلار	ايداتقىلار	543
wət ʤojɤəlar	解毒药			‖	ۋىت جويغىلار	ۋىت جويغىلار	544
qaɤəndermaɤəlar	清热药			‖	قاغىندىرماغىلار	قاغىندىرماغىلار	545
ʃəɤarɤəlar awəz	拔毒药			‖	اۋىز شىغارغىلار	اۋىز شىغارغىلار	546
kezeksizdendirgiler	润燥药			‖	كەزەكسىزدەندىرگىلەر	كەزەكسىزدەندىرگىلەر	547
ʤibitkiler	润下药			‖	جىبىتكىلەر	جىبىتكىلەر	548
yjtqəlar	催眠药			‖	ۇيىقتاتقىلار	ۇيىقتاتقىلار	549
ʃjratqəlar	扶正药			‖	شىراتقىلار	شىراتقىلار	550
toləqtərɤəlar	补药			‖	تولىقتىرغىلار	تولىقتىرغىلار	551
wət qajtarɤəlar	排毒药			‖	ۋىت قايتارغىلار	ۋىت قايتارغىلار	552
tezdetkiler	兴奋药			‖	تەزدەتكىلەر	تەزدەتكىلەر	553
Alaw qajtarɤəlar	退热药			‖	الاۋ قايتارغىلار	الاۋ قايتارغىلار	554
Qurt ʤojɤəlar	杀虫药			‖	قۇرت جويغىلار	قۇرت جويغىلار	555
Qurt ajdaɤəlar	驱虫药			‖	قۇرت ايداغىلار	قۇرت ايداغىلار	556
ʤTtel tjɤəlar	止咳药			‖	جوتەل تيىغىلار	جوتەل تيىغىلار	557
qaqərəq ʤibitkiler	化痰药			‖	قاقىرىق جىبىتكىلەر	قاقىرىق جىبىتكىلەر	558

tənəstəq saja taptərɤəlar	平喘药		‖	تىنىستىق سايا تاپتۇرغۇلار	تىنىستىق سايا تاپتۇرغۇلار	559
ʃoʃəndərmaɤəlar	镇静药		‖	شوشەندۈرماغۇلار	شوشەندۈرماغۇلار	560
qosqəlar	补气药		‖	قوسقىلار	قوسقىلار	561
ʤyrgizgiler	行气药		‖	جۈرگىزگىلەر	جۈرگىزگىلەر	562
ʤadəratqəlar	提神药		‖	جادىراتقىلار	جادىراتقىلار	563
nawmet	疗程		داۋالاۋ كۇرسىسى	ناۋمەت	ناۋمەت	564
qaqpawəl	创伤	哈克帕吾勒	«شىپاگەرلىك بايانى» تىكەلەي قابىلدانغان اتاۋلار	قاقپاۋىل	قاقپاۋىل	565
ornawəl	瘤疾	沃尔纳吾勒	‖	ورناۋىل	ورناۋىل	566
qarmawəl	疼痛性疾病	哈尔玛吾勒	‖	قارماۋىل	قارماۋىل	567
əsqawəl	热性疾病	俄斯哈吾勒	‖	ىسقاۋىل	ىسقاۋىل	568
sarlawəl	慢性病	萨尔拉吾勒	‖	سارلاۋىل	سارلاۋىل	569
azajɤələq sarlawəl	营养不足		‖	ازايعىلىق سارلاۋىل	ازايعىلىق سارلاۋىل	570
tawsəlɤələq sarlawəl	失血		‖	تاۋسىلعىلىق سارلاۋىل	تاۋسىلعىلىق سارلاۋىل	571
ʤTtelgilik sarlawəl	肺痨		‖	جوتەلگىلىك سارلاۋىل	جوتەلگىلىك سارلاۋىل	572
si;irimdik sarlawəl	胃肠功能障碍		‖	سىڭىرىمدىك سارلاۋىل	سىڭىرىمدىك سارلاۋىل	573
parlawəl	湿热性疾病	帕尔拉吾勒	‖	پارلاۋىل	پارلاۋىل	574

səzdawəl	肿胀性疾病	斯孜达吾勒	‖	سىزداۋىل	سىزداۋىل	575
muzdawəl	寒冷、冰冷	木孜达吾勒	‖	مۇزداۋىل	مۇزداۋىل	576
øzek	阳、热、燥	吾孜叶克	‖	ۆزەك	ۆزەك	577
kezek	阴、重、湿	科孜叶克	‖	كەزەك	كەزەك	578
əstəqtəq	热性	俄斯特克特克	‖	ىستىقتىق	ىستىقتىق	579
swəqtəq	寒性	苏俄克特克	‖	سۋىقتىق	سۋىقتىق	580
ʃertpeli	轻弹一过	且尔特别勒	‖	شەرتپەلى	شەرتپەلى	581
ilgiʃpeli	久虚	伊利格什别勒	‖	ىلگىشپەلى	ىلگىشپەلى	582
ʃanʃəmalə	刺入钩出	善什玛勒	‖	شانشىمالى	شانشىمالى	583
ʃoqtamalə lapəl	火炭、火热	硕合塔玛勒、拉普勒	‖	شوقتامالى، لاپىل	شوقتامالى ، لاپىل	584
ʤansarlə	衰减	江萨尔勒	‖	جانسارلى	جانسارلى	585
øtkizgili	输送、一过性	沃特克孜格勒	‖	ۆتكىزگىلى	ۆتكىزگىلى	586
køʃpeli	游走、迁移不定	阔什别勒	‖	كوشپەلى	كوشپەلى	587
ʤetpeli	不足、达不到	杰特别勒	‖	جەتپەلى	جەتپەلى	588
keppeli	偏干、阳盛	克普别勒	‖	كەپپەلى	كەپپەلى	589
ʃøkpeli	沉溺	硕克别勒 316	‖	شوكپەلى	شوكپەلى	590
tandərlə	枯燥	坦得尔勒	‖	تاندىرلى	تاندىرلى	591
mandərlə	衰减	曼得尔勒	‖	ماندىرلى	ماندىرلى	592

terletw	发汗疗法	铁尔列涂	‖	تەرلەتۋ	تەرلەتۋ	593
ʃeʃim	解结	且西木	‖	شەشىم	شەشىم	594
ʤuləm	拔出	朱勒木	‖	جۇلىم	جۇلىم	595
swətəm	降温	苏俄特木	‖	سۋىتىم	سۋىتىم	596
tørletim	恢复常态	托尔列提木	‖	تورلەتىم	تورلەتىم	597
qajərɤə	分离	哈依尔格	‖	قايىرعى	قايىرعى	598
taratqə	消散	塔日阿特克	‖	تاراتقى	تاراتقى	599
ʤələtqə	温补	支勒特克	‖	جىلىتقى	جىلىتقى	600
tojtarɤə	退绝	托依塔尔格	‖	تويتارعى	تويتارعى	601
qajtarɤə	散消	哈依塔尔格	‖	قايتارعى	قايتارعى	602
søldetki	补液	索利叠提克	‖	سولدەتكى	سولدەتكى	603
bətəratqə	化散	布特日阿特克	‖	بىتىراتقى	بىتىراتقى	604
bwlaw	温、蒸、裹疗法的总称	布劳	‖	بۋلاۋ	بۋلاۋ	605
teri bwlawə	裹兽皮疗法	铁热布劳	‖	تەرى بۋلاۋى	تەرى بۋلاۋى	606
qaptalɤə bwlaw		哈普塔勒格布劳	‖	قاپتالعى بۋلاۋ	قاپتالعى بۋلاۋ	607
qaqtalɤə bwlaw		哈克塔勒格布劳	‖	قاقتالعى بۋلاۋ	قاقتالعى بۋلاۋ	608
naqtalɤə bwlaw		纳克塔勒格布劳	‖	ناقتالعى بۋلاۋ	ناقتالعى بۋلاۋ	609

malma	浸水解冻疗法	玛勒玛	‖	مالما	مالما	610
tunʃəqtərma	包囊解冻疗法	吞什合特尔玛	‖	تۇنشقترما	تۇنشقترما	611
majmen emdew tæsili	油脂疗法	玛依蜡奥		مايمەن ەمدەۋ ٴتاسىلى	مايمەن ەمدەۋ ٴتاسىلى	612
əsqəmas	按摩疗法	俄思合玛合斯	قۇياگشىلىق	ىسقىماس	ىسقىماس (قۇياۋشىلىق)	613
sormaqta	盐敷疗	索尔玛克塔		سورماقتا	سورماقتا	614
iʃtej alastaw	内治法		ىشتەي داۋالاۋ	ىشتەي الاستاۋ		615
sərttaj alastaw	外治法		سىرتتاي ەمدەۋ	سىرتتاي الاستاۋ		616
ɤalamdəq tuɤər	宇宙性	哈啦木得克突固尔		عالامدىق تۇعىر	عالامدىق تۇعىر	617
qundəzdəq	和谐	洪杜孜德克		قۇندىزدىق	قۇندىزدىق	618